U0228698

Organic Chemistry of Drug Degradation

药物降解的有机化学

（美）李敏 著　孙亮 黄雨 译　（美）李敏 审校

化学工业出版社

·北京·

《药物降解的有机化学》系统论述了药物的各种降解机理与途径，包括水解降解、氧化降解、光化学降解、药物与辅料间相互作用及生物药的化学降解等，尤其是在ICH与WHO指导原则下，接近"真实"条件下的药物强降解机理以及长期储存条件下（稳定性试验中）药物的各种降解机理。本书讨论了在药物降解中具有重要意义的有机反应，并用从商业化药物产品到处于各个不同开发阶段，从制剂开发到制造工艺开发的候选药物的降解实例来加以说明。本译著共九章，包括：引言、水解降解、氧化降解、各种类型的降解反应及其机理、药物与辅料的相互作用以及加合物的形成、光化学降解、生物药的化学降解、解析降解产物结构及其降解途径的策略、药物降解的控制等。

《药物降解的有机化学》可供从事药物研究开发、药物分析、制剂生产、临床药学、药理学等药学工作者阅读，也可供高等医药院校药学、临床药学、药物制剂、制药工程等专业师生参考。

图书在版编目（CIP）数据

药物降解的有机化学/（美）李敏著；孙亮，黄雨译.
—北京：化学工业出版社，2019.8（2023.10 重印）
书名原文：Organic Chemistry of Drug
Degradation
ISBN 978-7-122-34702-2

Ⅰ.①药…　Ⅱ.①李…②孙…③黄…　Ⅲ.①有机化学-药物化学-降解-研究　Ⅳ.①R914.4
中国版本图书馆 CIP 数据核字（2019）第 120292 号

Organic Chemistry of Drug Degradation，first edition/by Min Li
ISBN　978-1-84973-421-9

责任编辑：杜进祥　　　　　　　　　　文字编辑：向　东
责任校对：宋　玮　　　　　　　　　　装帧设计：韩　飞

出版发行：化学工业出版社（北京市东城区青年湖南街 13 号　邮政编码 100011）
印　　装：北京建宏印刷有限公司
710mm×1000mm　1/16　印张 16½　字数 311 千字　2023 年 10 月北京第 1 版第 5 次印刷

购书咨询：010-64518888　　　　　　售后服务：010-64518899
网　　址：http://www.cip.com.cn
凡购买本书，如有缺损质量问题，本社销售中心负责调换。

定　　价：128.00 元　　　　　　　　　　　　　版权所有　违者必究

中文版自序

我写作本书原英文版的起因有几项，其一是在从事了药物杂质研究，尤其是药物降解杂质及降解机理研究多年之后，在这个领域积累了不少经验、心得和体会；其二是在药物降解研究领域当时也缺乏一本完整、系统的关于药物降解化学的专著；其三是为了在我五十岁生日到来之前自己能取得一项突破性的成果并将这项成果作为缅怀我父、母亲李少华先生和杨瑞英女士的一份纪念。 从2010年年初起，我花费了2年多时间中几乎所有的晚上和周末的大部分时间，在交稿的最后半年左右的时间里，在和家人度假的空隙时间也在写作，最终在2012年的5月完成了手稿。

本书的英文原版自从由英国皇家化学会于2012年9月出版以来收到了从事药物研发同行们的好评，至今已经被世界上500多所著名大学、研究所、国家图书馆（包括中国国家图书馆）收录。 本书的直接受益者是从事药物降解与稳定性研究的药物分析科技人员，但事实上本书阐述的药物降解的有机化学对从事制剂研发、新药开发的科技人员以及从事药物申报的人员也有借鉴作用。

在我2014年回国工作后不久，关注到一位在药企从事药物杂质研究的青年才俊孙亮，他已经将我这本书的部分章节翻译成了中文初稿，我随后也在很多场合听到不少国内同行的反馈，希望将本书翻译成中文。 孙亮在不久之后回到了原来的学校继续攻读研究生学位，并表示会继续完成本书的全部翻译。 从那时起也有不少热心人向我推荐国内的出版社，包括我复旦的老同学和老朋友俞雄，我华海药业的同事朱尧，以及后来结识的另一位从事药物研究的青年才俊、药渡的李大为等人，所有这一切让我下定决心去推进中文版的翻译和出版。 在经过一番努力之后，经热心朋友的介绍，最终决定由化学工业出版社来出版本书的中文版。在之后的筹划出版过程中，本书的中文版得到了美中医药开发协会中国分会 (SAPA-China)以及中国药学会制药工程专委会的大力支持。

我 2014 年在华海美国公司总裁杜军先生的推荐下回国到华海药业工作之后不久，在公司总裁陈保华先生的建议和大力支持之下创建了高等分析技术中心 (Center of Excellence for Modern Analytical Technologies, CEMAT)，中心的使命是解决华海公司范围内、从药物研发、中试放大到商业化大生产过程中遇到的各项疑难杂症，其重点在于开展药物杂质形成机理研究与根本原因调查，给原料药、制剂研发以及生产技术部门提供解决方案或解决方案的技术原理。在中心的筹建和建立之后的运行过程中得到了华海公司各个方面和人员的大力支持，尤其值得一提的是担任中心副主任的朱文泉，在整个过程之中做出了很大贡献。中心自 2016 年年初正式成立以来每年开展多达几百项的各类研究，在药物降解研究领域也取得了很多新的研究成果。由于本书自 2012 年出版之后得到了同行积极的反馈，英国皇家化学会出版社从 2018 年开始征询我是否愿意修订、更新本书之后出第二版，经过仔细考虑之后我认为出第二版的时机已经成熟，故于 2019 年 4 月同英国皇家化学会出版社签订了出第二版的合同。我希望能够尽可能多地将高等分析技术中心 (CEMAT) 取得的新成果写入本书的第二版中，在取得的这些新的成果之中，尤其要提一下以下各位做出相当贡献的 CEMAT 成员：林金生博士、陈文斌、王吉超博士、陈思强、金建阳、李丹、黄天培、时秋艳、吕倩倩、邝梓键、郑乐伟博士、马健博士和汪玥岚。

本书中文版的初稿绝大部分由孙亮完成，黄雨博士也参与了初稿的一小部分翻译工作。在初稿的修改与完善过程中，耿鑫博士做出了很大的贡献，完善后的中文第二稿再由我全面地进行校对与修改，最终交付化学工业出版社，在此我要特别感谢化学工业出版社编辑在此过程中对最终中文版的定稿所付出的巨大努力。

李敏

2019 年 2 月 8 日初稿于美国新泽西州灵格斯镇、

5 月 16 日定稿于中国浙江省临海市

minli88@yahoo.com

前　　言

　　一段时间以来，我一直希望写一本关于药物降解化学领域的书，部分原因是业界需要一本有深度的有关"真实"药物降解机理和途径的书，在这本书中我将"真实"的药物降解定义为药物在长期储存和稳定性条件下发生的药物降解。2010 年在奥兰多举行的匹兹堡分析化学和应用光谱学大会(Pittcon)上，我在参观英国皇家化学会(RSC)出版社的展台时，遇到了该出版社在美国的区域业务经理 Roohana Khan 女士，并表达了我对这样一本书的想法。她对这个想法很感兴趣，并迅速把我最初的建议转发给了英国皇家化学会出版社当时正在筹划并发行的《RSC 药物研发系列丛书》的编辑们，特别是 David Rotella 博士和 Gwen Jones 夫人，这最终促成了本书出版合同的签订。

　　绝大多数药物是有机分子实体，并越来越多的是生物分子实体。如何控制或尽量减少药物的降解，这需要清晰地了解药物降解内在的有机化学，这不仅对于开发候选药物至关重要，而且对于保持已批准的药物产品在其产品生命周期内的质量、安全性和有效性也至关重要。具体而言，药物降解的知识不仅对于开发一个合适的剂型至关重要，以使其能在注册的产品货架期内表现出良好的稳定性行为，而且对于评估哪些杂质最有可能成为显著或有意义的降解物也至关重要，从而使它们能够得到合理的控制和监控。本书讨论各种药物降解途径，着重讨论在现实生活场景下容易发生的药物降解的内在机理。所谓"现实生活场景"指的是由《人用药物注册技术要求国际协调会议》(ICH)和世界卫生组织(WHO)建议的稳定性条件所代表的长期储存条件。 本书中清楚地讨论了使用药物强降解研究来"预测"真实药物降解化学的用处和其局限性，并提醒读者关注那些倾向于产生人为降解产物的强降解条件。 本书讨论了在药物降解中具有重要意义的有机反应，并用从商业化药物产品到处于各个不同开发阶段，从制剂开发到制造工艺开发候选药物的降解实例来加以说明。 本书由九章组成，其中第 2 章和第 3 章专门讨论水解和氧化降解，这是两种最常见的药物降解类型，其中第 3 章可能是本书所有篇章中最复杂的一章。 第 3章详细地讨论了尤顿佛兰德(Udenfriend)反应在药物自氧化降解中的重要作用，但目前人们对这个反应所知甚少。 第 4 章和第 5 章涵盖了除光化学降解之外的绝大多数药物降解反应，而光化学降解将在第 6 章中讨论。 第 7 章介绍了生物药的化学降解。 本书的最后两章分别阐述快速解析药物降解物结构的策略，以及根据当前的监管要求和指导方针，如何控制药物降解的策略。 随着对药品质量和安全性监管要求的不断提升，我希望这本书能成为制剂和分析科学家以及药物化学家手头上的一本工具书，对药物降解化学的良好理解还会促进对先导化合物的优化，并有助于避免候选药物产生可能导致潜在毒性降解物的降解途径。

完成本书的写作是一段很费力但颇具成就感的经历，正如本书的一位评审者在其评语中所提到的："这是一项异常艰巨的任务"。 值得庆幸的是，我基本上能够按时完成这本书的写作，部分原因在于两位评审者的鼓励和建设性的评语。药物降解化学这门学科涉及多个学科，它需要有机化学、药物化学、分离科学、质谱和核磁共振波谱学等方面的知识和经验。 在我整个职业生涯中，我很幸运地获得了以上学科的知识和经验，在我职业生涯的早期阶段，我导师们的忠告，他们对科学的激情、努力工作的品质和正直的榜样对我影响巨大，对此我永怀感激之情。 我的本科专业是复旦大学的高分子化学，随后两年的硕士课程在同一科目。 在此期间，我有机会在李善君教授的指导下研究聚合物的光化学和光物理，这一经历激发了我对光化学的兴趣，这使得我能够撰写第 6 章"光化学降解"。 在约翰·霍普金斯大学埃米尔·H·怀特教授的实验室进行博士研究期间，我学习了有机化学、蛋白质和多肽化学的原理，并具备了广泛的实际操作能力。在此期间，我也开始学习质谱学的基础，特别是快原子轰击电离质谱(FAB-MS)，这在当时是对生物分子进行质谱分析的首选技术之一。 FAB-MS 的使用对于确定在一个蛋白酶活性位点肽链上结合的化学探针的确切位置是至关重要的，这是我当时的主要研究项目之一。 在伊利诺伊大学芝加哥分校药物生物技术中心迈克尔·E·约翰逊教授实验室中进行博士后研究期间，我有机会学习了药物化学的基本原理，特别是在计算机辅助药物设计领域。 我也对许多生物技术和制药公司的同事或同行深表感激，尤其是美国默克公司和先灵葆雅的同事，感谢他们的鼓励和支持，在这两个公司里我度过了我职业生涯的大部分时间。 我要特别感谢顾自强博士、阿布·M·鲁斯滕(Abu M. Rustum)博士和我在不同时期的研究小组的成员。 在 10 多年的时间里，我的研究小组开展了数百项与各种药物降解机理和降解途径有关的研究，但只有其中的少数研究成果得以公开发表，这些发表的研究成果许多被引用在本书中。 如果没有我的研究小组成员的贡献，尤其是陈斌博士、王欣博士、余鑫(杰克)博士、林明祥博士和罗素·莫斯博士的贡献，这些具有挑战性的研究不可能获得圆满的解决。

特别感谢罗素·莫斯博士，他审阅了第 2 章的手稿，以及加里·马丁博士就二维核磁共振波谱学的主题与我进行了建设性的讨论，并特别感谢英国皇家化学会出版社的编辑们，他们在该书的出版过程中做了出色的工作。 最后，我要感谢我的家人，尤其是我的妻子蓓红，感谢她在过去 20 年中对我的爱、支持和坚定不移的信任。

李敏

2012 年 5 月 27 日于新泽西州灵格斯镇

minli88@yahoo.com

目　　录

第6章　光化学降解 ———————————————————————— 151

第7章　生物药的化学降解 ———————————————————— 179

第8章　解析降解产物结构及其降解途径的策略 ——————— **204**

第 1 章

引　言

1.1　药物杂质、 降解物与理解药物降解化学的重要性

　　根据美国食品和药品管理局（Food and Drug Administration，FDA）的定义[1]，药物的杂质是指药物中除了原料药（或称活性药物成分，API）或辅料之外的其他任何成分，杂质可分为工艺杂质、药物的降解杂质以及与辅料和包装材料相关的杂质。工艺杂质是指药物原料药和制剂生产过程中引入的杂质，而降解杂质是指原料药或药物制剂在贮藏期间由于化学降解而产生的杂质。典型的贮藏条件可参见人用药品注册技术要求国际协调会（International Conference on Harmonization，ICH）和世界卫生组织（World Health Organization，WHO）所推荐的稳定性条件，这些条件模拟全球各个气候带的温、湿度[2,3]。某些工艺杂质如果在贮藏期间仍持续产生，那它们同时也是降解杂质。与包装材料相关的杂质，也称为可浸出物，通常为随时间推移从包装材料中的塑料或橡胶成分以及标签中浸出的增塑剂、抗氧化剂、紫外固化剂（UV curator）和残留单体。

　　一方面，不是降解杂质的工艺杂质可以通过修改或变更工艺过程得到控制或消除；另一方面，对药物降解杂质的控制或使其含量减到最低限度，需要对药物的降解化学有清晰的了解，这不仅对开发候选新药极其重要，同时也对保证已上市药物的质量、安全和疗效至关重要。特别需要说明的是，对药物降解过程的了解不仅对研发合适的剂型以使药品在注册的货架寿命内具有良好的稳定性十分必要，也在指示稳定性分析方法的开发与验证中评估哪些杂质可能成为显著降解杂质，从而应该被包含在方法的选择性溶液中起到关键作用。在开发指示稳定性HPLC方法时，采用强降解实验方法时的一个普遍问题是：缺乏一个合适的评估手段来确定强降解条件下产生的降解物是否是真实的降解物。从实用的观点来看，真实的降解物是那些能够在长期贮藏条件下，例如在ICH指导原则中的稳定性条件下产生的杂质[2]。另外，强降解中有可能产生各类人为降解物（即非真实降解杂质），尤其是在实验中常有的过度降解条件下或实验中选择的降解条

件与药物在通常的稳定性研究条件下所呈现的降解途径不一致。例如一个含酮结构的药物，己酮可可碱（pentoxifylline），一个研究小组在其氧化强降解实验中采用了30%过氧化氢溶液作为氧化剂，于室温下反应8d；在该条件下产生的一个降解产物为偕二氢过氧化物，这个产物几乎不可能为该药物的真实降解物[4]，见反应式（1.1）。

$$\text{己酮可可碱} \xrightarrow{30\% H_2O_2} \text{己酮可可碱偕二氢过氧化物} \tag{1.1}$$

己酮可可碱　　　　　　　　　　　己酮可可碱偕二氢过氧化物
　　　　　　　　　　　　　　　　　　（伪降解产物）

　　本书致力于增进对药物降解的有机化学的认知，本书内容同样有助于药物代谢物的结构解析和对生物代谢激活机制的理解。大部分药物经历至少某种程度的代谢过程[5]，即由各类酶催化的化学转换。除了前药，药物的代谢物可被看作在体内产生的降解产物，化学降解和药物代谢可产生同样的降解物，尽管可能是通过不同的反应中间体或机理而产生。一方面，体外化学反应已经被用于模拟酶催化的药物代谢过程以帮助理解生物酶的催化机理[6]；另一方面，理解药物的代谢机理同样有助于阐明药物的体外降解途径。

　　无论其来源，某些药物的降解物可能有毒性，这也是药物产生不良反应的主要原因之一[7]。在药物研发的早期阶段，就需要对候选药物的降解物（包括代谢物）和降解途径（或具有反应活性的代谢物的生物活化途径）进行详细的研究，紧随其后的是对该类降解物的毒理学评估。根据毒理学研究的结果，候选药物的结构可能需要基于对降解化学（或生物活化途径）的理解进行修饰以避免某个特定的毒性结构的产生。若不能在早期研发阶段发现毒性降解物，尤其是低含量的毒性降解物，可能会导致后期花费巨大代价的临床研究的失败，甚至已上市的药品也可能由此原因而撤市。

1.2　药物降解化学的特点及本书涉及的范围

　　临床上使用的大部分药物，不是有机物就是生物制品，后者包括蛋白质和核酸（RNA和DNA）药物，它们都是包含小分子结构单元的生物聚合物。本书侧重于药物降解的有机化学，特别是小分子和生物大分子药物在有效期内的、真实降解情景（通常由长期稳定性条件下所产生的降解为代表）下的化学降解途径和机理。强降解研究能帮助阐明真实降解物的结构和药物的降解途径，然而需要注意的是要区别真实的和人为的降解物，这部分内容将在第8章"解析降解产物结构及其降解途径的策略"中进行详细的探讨。

药物降解化学与典型的有机化学在下面几个方面有所不同：①药物降解反应的产率通常非常低，从大约 0.05% 到最高至多几个百分点的范围。ICH 指导原则要求任何一种药物中当某个杂质或降解物的含量超过某些阈值时需进行结构解析，这些阈值一般规定在相对于主成分的 0.05%～0.5%，其具体数值取决于该药物的载药量和每日最大剂量[8,9]。对于潜在的基因毒性杂质必须进行评估和控制，若药物需要长期使用，通常其每日最多摄入 1.5μg 被认为是可接受的水平[10]。这些如此低的产率对于常规的有机化学是没有什么意义的。②由于产率低以及有限的样品量，尤其是药品做成制剂后的稳定性样品，一个药物降解杂质的量通常极其稀少，因此对其进行分离纯化和鉴定具有相当的挑战。尽管现在许多高灵敏度的分析技术已经出现并不断在改进，如液相色谱-高分辨率质谱联用法（LC-MS）、高效液相色谱-核磁共振联用法（HPLC-NMR）和低温微核磁共振探头等的出现，药物降解杂质的鉴定仍然是药学研究中最具挑战性的工作之一[11]。③在药物降解反应中典型的反应条件和"试剂"非常有限，例如 ICH 指南规定的不同气候带的、长期稳定性研究的实验条件中限定了温度和湿度：长期实验条件为 25℃/RH60% 或 30℃/RH65%，ICH 指南下的加速稳定性实验在 40℃/RH75% 条件下进行。除湿度外，另一个在药物降解反应中重要的"试剂"是分子氧（即氧气）。鉴于分子氧是无处不在的，而且很难从药物中完全去除，药物的氧化降解是最常见的降解途径之一。分子氧的影响通常是间接的，许多高聚物的药物辅料如聚乙二醇、聚山梨醇酯和聚维酮易于进行自氧化反应，导致多种过氧化物包括过氧化氢的形成[12-14]。这些过氧化物一旦与含有可氧化基团的原料药制成制剂就可能引起明显的药物降解。相反，还原性降解反应极少在药物降解反应中发生，其原因在于常用药物辅料中缺乏足够强的、能引起有意义的还原降解的还原试剂。其他在药物降解反应中可能的"反应试剂"限于辅料和辅料中相关的杂质，例如末端带有还原基团的低聚糖和多糖类辅料（乳糖和淀粉）经常被用于制剂处方中，这些辅料中的醛基官能团能与药物结构中的伯胺和仲胺发生美拉德（Maillard）反应从而导致降解。这部分内容将在第 5 章 "药物与辅料的相互作用以及加合物的形成"中讨论。

综上所述，本书专注于药物降解的有机化学，特别是小分子和生物大分子药物在真实降解情景下的化学降解机理和途径。由于药物制剂有不同的剂型，药物的降解可发生在不同的相态中，包括固体制剂（片剂、胶囊剂和粉针剂）、半固体制剂（乳剂、膏剂、贴剂和栓剂）、液体制剂（口服液、眼药水、滴耳液、鼻用喷雾、搽剂和注射液）、混悬剂（注射用混悬剂）、气体制剂（气雾剂）。显然，一个药物分子在不同剂型中会呈现出不同的降解途径和动力学特征，然而，因为本书的重点在于药物降解化学中的通用机理和途径，故本书不会对在特定相态中发生的特定降解途径特别着墨。对药物在固态下的特定降解感兴趣的读者可参阅由 Byrn、Pfeiffer 和 Stowell 编著的 "Solid-state Chemistry of Drugs"，该书对药物在不同晶态下的降解行为进行了深入的探讨[15]。

除此之外，药物降解的动力学也不在本书的主要范围之内，尽管本书的第 2 章"水解降解"中为了半定量地比较不同反应基团对水解反应的不稳定性，大量使用了动力学参数如活化能（E_a）、半衰期、反应速率常数等来阐述内容。对药物降解动力学感兴趣的读者可参考 Yoshioka 和 Stella 编著的"Stability of Drugs and Dosage Forms"[16]，该书介绍了药物降解中不同类型的动力学模型。另外，药物的工艺杂质同样也超出了本书的范围，已有不少关于工艺研发和工艺杂质控制的出版物[17-19]可供读者参考。最后，本书尝试主要着眼于药物的主要降解途径和机理，而不是包罗万象。

1.3 本书主要范围之外的若干议题简介

上述提及的超出本书主要范畴的内容不会在后面的章节中进行详细介绍，但由于其中一部分内容有利于更好和更全面地理解药物的降解化学，因此在此给予简单的介绍。

1.3.1 化学反应的热力学和动力学

一个化学反应能否自发进行是由吉布斯自由能（ΔG）的变化来决定的。ΔG 由下列公式定义：

$$\Delta G = \Delta H - T\Delta S \qquad\qquad \text{方程式（1.1）}$$

式中，ΔH 为反应中焓的变化；T 为反应温度（以开氏温标表示）；ΔS 为反应中熵的变化。

一个热力学有利的反应，即能够自发进行的、且其反应动力学也允许的反应，它的自由能变化（ΔG）是负值。换句话说，其反应产物的自由能低于反应物的自由能。热力学有利的反应可用一个反应坐标图（图 1.1）来表述，与之相反，热力学不利的反应，它的自由能变化（ΔG）是正值。

ΔG 决定反应 A＋B $\longrightarrow$ C＋D 是否是热力学有利反应，即该反应是自发还是非自发反应，但不能决定反应的快慢。反应速率或其动力学是由反应物被激活到高能态从而能转化为产物所需的能量而决定的，有两种理论来描述这一过程：碰撞理论和过渡态理论。碰撞理论根植于著名的阿伦尼乌斯（Arrhenius）方程式[方程式(1.2)]，这个方程首先于 1884 年由范特霍夫提出，然后由阿伦尼乌斯于 1889 年验证并阐述[20]。

$$k = Ae^{-E_a/(RT)} \qquad\qquad \text{方程式（1.2）}$$

式中，k 为反应速率常数；A 为指前因子（也称频率因子），它可近似为一

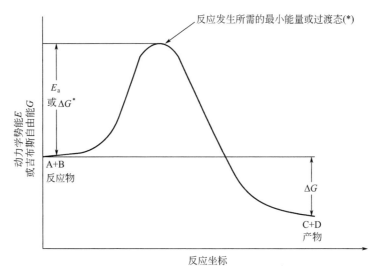

图 1.1　热力学有利反应的反应坐标图

[其中吉布斯自由能（ΔG）<0，E_a 为碰撞理论中的活化能，

ΔG^* 为过渡态理论中的激活态的吉布斯自由能]

个只由反应本性决定而与反应温度无关的常数；E_a 为活化能，用来定义一个化学反应的发生所需要克服的能量障碍，即指化学反应中，由反应物分子通过碰撞使反应发生所需要的最小能量；R 为摩尔气体常量；T 为热力学温度（以开氏温标表示）。

根据阿伦尼乌斯方程，反应的速率常数是有反应温度依赖性的，通过对方程式（1.2）两边都求自然对数可得到阿伦尼乌斯方程的另一种形式：方程式（1.3）。

$$\ln k = \frac{-E_a}{R}\frac{1}{T} + \ln A \qquad\qquad 方程式（1.3）$$

该方程显示温度越高，反应速率越快。另外，如果由实验测出不同温度下的反应速率常数 k，将 $\ln k$ 对 $1/T$ 作图可得到一个线性关系，如此可从直线的斜率 $-E_a/R$ 数值中求得反应活化能 E_a 值，而从截距中可得到 $\ln A$ 的数值。

尽管得到了广泛的应用，但是随着时间的推移，阿伦尼乌斯方程及其代表的碰撞理论受到了其他理论的挑战，最具竞争力的挑战似乎是过渡态理论，于 1935 年由艾林（Eyring）、A. G. 埃文斯（Evans）和 M. 波朗尼（Polanyi）分别独立提出[21]，根据过渡态理论推出的公式为 Eyring 方程，也称 Eyring-Polanyi 方程式（1.4）。

$$k = \frac{k_B T}{h} e^{-\Delta G^*/(RT)} \qquad\qquad 方程式（1.4）$$

式中，ΔG^* 为活化态的吉布斯自由能；k_B 为玻尔兹曼（Boltzmann）常数；

h 为普朗克（Planck）常数。

将阿伦尼乌斯方程与 Eyring 方程作一比较，很容易发现两者有一些相似之处，其中 $k_B T/h$ 对应于指前因子 A，ΔG^* 对应于活化能 E_a。然而在 Eyring 方程中，除了 $k_B T/h$ 与温度有关之外，ΔG^* 也与温度有关，因为 ΔG^* 可由公式 $\Delta G^* = \Delta H^* - T\Delta S^*$ 来表示。与处理阿伦尼乌斯方程类似，经过求自然对数和重新排列，Eyring 方程可由方程式（1.5）来表述：

$$\ln \frac{k}{T} = \frac{-\Delta H^*}{R} \frac{1}{T} + \ln \frac{k_B}{h} + \frac{\Delta S^*}{R} \qquad 方程式（1.5）$$

式中，ΔH^* 为活化焓；ΔS^* 为活化熵。

从中可得出，以 $\ln k/T$ 对 $1/T$ 作图可给出一条直线，从直线斜率 $(-\Delta H^*/R)$ 可求得 ΔH^* 值，而从 Y 轴截距 $(\ln k_B T/h + \Delta S^*/R)$ 可求出 ΔS^* 值。因此，通过同一组实验测量的不同反应温度所对应的反应速率常数 k 值的数据集，研究者可得到 E_a［从方程式(1.3)］以及 ΔH^* 和 ΔS^*［从方程式(1.5)］值。尽管通过 Eyring 方程研究人员可以得到 ΔH^* 和 ΔS^* 值，且后者有助于阐明反应机理[22]，但在实际应用中（至少在药物的水解稳定性研究中），使用阿伦尼乌斯方程进行研究似乎比使用 Eyring 方程更为普遍。当涉及 E_a 和 ΔH^* 值在数值上的不同时，Eyring 方程可再次通过重新排列得到下面的形式［方程式(1.6)］。

$$\ln k = \frac{-\Delta H^*}{R} \frac{1}{T} + \frac{\Delta S^*}{R} + \ln \frac{k_B}{h} + \ln T \qquad 方程式（1.6）$$

在该方程式的后三项中，只有 $\ln T$ 是温度的变量，其他两个参数为常数。在温度变化范围不大的情况下去研究反应，例如不高于室温（298K）之上 100K，在此范围内的温度变化所导致的 $\ln T$ 的变化对方程后三项总和的数值影响不大，因此阿伦尼乌斯方程可被看作是 Eyring 方程在反应温度变化范围较窄情况下的简化版。大多数药物的降解反应在这一范畴内，因此，E_a 和 ΔH^* 值在数值上的差别不大。确实，在一系列磺胺类药物的水解研究中，这两个数值间的差别不超过 1kcal/mol[23]（1cal=4.184J）。

1.3.2 反应级数、半衰期和对药品货架期的预测

如果一个反应仅有一个反应物 A，且其反应速率与该反应物的浓度成比例相关，该单分子反应的反应级数对 A 来说为一级，该反应为一级反应。其关系可由方程式（1.7）表示：

$$K = k[A] \qquad 方程式（1.7）$$

式中，K 为反应速率；k 为反应速率常数；$[A]$ 为 A 的浓度。

对于一级反应，K 可用下列公式表示：

$$K = \frac{-d[A]}{dt} \qquad 方程式（1.8）$$

式中，t 为反应时间，因此一级反应的方程式可重新整理得到方程式（1.9）：

$$\frac{-\mathrm{d}[A]}{\mathrm{d}t}=k[A] \text{ 或 } \frac{\mathrm{d}[A]}{[A]}=-k\,\mathrm{d}t \qquad \text{方程式（1.9）}$$

对上述方程积分后可给出下列方程式：

$$[A]=[A]_0\mathrm{e}^{-kt} \text{ 或 } \frac{[A]}{[A]_0}=\mathrm{e}^{-kt} \qquad \text{方程式（1.10）}$$

其中[A]$_0$代表 A 的初始浓度，当反应进行到一半的 A 被消耗掉时，即[A]/[A]$_0$＝1/2 时所需要的时间，即为反应的半衰期 $t_{1/2}$，则公式变为：

$$\mathrm{e}^{-kt_{1/2}}=\frac{1}{2} \qquad \text{方程式（1.11）}$$

对得到的方程式（1.11）经过自然求对数后重新排列，半衰期 $t_{1/2}$ 可通过方程式（1.12）求出：

$$t_{1/2}=\frac{\ln 2}{k}=\frac{0.693}{k} \qquad \text{方程式（1.12）}$$

因此，对一级反应来说，反应的半衰期可通过反应速率常数 k 很方便地计算得到。然而一个纯粹的单分子反应不是很常见，大部分反应为双分子反应，如反应式（1.1）所描述的那个反应。如该反应的级数对 A 或 B 来说均为一级，则其反应速率可由式（1.13）表示：

$$K=k[A][B] \qquad \text{方程式（1.13）}$$

式中，K 为反应速率；k 为反应速率常数；[A] 和 [B] 分别为 A 和 B 的浓度。

对于反应物 A 的二聚反应，$K=k[A]^2$，则该反应的级数对 A 来说为二级。通常在双分子反应的动力学研究中，在实验设计中可保持其中一个反应物的浓度，例如 [B] 不变，或 [B] 相对于另一个反应物大大过量。后一类反应包括药物分子在水相中的水解反应，该反应中水为反应物 B，其在反应体系中大大过量，因此水的浓度 [B] 成为常数或约等于常数，其双分子反应的速率方程可简化为 $K'=k'[A]$，其中 $k'=k[B]$。在此实验条件下，双分子反应成为假一级反应，而 A 的半衰期可由一级反应计算半衰期的方程式（1.12）得到。

为了"计算"药品的货架期，更有意义的强降解反应时间通常被设定为 5% 或 10% 的药物分子发生了降解[24]。我们经常会遇到这样的需求：在更高的温度 T_1 下进行加速稳定性实验，用该实验条件下得到的降解反应速率常数 k_1 来"预测"药品在常规的稳定性温度 T_2（如：298K）下的货架期。原则上，对于遵循一级或假一级反应动力学降解行为的药品，这种预测很容易做到，因其在常温下的降解反应速率常数 k_2 能通过方程式（1.14）（基于阿伦尼乌斯方程推导得出）计算：

$$\frac{k_2}{k_1}=\frac{\mathrm{e}^{-E_a/(RT_1)}}{\mathrm{e}^{-E_a/(RT_2)}} \text{ 或 } k_2=k_1\mathrm{e}^{\frac{E_a}{R}\left(\frac{1}{T_2}-\frac{1}{T_1}\right)} \qquad \text{方程式（1.14）}$$

因此产品的货架期 t 可通过方程式（1.14）计算或"预测"得到。然而，在很多情况下，这种预测方式存在非常大的误差，使其实用价值不高。这由多种原因所导致，比如在不同温度下的降解机理可能存在不同，因此，k 对温度 T 的依赖性将与阿伦尼乌斯方程背离。另外，由于 k 和温度 T 呈指数关系，因此在 T_1 测得的 k_1 的微小误差，在计算 T_2 的 k_2 时会被这种指数关系放大成巨大的偏差[25]。

因为上述方法的局限性，研究人员开发了许多"预测"药品货架期的非线性模型，这些方法取得了不同程度的成功[26-29]。其中的有些模型采用了一种多项式降解模型，将降解反应中的二级或以上的反应考虑了进去[28]。最后，需要指出的是在过去的十年左右时间里，由于分析方法的改进和监管要求的提高，药品货架期更多地受制于降解物的产生，而不是活性物质的损失[29]。

1.3.3 固态降解中的关键因素

固态物质的不同存在形式被称为多晶型，通常可分为晶体和非晶体（无定形）形式，晶体又可分为无水物、溶剂合物和共晶。最重要的溶剂合物为水合物，无水物和水合物之间可相互转化，例如，高温低湿环境可促进水合物中结晶水的失去，而相反的条件可增强无水物的水合作用。酸性和碱性药物分子在最终的药物剂型中可以原型药物也可以不同的盐的形式存在。原型药物及其盐均可存在不同的多晶型现象：无定形、不同的晶型、无水物和不同的水合物形式。在固体、半固体或其他的受药物分子晶型影响的剂型中，若选择了药物分子的某一种晶型作为其在制剂中存在的物理状态，那么该晶型发生转晶而变为其他晶型的过程是一种物理降解，这会导致药物分子的溶解度和化学稳定性发生改变，从而很可能影响该药品的生物利用度和毒理学特性。因此，选择合适的物理状态对保持药品的质量、安全和药效非常关键[30-32]。

不同的多晶型通常有不同的稳定性和降解速率，一般而言，晶体比非晶体状态（无定形）稳定，因为前者的分子流动性更受限。同样在大部分情况下，由于固态分子流动性受限，固体制剂比液体制剂更为稳定，尽管这种情况也不是绝对的。例如阿斯巴甜在固体状态下发生环化反应生成其二酮哌嗪（DKP）降解物所需要的活化能为 268kJ/mol（64.1kcal/mol）[33]，与其他固态反应需要的活化能相似[34]，而在溶液中发生同样的降解反应的活化能仅需要 70kJ/mol[35]。在某些案例中，某个特定的降解途径仅会在固体状态下发生或和某个特定的晶型有关，此类降解属于真正意义上的固态降解。一个经典的例子是 21-叔丁基醋酸氢化可的松在固体状态下发生光氧化作用生成相应的 21-可的松酯[36,37]，在其 5 个晶型中，仅晶型 Ⅰ 和 Ⅳ 可以发生光氧化降解。晶型 Ⅰ 的晶体结构已被解析，这个晶型易于产生光化学氧化的原因被归结为氧分子容易通过其晶体结构，沿着晶体螺旋轴的一个通道而渗透入晶体。

1.3.4 湿度以及微环境的 pH 值在固态降解中的作用

晶体中存在的水分一般分为结合水（结晶水）、非结合水或表面吸附水，然而若在一个较长的时间段内去观察的话，晶体中结合的水分子也具有流动性，它们能在晶格内或沿晶体表面迁移[38,39]，因此，Ahlneck 和 Zografi 推断水分在固态降解中所起的作用更像是塑化剂而不是使固体表面溶解[40]。此外，结晶物质中的水分倾向于在其结构中存在的无定形缺陷或无序区域里被吸收，进一步增加了这些已"活化"或"热点"区的分子流动性，从而触发这些区域的药物降解。大量研究证实了由水分子的增塑作用引起的分子流动性增加与药物降解相关[37,41,42]，在大部分固态降解反应如水解和氧化反应中，水分子可同时承担塑化剂和反应剂两种角色[40]。

pH 值的概念通常与水溶液有关。在固体剂型的药品中，pH 值的概念可用于下列两种情况：①冻干制剂，如大部分蛋白大分子药物，通常是从缓冲液中制备的，因此缓冲液的 pH 值即可被用作相应的冻干固体或粉末的"pH"值[43]。一项对冻干胰岛素的稳定性研究表明，其降解速率相对于 pH 值的趋势与胰岛素在溶液状况下同样的 pH 值范围内十分相似[44]。②微环境 pH 值的概念也被使用在其他固体制剂中，微环境 pH 值定义为固体被水崩解形成的浆液的 pH 值[45]。固态下 pH 值对制剂的影响也取决于工艺过程：湿法制粒得到的缓冲能力比直压法能更有效地稳定药物分子[46]，这可能是相比于直压法，湿法制粒使缓冲剂分布更均匀，并且可能使药物分子和缓冲剂接触更紧密。

1.4 本书的结构

本书共有九章，本章的前述部分阐述了本书的主旨和涵盖的范围，除此之外，本章还简单介绍了若干其他主题的内容，这些内容有利于深入理解后续章节的讨论，但超出了本书的范畴。这些主题包括化学反应的热力学和动力学以及在固态化学中的一些关键概念。

本书第 2 章和第 3 章分别讨论水解和氧化降解，由于水分和氧气的广泛存在，这两类反应是药物降解中最常见的类型。在第 2 章"水解降解"中，首先讨论了数种水解机理，阐述了电子效应和空间位阻效应对水解反应的影响，随后介绍了 30 多个含有可水解基团药物的案例，在大部分的案例中通过比较它们的水解活化能来半定量地评估这些药物分子易于水解的程度，在活化能没有文献报道的情况下，改为使用活化焓或反应速率常数来评估。

第 3 章"氧化降解"中，首先讨论了几种主要的自氧化机理，随后在每种自氧化机理里，举例讨论了带有不同官能团和结构的药物的特定氧化途径，并评估了这些官能团和结构可能会产生何种机理的自氧化。在主要的自氧化机理讨论中，本书作者着重讨论了广为人知的芬顿（Fenton）反应和鲜为人知、但与药物降解更为相关的尤顿弗兰德（Udenfriend）反应。讨论着重于这两个反应在自由基介导的自氧化过程中扮演的角色：激活分子氧使之转化为多种不同的活性氧（ROS）形式，$O_2^- \cdot / HO_2 \cdot$、H_2O_2 和 $HO \cdot$，这其中的活性氧自由基随即引发自由基连锁反应，其中有机过氧化自由基和氢过氧化物为连锁反应中主要的中间体。氢过氧化物的 O—O 键离解能相对较低，可发生均裂以及金属离子催化的异裂而产生自由基，过氧化物的均裂产生烷氧基和氢氧自由基，其异裂则重新产生过氧自由基。过氧化物的非自由基反应也在本章中进行了讨论，特别是那些会产生 N-氧化物、亚砜和环氧化物降解物的类型。最后，本章还讨论了碳负离子/烯醇化介导的自氧化作用（碱催化的自氧化作用）的一般机理，这种氧化也是一种非自由基自氧化，该机理在有机合成化学中被广泛应用，但其在降解化学中的角色很少被提及。本部分内容中举例说明了那些结构中含有某种程度上呈"酸性"的 CH_n 基团的药物分子，通过此途径的降解反应可能会很显著，尤其是当这类药物以液体制剂形式存在时。综上所述，本章讨论了 60 多个药物在长期贮藏期内发生的真实氧化降解反应，这些例子涵括了大部分在药物分子结构中常见的功能团、结构和结构特征。

第 4 章"各种类型的降解反应及其机理"中涵盖除了水解、氧化、辅料导致的降解和光化学降解之外的大部分常见药物降解反应。后两类降解反应，即辅料导致的降解和光化学降解将分别在第 5 章和第 6 章进行介绍。第 4 章讨论的降解反应包括消除、脱羧、亲核加成及其逆反应、羟醛缩合及其逆反应、重排和异构化、环合、二聚化和低聚化，以及少量通过其他机理和途径降解的案例。上述提及的降解类型的分类，有些相对比较明确，例如脱羧、亲核加成和羟醛缩合，但是有些比较复杂，因为这些降解涉及许多次级反应或不同的降解途径和机理，比如环合反应和二聚化反应可以通过多种不同的降解机理而达到。本章中讨论了超过 50 个药物降解的案例。

第 5 章"药物与辅料的相互作用以及加合物的形成"是按药物分子和辅料作用的类型而撰写的：药物与辅料间的直接作用、药物与辅料杂质的相互作用、药物与辅料降解物的相互作用以及药物与包材杂质的相互作用。在第一个分类里，首先回顾了美拉德反应的各种途径，然后分别讨论了含羧基的药物分子与含羟基或氨基的辅料间形成酯基或酰胺键的相互作用，其中也包括了因酯交换反应导致的药物与辅料相互作用。在本章的第二部分介绍了药物和辅料杂质、辅料降解物或包材杂质之间的相互作用导致的降解反应。

第 6 章"光化学降解"首先对带有发色团的分子吸收了辐射波长后的光物理和光化学现象做了简略综述，随后讨论了各种非氧化光化学降解途径，包括光化学导致的脱羧、异构化、芳构化、脱卤、环合、消除、二聚化，以及诺里什 (Norrish) Ⅰ型和Ⅱ型光反应。在本章的第二部分讨论了Ⅰ型和Ⅱ型光敏氧化反应，Ⅰ型光敏氧化反应是由自由基介导的，其中由 HO·自由基介导的最为常见，而Ⅱ型光敏氧化反应涉及与单线态氧的反应。约 30 个案例被用于展示各种光化学降解途径的机理细节。

第 7 章"生物药的化学降解"讨论了源于蛋白质、糖和核酸的药物的化学降解途径。由于绝大部分生物药为蛋白质和多肽药物，本章的重点主要在于蛋白质和多肽的降解化学，尤其对包含不稳定侧链的氨基酸残基的降解进行了详细的探讨，对涉及多肽骨架的降解反应也进行了一些讨论。本章的最后两小节对常见于糖类和核酸类药物的降解途径做了概述，包括糖苷键的水解、膦酸二酯键的水解和核酸碱基的氧化。

第 8 章"解析降解产物结构及其降解途径的策略"讨论了降解物结构解析和降解机理研究的策略，其重点放在 LC-MS^n 分子指纹谱技术（n 一般为 1~4）与基于降解机理的强降解研究和 NMR 光谱学的联用。这个策略的典型过程为：样品先用 LC-MS^n 进行分析，通过这个分析，样品中杂质的母离子、碎片离子以及它们与 API 的相关结构之间的关系可被确立。基于 LC-MS^n 分子指纹谱技术而得到的结果，可推测出一个降解物可能的降解机理，随后根据推测的降解机理，设计与推测的降解机理相符合的、特定的强降解实验。强降解研究中目标降解物的产生可通过对产生的降解物和原样品中的降解物的 LC-MS^n 分子指纹谱进行比对而得到确认。合理设计的强降解研究通常可以制备足够的降解物以用于一维和二维核磁共振结构解析或确认，如果有这种必要的话。药物的降解途径可通过已阐明的降解物和中间体的结构进行推断，这一行之有效的方法在本章中通过三个深入的案例研究进行了展示。

最后的第 9 章"药物降解的控制"，从宏观层面提供了基于对药物降解途径和机理的理解，来控制药物降解的策略的一个概述。概述包括 13 个讨论主题，涵盖了从下列几个方面来控制药物降解的各种策略：①早期药物设计和研发；②考虑多重降解途径；③制剂处方研发涉及的几个方面，包括抗氧化剂、防腐剂和螯合剂的使用、pH 值的控制、辅料杂质的多变性以及可以屏蔽或保护 API 使之免于降解的辅料的使用；④制造过程的影响；⑤选择合适的包材以控制水分、氧气和光引起的降解。

参考文献

[1] http://www.fda.gov/downloads/Drugs/GuidanceComplianceRegulatory-Information/Guidances/ucm079235.pdf，last accessed 07 July 2012.

[2] International Conference on Harmonisation，ICH Harmonised Tripartite Guideline：Stability Testing of New Drug Substances and Products，Q1A（R2），dated 6 February 2003.

[3] World Health Organization，*Stability Testing of Active Pharmaceutical Ingredients and Finished Pharmaceutical Products*，WHO Technical Report Series，No. 953，2009，Annex 2.

[4] Mone M K，Chandrasekhar K B. *J. Pharm. Biomed. Anal.*，2010，**53**，335.

[5] Williams D P，Kitteringham N R，Naisbitt D J，Pirmohamed M，Smith D A，Park B K. *Curr. Drug Metab.*，2002，**3**，351.

[6] Nagatsu Y，Higuchi T，Hirobe M. *Chem. Pharm. Bull.*，1990，**38**，400.

[7] Kalgutkar A S，Gardner I，Obach R S，Shaffer CL，Callegari E，Henne K R，Mutlib A E，Dalvie D K，Lee J S，Nakai Y，O'Donnell J P，Boer J，Harriman S P. *Curr. Drug Metab.*，2005，**6**，161.

[8] International Conference on Harmonisation，ICH Harmonised Tripartite Guideline：Impurities in New Drug Substances，Q3A（R2），dated 25 October 2006.

[9] International Conference on Harmonisation，ICH Harmonised Tripartite Guideline：Impurities in New Drug Products，Q3B（R2），dated 2 June 2006.

[10] *Guideline on the Limits of Genotoxic Impurities*，European Medicines Agency，London，28 June 2006.

[11] Frank M J.，*Anal. Chem.*，1985，**57**，68A.

[12] McGinity J W，Patel T R，Naqvi A H. *Drug Dev. Comm.*，1976，**2**，505.

[13] Huang T，Garceau M E，Gao P. J. *Pharm. Bio. Anal.*，2003，**31**，1203.

[14] Wasylaschuk W R，Harmon P A，Wagner G，Harman A B，Templeton A C，Xu H，Reed R A. *J. Pharm. Sci.*，2007，**96**，106.

[15] Byrn S R，Pfeiffer R R，Stowell J G. *Solid-state Chemistry of Drugs*，SSCI，Inc.，1999.

[16] Yoshioka S，StellaV J. *Stability of Drugs and Dosage Forms*，Kluwer Academic Publishers，New York，2002.

[17] Argentine M D，Owens P K，Olsen BA. *Adv. Drug Deliv. Rev.*，2007，**59**，12.

[18] Ahuja S，Alsante K M（eds）. *Handbook of Isolation and Characterization of Impurities in Pharmaceuticals*，Academic Press，San Diego，CA，2003.

[19] Cimarosti Z，Bravo F，Stonestreet P，Tinazzi F，Vecchi O，Camurri G. *Org. Proc. Res. Dev.*，2010，**14**，993.

[20] http：//en. wikipedia. org/wiki/Arrhenius _ equation. Last accessed 22 April 2012.

[21] http：//en. wikipedia. org/wiki/Transition _ state _ theory. Last accessed 10 April 2012.

[22] Pluth M D，Bergman R G，Raymond K N. *J. Org. Chem.*，2009，**74**，58.

[23] Portnov M A，Vaisman M N，Dubinina T A，ZasosovV A. *Pharm. Chem. J.*，1974，**8**，381.

[24] Gil-Alegre M E，Bernabeu J A，Camacho M A，Torres-Suarez A I. *Il Farmaco*，2001，**56**，877.

[25] Darrington R T，Jiao J. *J. Pharm. Sci.*，2004，**93**，838.

[26] King S Y P，Kung M S，Fung H I. *J*.*Pharm*.*Sci*.，1984，**73**，657.

[27] Ebel S，Ledermann M，Reyer B. *Eur*.*J*.*Pharm*.*Biopharm*.，1991，**37**，80.

[28] Magari R T，Murphy K P，Fernandez T. *J*.*Clin*.*Lab*.*Anal*.，2002，**16**，221.

[29] Waterman K C，Adami R C. *Int*.*J*.*Pharm*.，2005，**293**，101.

[30] Stahl P H，Wermuth C G（eds）. *Handbook of Pharmaceutical Salts*：*Properties*，*Selection*，*and Use*，Verlag Helvetica Chimica Acta，Zurich，Switzerland，2008.

[31] Zhang G G Z，Zhou D. in *Developing Solid Oral Dosage Forms*：*Pharmaceutical Theory and Practice*，eds Qiu Y，Chen Y，Liu L，Zhang G G Z. Academic Press，Burlington，MA，2009，Chapter 2.

[32] Bastin R J，Bowker M J，Slater B J. *Org*.*Proc*.*Res*.*Dev*.，2000，**4**，427.

[33] Leung S S，Grant D J W. *J*.*Pharm*.*Sci*.，1997，**86**，64.

[34] Kissinger H. *Anal*.*Chem*.，1957，**29**，1702.

[35] Stamp J. *Kinetics and Analysis of APM Decomposition Mechanisms in Aqueous Solutions Using Multiresponse Methods*，Ph.D. thesis，University of Minnesota，Minneapolis，MN，1990.

[36] Lin C -T，Perrier P，Clay G G.，Sutton P A，Byrn S R. *J*.*Org*.*Chem*.，1982，**47**，2978.

[37] Byrn S R，Xu W，Newman A W. *Adv*.*Drug Del*.*Rev*.，2001，**48**，115.

[38] Jelinski L W，Dumais J J，Stark R E，Ellis T S，Karasz F E. *Macromolecules*，1983，**16**，1019.

[39] Zografi G. *Drug Dev*.*Ind*.*Pharm*.，1988，**14**，1905.

[40] Ahlneck C，Zografi G. *Int*.*J*.*Pharm*.，1990，**62**，87.

[41] Shalaev E Y，Zografi G. *J*.*Pharm*.*Sci*.，1996，**85**，1137.

[42] Yoshioka S，Aso Y. *J*.*Pharm*.*Sci*.，2007，**96**，960.

[43] Strickley R G，Anderson B D. *Pharm*.*Res*.，1996，**13**，1142.

[44] Strickley R G，Anderson B D. *J*.*Pharm*.*Sci*.，1997，**86**，645.

[45] Serajuddin A T M，Thakur A B，Ghoshal R N，Fakes M G，Ranadive S A，Morris K R，Varia S A. *J*.*Pharm*. Sci.，1999，**88**，696.

[46] Badawy S I F，Williams R C，Gilbert D L. *J*.*Pharm*.*Sci*.，1999，**88**，428.

第2章

水解降解

2.1 水解降解概述

水解降解是这样一种化学反应：底物的某个化学键被一个水分子打断。水解降解可能是药物降解的最普遍途径，原因如下：首先，药物分子中的众多官能团和结构单元可发生水解，这些官能团或结构单元包括，但不仅限于酯、内酯、酰胺、内酰胺、氨基甲酸衍生物、磷酸酯、磷酸酰胺、磺酰胺、亚酰胺、肼、醚等。其次，水分子以各种形式无处不在地存在，例如湿气（在固体制剂中）、液态（在液体制剂中）或结晶水（在晶体原料药以及辅料中）。

羰基化合物（酯、内酯、酰胺、内酰胺、氨基甲酸衍生物）的水解反应是药物水解降解的主体，特定酸（水合质子）或特定碱（氢氧根离子）催化的水解机理一般可如反应式（2.1）[1]所示。

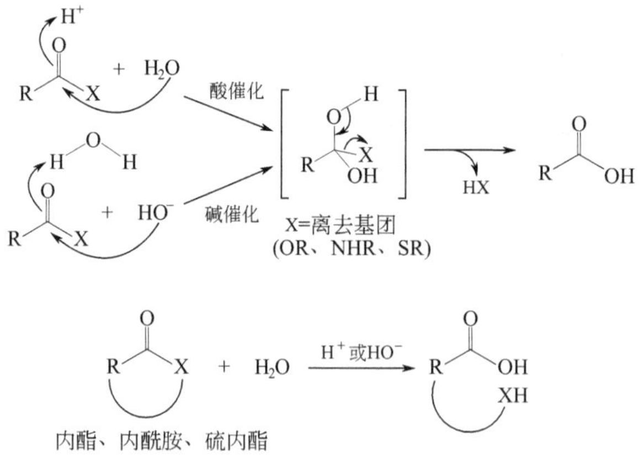

$$(2.1)$$

从真实情况下的药物稳定性考虑，比如长期贮存条件下或药物通过胃部酸性环境时的状况，那么在 pH 为 1~3 条件下的特定酸催化水解机理可能与药物的稳定性直接相关，因为胃内的酸度通常在这一范围[2]。在其他情况下，药物的水解则可能与广义酸、广义碱催化，以及亲核试剂的进攻有关，反应式（2.2）

展示了广义酸-碱催化下的水解反应中，催化剂在活性过渡态[3]中所起的转移质子的作用。

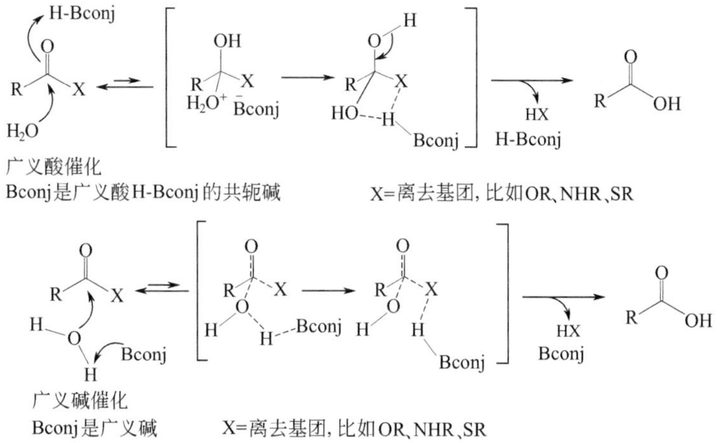

广义酸催化
Bconj是广义酸H-Bconj的共轭碱　　　　X=离去基团,比如OR、NHR、SR

$$(2.2)$$

广义碱催化
Bconj是广义碱　　　　X=离去基团,比如OR、NHR、SR

在没有酸或碱存在的中性条件下，水亦可作为广义碱来催化水解反应[3]，当药物制剂中存在亲核试剂时，若其亲核取代后的酰化中间体易于水解，则会出现如反应式（2.3）所示的由亲核进攻所导致的水解反应。

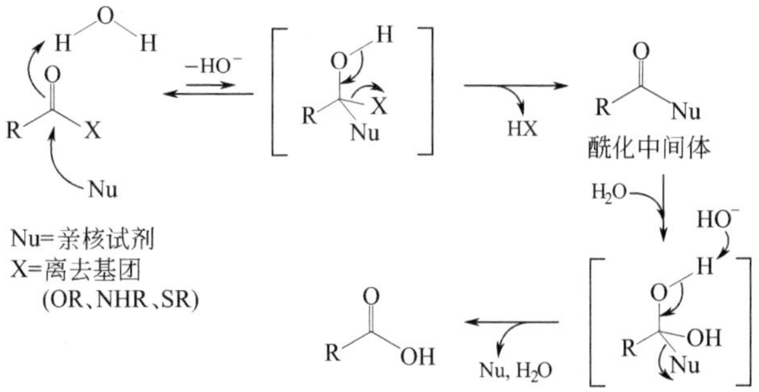

Nu=亲核试剂
X=离去基团
　（OR、NHR、SR）

酰化中间体

$$(2.3)$$

某些金属离子，特别是 Zn^{2+}、Cu^{2+}、Ni^{2+} 和 Co^{2+} 这些二价离子，可催化酯[4,5]、酰胺[6]、缩醛[7]的水解反应，这可能是由于金属离子与羰基络合后使其极化更明显，从而使后者更易于水解，这类似于特定酸催化的水解机理。

需要提请注意的是在一个特定的制剂配方中，药物分子实际经历的水解可能通过上述机理的一种或几种。由于水解反应涉及水分子对底物的进攻，其反应一般为二级反应，然而水溶液中的水解反应，由于水分子的量（或浓度）远远高于底物，因而可以近似为假一级反应。基于水解反应的假一级近似和阿伦尼乌斯方程的运用，可计算出水解物的半衰期与水解反应的活化能（具体见 1.3.1 小节），这有助于通过外推法来估算药物制剂的货架期[8]。

诸多因素会影响水解反应的速率和机理，比如温度、pH、空间位阻、可水解结构的电子云性质和离去基团性质等。增大位阻可减缓水解，相反底物酰基旁有吸电子基团（这进一步强化了羰基的极化）和好的离去基团的存在能促进水解反应。升高温度加速水解，如同高温能加速其他化学反应一样，而 pH 在 1～13 范围内对水解反应的影响则略显复杂，药物的水解稳定性通常在这个 pH 范围内研究，这些复杂因素将在后面的几节中辅以实例进行讨论。凡是有可能时，本章将通过比对水解活化能，对每一类药物分子是否易于水解进行半定量的比较。本章涉及的药物分子及其活化能数据已列于表 2.1 中。

表 2.1　本章所讨论的药物水解降解活化能总结

药物分子/模型化合物	E_a/(kcal/mol)[①]	速率常数或半衰期($t_{1/2}$)	备注	参考文献
酯				
乙酸乙酯	9.2			9
乙酸己酯	11.4			9
利他灵	16.0；12.4		酸；碱	10
阿司匹林	16.7；12.5		酸；碱	15
普鲁卡因	16.8		酸	14
苯唑卡因	18.6		酸	14
乙酸叔丁酯	27			9
糠酯酰胺		12min	1% NaHCO₃ 水溶液，pH≈8.5，室温	11
内酯				
洛伐他汀	12～13		pH=2	21
辛伐他汀	12～13		pH=2	21
达托霉素	13.61		pH=10	22
酰胺				
乙酰胺	18.2			9
氯霉素	21		酸性 10% 丙二醇水溶液	25
氯霉素	24	$7.5 \times 10^{-9} \mathrm{s}^{-1}$	pH=6；$t_{1/2}$，37℃	10
吲哚美辛	24.26		pH=7	27
利多卡因	33.8；26.3		酸性；碱性	28
哌唑嗪		$0.0096；0.99 \mathrm{h}^{-1}$	0.1mol/L HCl；0.1mol/L NaOH，80℃	26
特拉唑嗪		$0.097；1.75\mathrm{h}^{-1}$	0.1mol/L HCl；0.1 mol/L NaOH，80℃	26
多沙唑嗪		$0.042；15.71\mathrm{h}^{-1}$	0.1mol/L HCl；0.1 mol/L NaOH，80℃	26
内酰胺				
阿莫西林	17.35		pH=5	31
氨苄青霉素	18.3；9.2		pH=5；9.78	31
拉氧头孢	21		12% 甘露醇水溶液	36
头孢吡	22.2			40
头孢克罗	25.95；17.08		pH=7.20；9.95	35
氨基甲酸酯				
雌莫司汀	21.3		活化焓，pH≈1～9	49
卡折来新	26.7；31.2		pH=1.5；7.2	54

续表

药物分子/模型化合物	$E_a/(kcal/mol)$①	速率常数或半衰期($t_{1/2}$)	备注	参考文献
磷酸酯				
6α-甲基泼尼松龙磷酸钠	27		pH=7.5	56
泼尼松龙磷酸钠	30.16		pH=8	55
磷酰胺				
福沙吡坦二甲葡胺	22		ACN/0.1% H_3PO_3（体积比,1/1）	58
磺胺			磺胺键极其稳定，其活化能 E_a>30kcal/mol	
N,N-二甲基甲磺酰胺		<2×10^{-9}(mol/L)$^{-1}$·s^{-1}	此速率常数是羧酰胺的万分之一	62
环 β-磺内酰胺			小环 β-磺内酰胺速率常数为磺酰胺速率常数的约 10^7 倍	63
酰亚胺				
苯巴比妥	18.87		pH=10.12	69～70
苯巴比妥糖化代谢产物(2)	19.0/19.1;16.1/16.3		pH=7;9.95	69～70
脲键				
脲		3.6 年	水溶液,38℃	71
肟				
双复磷	26.2			76
糖苷键				
阿霉素	22.0		0.5mol/L HCl	80
妥布霉素	32;15		1mol/L HCl;1mol/L NaOH	77
环氧				
环氧丙烷	约 19.0～19.5			86,87
环氧丙烷		6.9×10^{-7}s^{-1}		88
环氧丁烯		1.4×10^{-5}s^{-1}	一种双键环氧化物	88
环庚二烯氧化物		2.7×10^{-5}		88
环己二烯氧化物		2.6×10^{-4}		88
环戊二烯氧化物		5.2×10^{-3}s^{-1}		88

① 若文献报道的原始数值以 kJ/mol 为单位，则其报道数值被除以 4.184 转化为此表中的数值，以 kcal/mol 为单位来表示。

在本章中，由酯化、酯交换、酰胺化反应引起的药物降解将做简要讨论，这些降解途径与水解降解有关：酯化和酰胺化是水解降解的逆反应。从另一方面来看，在酯交换反应（醇解）和氨解降解中，醇和胺取代了水解降解中水的角色。

2.2 含可水解基团/结构单元的药物

2.2.1 含酯结构的药物

一般来说,由于酯键较脆弱,酯基很容易水解,以最典型、简单的酯乙酸乙酯为例,在中性缓冲溶液中它的水解反应活化能仅为 38.4kJ/mol(9.2kcal/mol);而同条件下乙酰胺的水解活化能为 76.0kJ/mol(18.2kcal/mol)[9]。含有长链和大位阻基团的酯不容易水解:乙酸己酯和乙酸叔丁酯的活化能分别为 47.5kJ/mol 和 113kJ/mol(11.4kcal/mol 和 27kcal/mol)。鉴于酯基的通常不稳定性,在药物前药设计中常常会选用适当长度的酯链。

溶液的 pH 会显著地影响酯的稳定性,强酸、强碱条件下,酯的水解速率变得非常可观,通常碱催化比酸催化的水解效果更为明显。例如,神经兴奋剂利他能(methylphenidate)含有甲基酯结构(图 2.1),酸性和碱性条件下的水解反应活化能分别为 16.0kcal/mol 和 12.4kcal/mol[10]。Gadkariem 等人研究了二氯尼特糠酸酯(diloxanide furoate)的水解稳定性,此药物是使用糠酸酯的前药,一般作为肠腔抗阿米巴药(luminal amebicide),其结构中含有酯基和酰胺结构,如图 2.1 所示[11]。在 37℃的模拟胃液中,此药物能至少稳定存在 2h,而在室温下 1% NaHCO₃ 水溶液中,糠酸酯的水解半衰期仅为 12min。1% NaHCO₃ 水溶液的 pH 约为 8.5,但在水解反应结束时溶液 pH 达到 10.6。另一个例子二氢吡啶类钙离子通道高效拮抗剂伊拉地平(isradipine),亦足以展示酸和碱条件下酯水解反应的不同[12],伊拉地平分子中含有甲基酯和异丙基酯结构。其稳定性研究中发现,在 60℃的 0.1mol/L HCl 溶液中降解 6h,4% 的伊拉地平被降解;而在相同温度下的 0.1mol/L NaOH 溶液中降解 6h,15% 的伊拉地平被降解。在酸或碱条件下生成的唯一降解物来自于甲基的丢失,在此过程中异丙基酯由于其立体位阻大的缘故而得以保留。

奥美沙坦酯(olmesartan medomomil)(图 2.1)为咪唑甲酸酯,酸性条件(0.01mol/L HCl)下比碱性条件(0.01mol/L NaOH)多水解约 40%[13],这一略为反常的现象可以归结为在酸性条件下咪唑环的质子化,这使得酯羰基碳变得更显正性,以致酯链更易水解。

药物或辅料中常常会出现苯甲酸酯及类似化合物,苯唑卡因(benzocaine)和普鲁卡因(procaine)是含有氨基苯甲酰结构的局部麻醉剂,其中前者含有简单的乙酯结构,后者为取代的乙酯结构(图 2.1),这两个化合物的酸催化水解活化能分别为 18.6kcal/mol 和 16.8kcal/mol[14]。

阿司匹林(aspirin),最早的合成药物之一,它是药物分子的水解降解经常被引用的案例,从化学的角度看,阿司匹林即乙酰水杨酸,或称 2-(乙酰氧基)

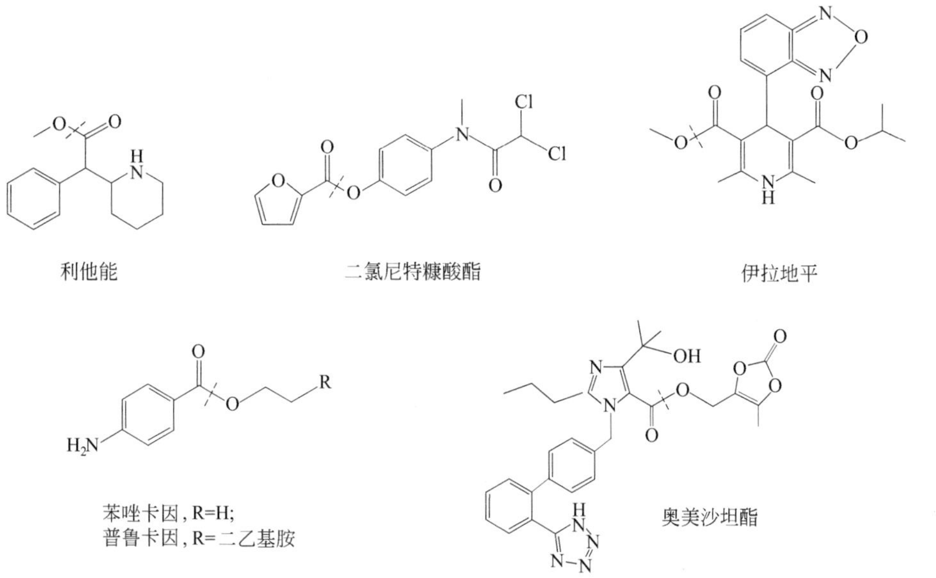
利他能
二氯尼特糠酸酯
伊拉地平
苯唑卡因, R=H;
普鲁卡因, R=二乙基胺
奥美沙坦酯

图 2.1 含酯基的药物（虚线标出了不稳定的酯键）

苯甲酸。其水解过程中，离去基团为易于离去的邻甲酸苯酚。酸、碱条件下其水解反应活化能分别为 16.7kcal/mol 和 12.5kcal/mol[15]。由于邻位有甲酰基的存在[14]，阿司匹林的水解机理略显复杂，在试图探明其机理的过程中，曾出现多种猜想，这开始于 Edwards 所观测到的结果：在 pH＝4～8 的范围内阿司匹林的水解与 pH 无关[16,17]。为了解释这一现象，人们提出了分子内亲核机理，如反应式（2.4）所示，离子化的邻位羧基作为亲核试剂[18]。

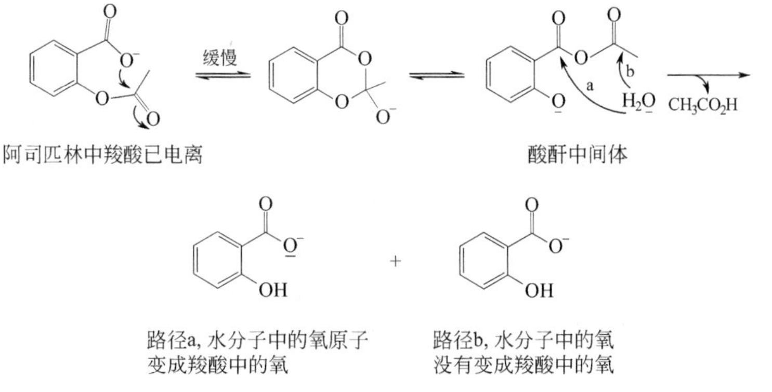
缓慢
a
b
H_2O
CH_3CO_2H
阿司匹林中羧酸已电离
酸酐中间体
路径a, 水分子中的氧原子变成羧酸中的氧
路径b, 水分子中的氧没有变成羧酸中的氧

（2.4）

阿司匹林(aspirin)水解中分子内亲核机理

在这一亲核机理中，亲核进攻之后而形成酸酐中间体这一步是决速步骤，随后中间体被快速水解。此机理在富含 $H_2{}^{18}O$ 的溶液中的水解反应之中似乎得到了验证，因为水解产物中含有约 6%的 ^{18}O[19]。然而 Fersht 和 Kirby 质疑此机理

的合理性，因为此酸酐中间体具有极高的反应性，倘若真的经历此中间体，产物中 6% 的 ^{18}O 含量显得过低[20]。此外，他们发现在 20% ^{18}O 富集的水中进行阿司匹林的水解研究，当反应温度为 39℃ 时，水解产物中并无 ^{18}O 的明显介入；当反应温度达到 100℃ 时，^{18}O 的介入仅约为 2%，并且作者将这 2% 的介入归因于阿司匹林水解之后，水杨酸的羰基氧会发生酸催化下的缓慢 ^{18}O 交换反应。结合其他与亲核机理相悖的实验事实，Fersht 和 Kirby 借鉴了乙酸苯酯的水解机理，这一机理涉及广义碱催化水解，两人的结论是阿司匹林的水解中邻位羧基充当广义碱，经历了分子内广义碱催化的水解历程，如反应式（2.5）所示。两人进一步确认这是个典型的广义碱催化水解，而不是动力学意义上等价的广义酸-特定碱催化机理。

$$(2.5)$$

阿司匹林中羧酸已电离

广义碱催化的阿司匹林水解

2.2.2 含内酯结构的药物

内酯即环状的酯，洛伐他汀（lovastatin）和辛伐他汀（simvastatin）是非常成功的 HMG-CoA 还原酶抑制剂药物系列中的两个成员，用于高胆固醇症的治疗，它们的结构中含有六元内酯结构，较易发生水解而转化成此类药物的活性形态：δ-羟基羧酸。Kaufman 结合另外两个模型化合物[21]研究了这两个药物分子的水解动力学和热力学性质，鉴于这两个分子的唯一差异只在远离内酯结构的亚甲基，其水解动力学和热力学参数极其接近。在 pH＝2.0 时，基于两个结构类似的模型化合物的实验数据可判定两药物分子的活化能皆在 12～13kcal/mol 范围内，这与一般的酯水解时的活化能相差不大。但值得注意的是，与通常的酯相比，内酯的水解是可逆的，比如洛伐他汀（lovastatin）和辛伐他汀（simvastatin）水解生成的 δ-羟基羧酸能再次酯化成环为内酯，且内酯化的程度可与水解不相上下，尤其是内酯环的大小适当时，这种再次内酯化将非常显著。在此次研究中，Kaufman 发现酸催化下，无论是内酯的水解反应，还是 δ-羟基羧酸的内酯化反应最终都得到了相同的反应混合物，这意味着酸催化的内酯水解反应是可逆的。在含有一般酯基官能团的药物中，如果离去基团（醇）与羧酸距离保持接近，那么其水解也会是可逆的。然而在一般酯的药物降解中，水解生成的醇和酸的浓度通常都非常低，且二者会由于扩散而相互分离，从而使得这种再酯化的逆反应变得可以忽略。

　　许多大环药物分子的环中都含有一个酯基链接，由于环通常很大，这些药物的水解类似于常规的、具有类似碳数目的长链酯分子。例如环酯肽类抗生素达托霉素（daptomycin）的结构中含有由九个肽键和一个酯键构成的超大环，有报道指出在 pH=10 时，其酯键的水解活化能为 13.61kcal/mol[22]。

2.2.3　含酰胺结构的药物

　　一般来说，酰胺对于水解比酯要稳定得多，这可从二者的水解反应活化能的显著差异得到印证，具体见 2.2.1 小节。酰胺的稳定性通常可从以下两个方面来解释：其一，氮原子比氧原子的电负性弱，故酰胺的羰基相比于酯的羰基其亲电性更弱；其二，氮原子的孤对电子与羰基构成共轭，使得 C—N 键具有部分双键的性质[23]。酰胺键是蛋白质和多肽类药物的主要化学键，在许多小分子药物中也时有出现。本节中，我们将只讨论非肽类、基本只含有一个酰胺键的药物的水解，多肽类药物的水解降解将在第 7 章"生物药的化学降解"中与蛋白类药物一同讨论。

　　1947 年发现的氯霉素（chloramphenicol）是首个广谱抗生素，但限于其毒性，目前通常仅用于眼部感染的外用治疗。其结构中含有二氯代乙酰胺结构，在药物制备过程中可能发生水解降解[24]，在 pH=6 时，其酰胺键的水解反应活化能为 24kcal/mol[10]，在此 pH 下，温度为 25℃时，其水解反应的假一级反应速率常数为 $7.5 \times 10^{-9} s^{-1}$，相对应的半衰期约为 3 年。在酸催化的 10%丙二醇水溶液中，其水解反应活化能为 21kcal/mol[25]。

　　哌嗪是药物设计中常用的砌块，诸多药物中常以连接哌嗪环 N 原子的酰胺键将哌嗪部分与药物分子的其他部分相连接。Ojha 等人对三个 α_1-肾上腺素受体拮抗剂进行了强降解研究，此三个化合物皆含有哌嗪酰胺结构，如图 2.2 所示[26]。

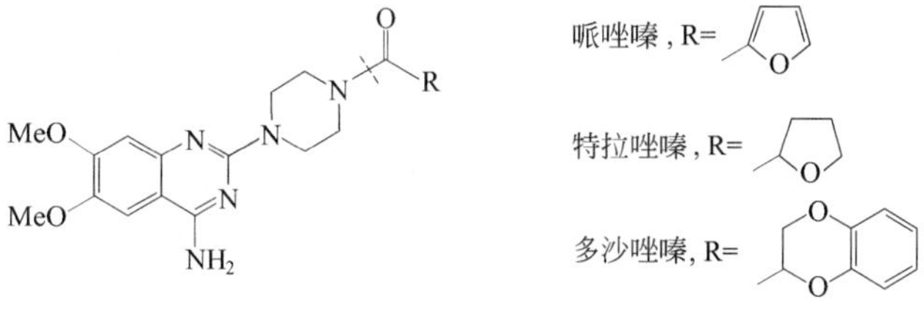

图 2.2　三个含哌嗪酰胺结构的 α_1-肾上腺素能受体拮抗剂

　　此酰胺键在碱性条件下比酸性条件下更易水解，在 80℃的 0.1mol/L NaOH 溶液中哌唑嗪（prazosin）、特拉唑嗪（terazosin）和多沙唑嗪（doxazosin）的假一级反应速率常数分别为 0.99h^{-1}、1.75h^{-1} 和 15.71h^{-1}，这分别是同温度下，在 0.1mol/L HCl 溶液中水解速率常数的 103 倍、18 倍和 370 倍。无论在酸或碱催化条件下，哌唑嗪（prazosin）都是最不容易水解的，这可归结于羰基连接在芳香的糠酰环上，其共轭作用提高了酰胺键的稳定性。

吲哚美辛（indomethacin）是一种非甾体类抗炎药物（NSAID），其母核中含有吲哚环（图 2.3），吲哚环的氮原子连接在 4-氯苯甲酰基上，此酰胺键较易水解。Krasowska 研究了吲哚美辛在不同浓度聚山梨醇酯水溶液（质量浓度 2.5%～10%）中的水解稳定性[27]，在 pH=2.2～8.0 范围内，随着表面活性剂浓度的升高，吲哚美辛的稳定性亦随之提高。例如，在 pH=7.0 室温下，在无聚山梨醇酯的溶液中，降解 10%所需的时间（$t_{0.1}$）为 45d；而在 2.5%的聚山梨醇酯溶液中 $t_{0.1}$ 则增长至 316d。与其相对应，它的水解活化能从没有加入聚山梨醇酯的 101.50kJ/mol（24.26kcal/mol）提升至在 10%聚山梨醇酯水溶液中的 116.82kJ/mol（27.92kcal/mol），此结果表明聚山梨醇酯能抑制吲哚美辛的水解。

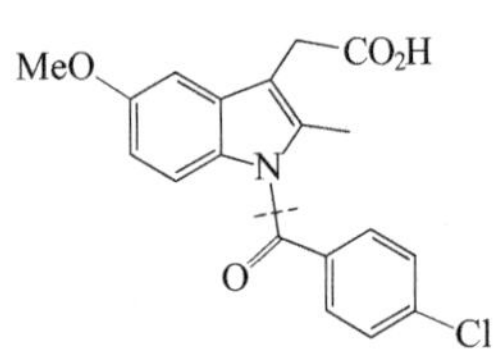

图 2.3　吲哚美辛

局部麻醉剂利多卡因（lidocaine）是乙酰苯胺的衍生物，此物在酸和碱条件下都非常稳定[28]，这可能是因为苯胺的 2 位、6 位上的两个甲基的立体位阻作用保护了酰胺键。质子化和自由碱形式下的利多卡因，其水解反应活化能分别为 33.8kcal/mol 和 26.3kcal/mol，利多卡因的游离碱形式更易水解的原因或许可归结为反应式（2.6）所示的分子内广义碱催化机理。

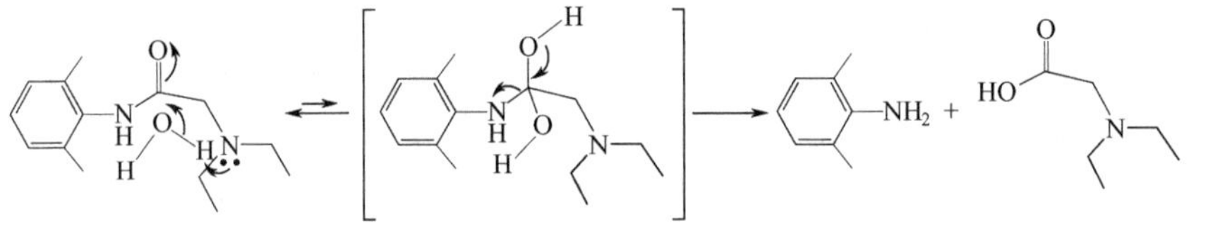

$$(2.6)$$

2.2.4　β-内酰胺类抗生素

内酰胺即环状的酰胺，含内酰胺结构的药物中最重要的一类可能就是 β-内酰胺类抗生素，其中包括青霉素类和头孢类。青霉素母核为 β-内酰胺环并五元四氢噻唑环，在其饱和环结构中，含有一个硫原子。头孢母核则为 β-内酰胺环并六元环，β-内酰胺抗生素是细菌蛋白酶的自杀性抑制剂，它与蛋白酶活性中心处的丝氨酸残基上的羟基发生酰化作用，从而抑制其活性，酰化的产生缘于丝氨酸残基上羟基的亲核进攻，这导致了 β-内酰胺四元环发生开环。β-内酰胺抗生素在体内与体外产生的水解降解机理亦与此类似，只不过亲核试剂换成了水分子。据估算 β-内酰胺的酰化能力是普通酰胺的 100 倍左右，而 β-内酰胺与四氢噻唑环稠环后其反应活性又提高了 100 倍[29]。

Davis 等人研究了碱性条件下青霉素 G（benzylpenicillin）的醇催化水解行

为[30]，他们发现其决速步骤不是形成正四面体中间体这一步，而是随后的开环反应，在这个开环反应中，水作为广义酸为离去基团氨基提供质子，而反应中间体青霉噻唑酯（penicilloyl ester）则水解得到青霉酸（penicillic acid）。在水解之前，中间体青霉噻唑酯（penicilloyl ester）与由分子内消除（或逆-亲核加成）产生的烯胺（enamine）处于平衡，所有的降解途径小结于反应式（2.7）中。

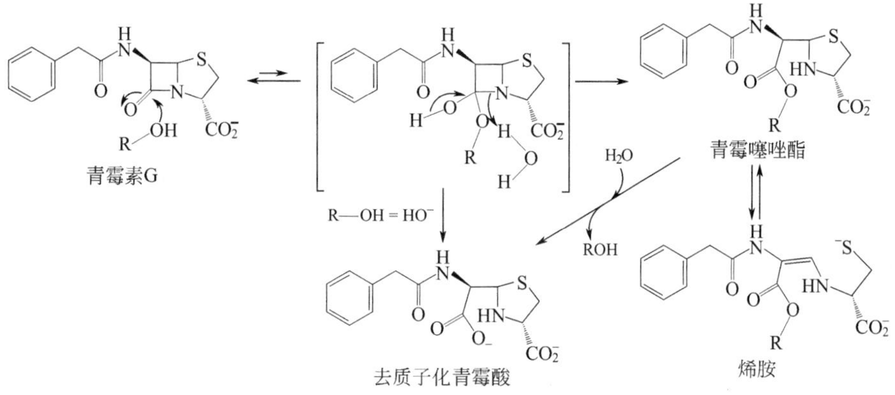

青霉素G

R—OH = HO⁻

去质子化青霉酸

青霉噻唑酯

烯胺

(2.7)

若青霉素的制剂配方中具有含羟基的辅料，则上述机理可能也会对做成的制剂有影响。很显然，水或者氢氧根离子也可直接进攻环酰胺的羰基，从而一步生成青霉酸（penicillic acid）或青霉酸根（penicillate）。

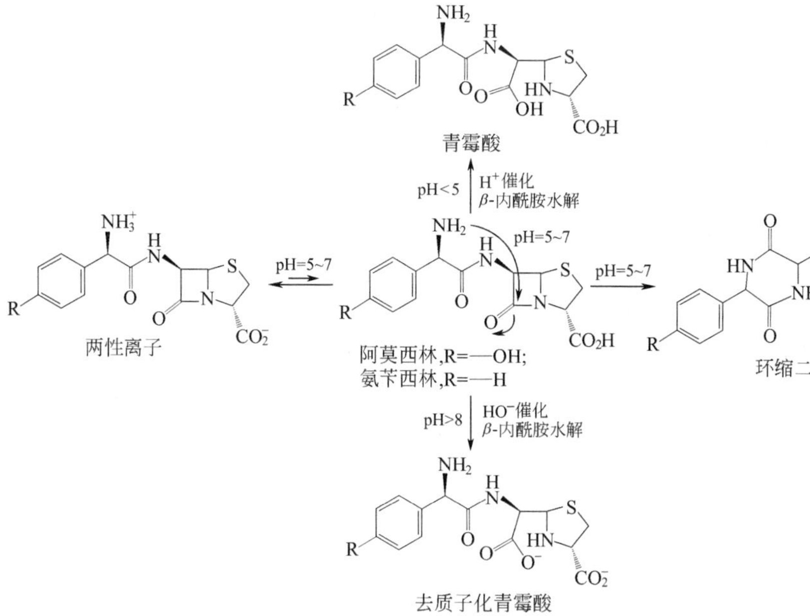

青霉酸

pH<5 H⁺催化 β-内酰胺水解

两性离子

阿莫西林,R=—OH;
氨苄西林,R=—H

pH=5~7

环缩二氨酸

pH>8 HO⁻催化 β-内酰胺水解

去质子化青霉酸

氨基青霉酸在不同pH范围内主要降解途径

(2.8)

氨苄西林（ampicillin）和阿莫西林（amoxicillin）都是青霉酸G（benzylpenicillin）的氨基衍生物，二者唯一的差别在于阿莫西林（amoxicillin）的苄基苯环的4位上多了一个羟基。在苄基位引入氨基扩展了这两种药物的抗菌谱，然而另外，氨基的存在对这两个药物分子的稳定性和其降解途径产生了影响。例如，氨基青霉素类药物在酸性条件下稳定性明显提高，在pH=5时，氨苄西林和阿莫西林的水解反应活化能分别为18.3kcal/mol[31]和17.35kcal/mol（72.59kJ/mol）[32]，该稳定性的提升可归结为在pH=5时，这两个氨基青霉素主要以两性离子形式存在。pH低于5时，阿莫西林的降解主要是β-内酰胺环的水解；在pH=5～7时，由苄位氨基分子内进攻β-内酰胺的羰基而生成二酮哌嗪（diketopiperazine，DKP）成为主要的降解途径；pH高于8时，氢氧根离子催化的水解反应占主导。综上所述，阿莫西林在pH=5时最稳定，此时的分子大部分是以两性离子形式存在，在pH=1～10范围内，其pH-降解反应速率曲线呈U形下凹[32]，阿莫西林的降解途径小结于反应式（2.8）中。鉴于氨苄西林与阿莫西林有着高度相似的结构，可以预料氨苄西林的降解途径必与此非常类似，比如其pH-速率曲线呈现出类似的U形[31,33]。

由于二者的抗菌谱广、稳定性好、药代动力学性质优秀，氨苄西林尤其是阿莫西林已成为最常用的抗生素药物。

头孢类抗生素也含有β-内酰胺结构，这是继青霉素之后的另一类非常重要的抗生素药物，其结构差异在于青霉素的五元四氢噻唑环被一个六元环替代。一般来说，头孢类药物的降解与青霉素类似[34]：在pH很低或很高的条件下，最主要的降解途径通常是β-内酰胺环的水解；在中等pH范围下，则主要生成二酮哌嗪（DKP）。现今仍广泛使用的第二代头孢抗生素头孢克洛（cefaclor）就是一个例子，它与氨基青霉素（aminopenicillins）类似，其分子中也含有苄胺基团（图2.4）。

由于结构的类似，头孢克洛在Dimitrovska等人开展的水解动力学研究中也呈现了U形的pH-速率曲线，其最稳定点出现于pH=3与pH=4之间[35]，在此pH范围内，大多数头孢克洛分子应以两性离子形式存在。在pH=7.20与pH=9.95时的水解反应活化能分别为25.95kcal/mol和17.08kcal/mol。碱性条件下，头孢克洛要比氨基青霉素类中的氨苄西林（ampicillin）稳定得多，这可以从后者的水解活化能数据做出判断：在pH=9.78时，后者的反应活化能仅为9.2kcal/mol[31]。

拉氧头孢（latamoxef，又名maxalactam，图2.4）是一种氧头孢烯类广谱抗生素，其双环母核结构与头孢霉素的差别仅在于后者的硫原子被换成了氧原子。在一个实验性固体制剂研究中，由无定形拉氧头孢（latamoxef）和12%（质量分数）甘露醇组成的配方呈现两种不相上下的降解途径：内酰胺环的水解和脱羧[36]，这两个反应的活化能接近，均约为88kJ/mol（21kcal/mol）。

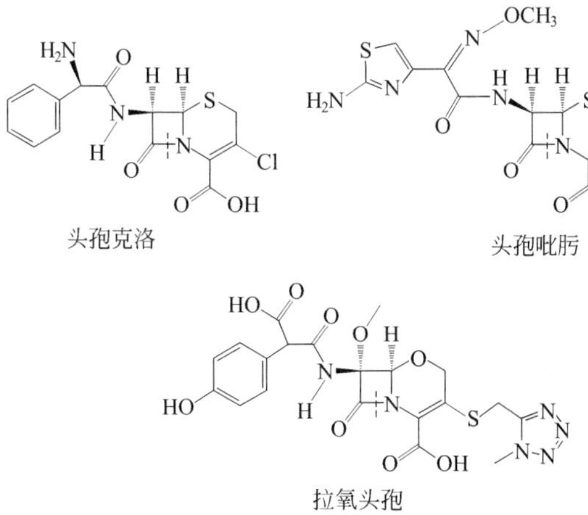

图 2.4　头孢克洛（cefaclor）、头孢吡肟（cefepime）和拉氧头孢（latamoxef）

青霉素和头孢霉素的水解也能被诸如 Cu^{2+} 或 Zn^{2+} 等过渡金属离子所催化，有报道称，加入等摩尔比的 Cu^{2+} 能分别使青霉素 G（benzylpenicillin）和先锋霉素 Ⅱ（cephaloridine）的水解提速约 10^8 倍和 10^4 倍[37,38]，这种对水解速率的极大提升被归结为过渡金属离子能使水解反应的四面体过渡态更稳定，例如 30℃时，Cu^{2+} 能使活化能降低 13.9kcal/mol[39]。然而在 pH 为 4.08 和 6.00 时，头孢克洛（cefaclor）的降解速度只分别提高了并不非常显著的 25% 和 49%[35]，这一结果似乎并不完全支持金属离子稳定过渡态的假说。

头孢吡肟（cefepime）是第四代头孢霉素，与第二代相比，通常在第二代头孢霉素中常见的苄胺基团被换成了烷氧基胺基团（图 2.4），其六元环的侧链中则有一季铵盐结构。与其他头孢类药物类似[34,41]，此药物的 pH-速率曲线同样呈 U 形[40]，最稳定点处于 pH＝4～6。其自发降解（假定是水解降解）的活化能为 22.2kcal/mol，而大多数头孢霉素的水解反应活化能也在此水平。

经常可以观察到的一个现象是头孢霉素的初始水解降解产物，即头孢酰化物（cephalosporoate），由于容易进一步降解，故难以分离出来[42]，例如头孢匹罗（cepirome）、头孢磺啶（cefsulodin）以及其他一些结构类似的头孢类药物；在 β-内酰胺环水解开环后，会进一步水解和脱羧[43-45]。反应式（2.9）以头孢他啶（caftazidime）作为例子，小结了 β-内酰胺水解引发的头孢类药物的降解路径[40]。

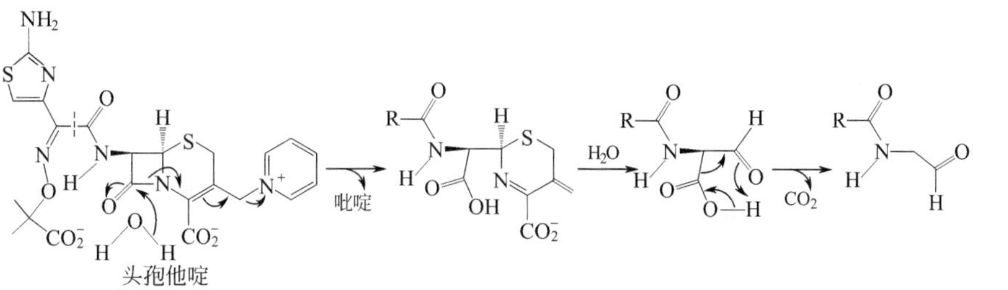

（2.9）

　　亚胺培南（imipenem）是最早获批的碳青霉烯类 β-内酰胺抗生素，碳青霉烯类与青霉素相比，后者母核中的硫原子被替换为亚甲基。碳青霉烯类抗生素有着非常广的抗菌谱[46]，常常与西司他丁（cilastarin）联合使用；西司他丁是脱氢二肽酶（dehydropeptidase-I，简称 DHP-I，一种肾绒毛膜酶）的抑制剂。Ratcliffe 等人研究了此药物在酸性条件下的降解行为[47]；浓度较低时，内酰胺环迅速水解开环产生 2-吡咯啉衍生物，若将 pH 调节至中性则会异构化而得到 1-吡咯啉衍生物的两个非对映异构体；高浓度时，药物分子则发生二聚反应，最终生成二分子间的二酮哌嗪（DKP）降解物。此外，亚胺培南侧链中的甲脒结构（formamidinium）由于碳氮键具有部分双键性质而旋转受阻，故容易产生旋转异构化。亚胺培南的降解途径见反应式（2.10）。

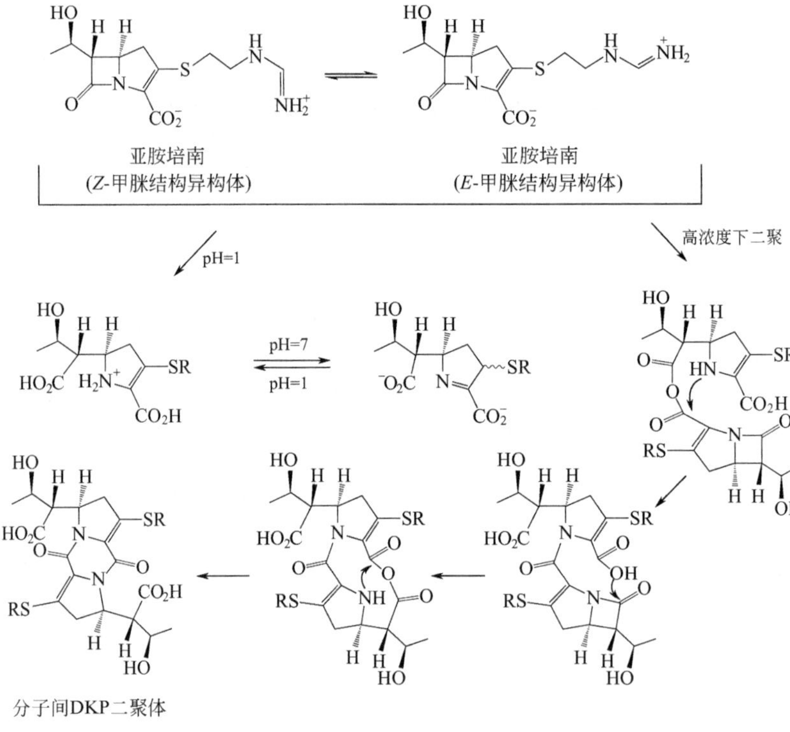

$$(2.10)$$

　　比阿培南（biapenem）是另一种碳青霉烯类抗生素，它含有一个与亚胺培南几乎一样的双环内酰胺结构，因此其降解途径与反应式（2.10）所示基本相同，除了其侧链不存在亚胺培南所具有的 Z/E 异构化，因为它的硫原子上连接了与亚胺培南不同的侧链[48]。生成的二酮哌嗪（DKP）降解物是多肽和蛋白药物的常见降解途径，这将在第 4 章和第 7 章中详细讨论。

2.2.5 氨基甲酸酯类药物

雌莫司汀（estramustine）是雌二醇（estradiol）的氮芥衍生物，它的水溶性前药雌莫司汀 17-磷酸酯（estramustine 17-phosphate）用于治疗前列腺癌。Loftsson 等人测定了 N,N-二（2-氯乙基）氨基甲酰基团的水解动力学和热力学参数[49]。在 pH 约为 1～9 范围内，其水解速率保持恒定，反应活化焓为 89.3kJ/mol（21.3kcal/mol），活化熵为 -62.0J/mol（-14.8cal/mol）。作者认为由于反应焓较高而熵为负值且数值较小，这说明其水解反应是单分子反应，因为双分子反应必然涉及水分子进攻氨基甲酰，这势必会使熵很大（一般在 -170～-200J/mol 范围内）[50,51]。故此研究人员提出了反应式（2.11）所示的自发水解机理，而非经过四面体中间体的降解机理。

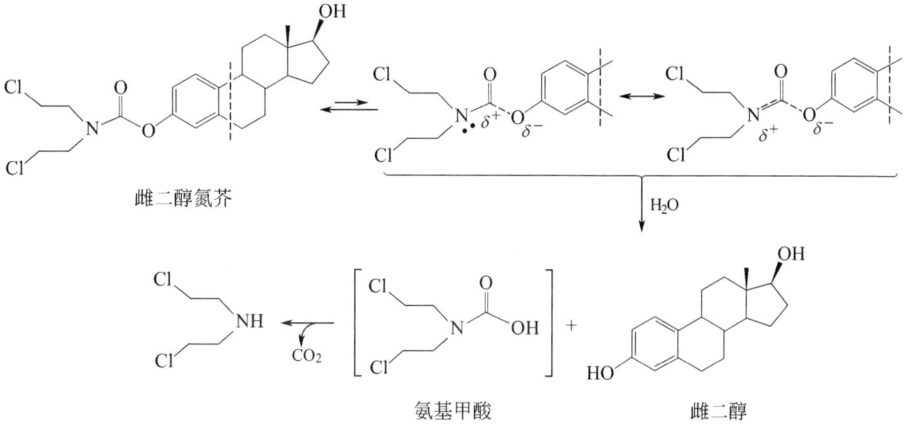

雌二醇氮芥　　　　氨基甲酸　　　　雌二醇

$$(2.11)$$

由氨基甲酸酯的酯键断裂而生成的氨基甲酸非常不稳定，将自发分解为二（2-氯乙基）胺和二氧化碳。其他的氨基甲酸同样的不稳定，只有在缓冲溶液或冻干粉中含有碳酸盐/碳酸氢盐时，氨基甲酸分子才能够存在。例如注射用美罗培南（merrem）是有效成分（API）美罗培南（meropenem）的晶体和碳酸钠的干粉混合物，将此药物溶于水时，约有 1/3 的美罗培南分子以羧酸化的形式存在，其结构中一个二氧化碳分子与美罗培南的仲胺基团形成共价连接，参见反应式（2.12）[52]。

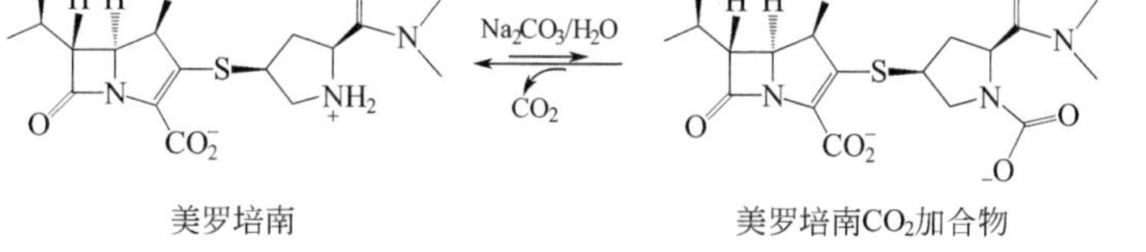

美罗培南　　　　　　　　美罗培南CO_2加合物

$$(2.12)$$

当美罗培南注射液水溶液被冻干后，一小部分 API 中的仲胺与 CO_2 之间的共价键连接仍可被检测到，尽管在制剂成品（干粉混合物）中不存在这样的共价键。唯一已知的能在固态下保持稳定的氨基甲酸结构，或许只存在于尿素酶的活性位点中，尿素酶是一种金属酶，其活性位点处的赖氨酸残基的氨基上键合有一个羧酸基，因镍离子的络合作用而稳定存在[53]。

卡折来新（carzelesin）是一种在研的抗癌前药，其中含有可被活化的氨基甲酸酯结构，碱性条件下，氨基甲酸酯水解离去生成中间体 U-76,073，此中间体进一步分解释放出活性化合物 U-76074[54]。酸性条件下，其降解产物的构成更加复杂，这是因为中间体 U-76073 在酸性条件下有多种降解途径。在 pH=1.5 时，卡折来新的水解反应活化能为 111.8kJ/mol（26.7kcal/mol），在 pH=7.2 时则为 130.7kJ/mol（31.2kcal/mol）。其碱性条件下推测的降解机理见反应式（2.13）。

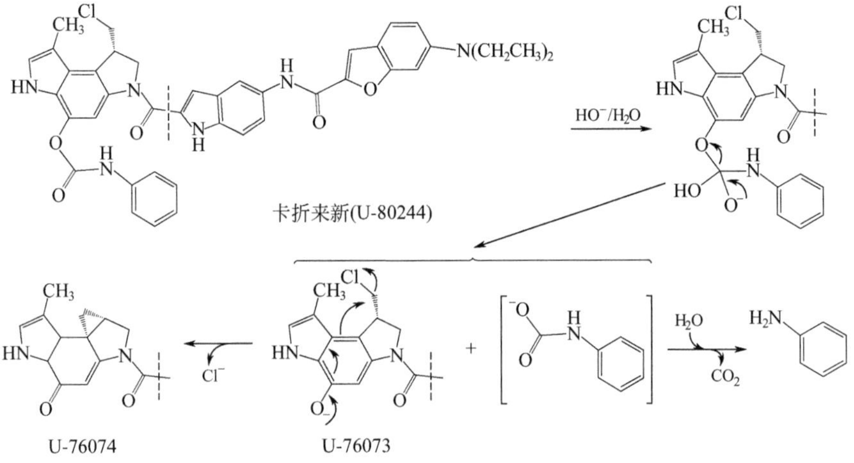

$$(2.13)$$

2.2.6　磷酸酯与磷酰胺类药物

将药物的羟基或氨基磷酸化是将水溶性差的药物转化为水溶性好的前药的一种常用手段，期望形成的磷酸酯与磷酸酰胺在体内分解为原药；在体外，磷酸酯与磷酸酰胺也能够进行水解，例如泼尼松龙磷酸钠（prednisolone sodium phosphate）是泼尼松龙（prednisolone）甾环的 21-羟基与磷酸成酯所得的前药，磷酸酯的水解想必是此前药降解的主要降解途径。根据 Stroud 等人的研究，pH=8 时，泼尼松龙磷酸钠（图 2.5）的水解反应活化能为 126.2kJ/mol（30.16kcal/mol）[55]。pH=7.5 时，结构相似的药物 6α-甲基泼尼松龙磷酸钠（6α-methyl-prednisolone sodium phosphate）（图 2.5）的活化能为 113kJ/mol（27kcal/mol）[56]。这与酰胺在相同 pH 条件下的活化能接近，甚至更高，这表明此甾醇磷酸酯的水解稳定性相似于或高于典型的羧酸酰胺。近期的一项对泼尼松龙磷酸钠的另一个结构类似物倍他米松磷酸钠（betamethasone sodium phosphate）（图 2.5）的降解研究显示，除了水解之外，倍他米松磷酸钠还有其他显著的降解途径，例如磷酸根的消除、D-环的环重排扩张等（见 4.5.6 小节）[57]。

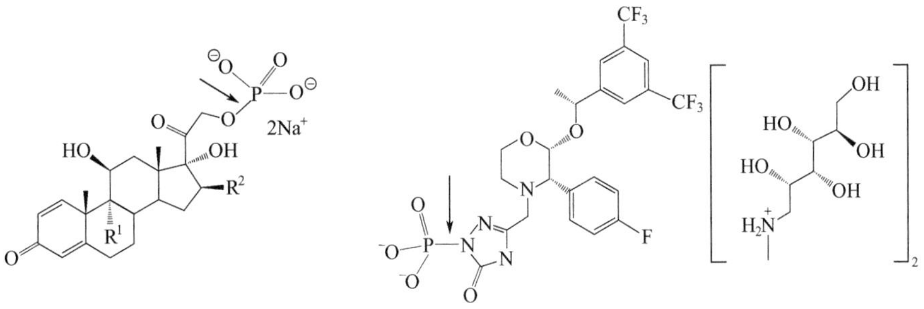

泼尼松龙磷酸钠,R¹=H,R²=H;
倍他米松磷酸钠,R¹=F,R²=Me

福沙吡坦二甲葡胺

图 2.5　泼尼松龙磷酸钠、倍他米松磷酸钠、福沙吡坦的水解降解 ❶

磷酸酯键是 RNA 和 DNA 分子中的关键链接，近年来基于 RNA 和 DNA 的药物逐渐成为一类崭新的候选药物，这些药物中磷酸酯键的降解将在第 7 章"生物药的化学降解"中详细讨论。

在前药设计中磷酸酰胺不如磷酸酯常见，其水解稳定性稍差。例如福沙吡坦二甲葡胺（fosaprepitant dimeglumine）（图 2.5）是福沙吡坦（fosaprepitant）磷酸酰胺化所得的前药，在乙腈/0.1％磷酸（体积比 50：50）溶液中，其水解反应活化能为 91kJ/mol（22kcal/mol）[58]，这高于羧酸酯键的活化能，但低于磷酸酯。

环磷酰胺（cyclophosphamide）是一种磷酸酰化的氮芥化合物，比较广泛地用于治疗各种癌症，其分子中同时含有磷酸酰胺和磷酸酯结构，其结构可看作是氨基甲酸内酯的羧基被膦酸基团取代，其主要降解化学由多条水解降解途径构成。Friedman 等人假设，环磷酰胺的降解由分子内氮芥的氯与磷酸酰胺成环脱氯而开始，此步分子内取代反应是降解的决速步骤[59]，这个降解机理在 Zon 等人进行了充分的降解研究后得到了验证[60]：最初产生的不稳定双环中间体随即水解生成线形的二胺降解产物。Zon 等人也证实了线形二胺降解物的进一步水解经历了对称的、质子化的吖丙啶中间体（aziridinium ion），若在剧烈的水解条件下，磷酸酯键将最终完全水解。环磷酰胺（cyclophosphamide）的降解化学见反应式（2.14）。

---

❶ 原文中关于福沙吡坦的注解被遗漏了。——译者注

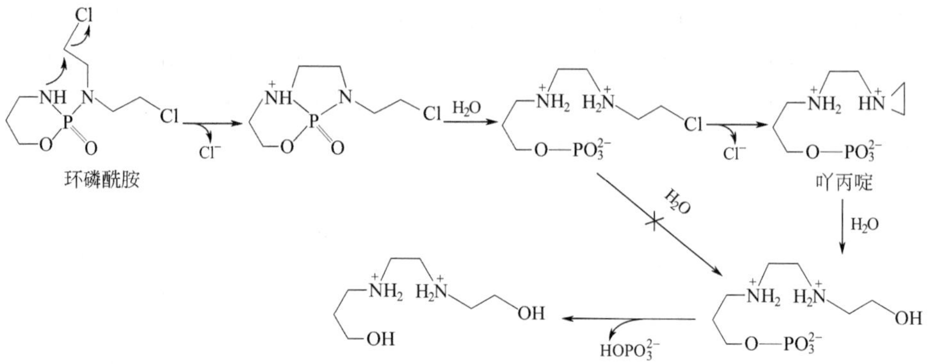

$$(2.14)$$

2.2.7 磺胺类药物

自从 19 世纪 30 年代第一个磺胺类药物百浪多息（prontosil）诞生后，磺酰胺结构就开始广泛应用于药物设计，磺胺类药物是抗菌药，尽管大部分已被 β-内酰胺类抗生素替代，但仍有一些还在临床应用，比如磺胺（sulfanilamide）（百浪多息的活性代谢物）和磺胺甲噁唑（sulfamethoxazole）（图 2.6），后者往往与甲氧苄啶（trimethoprim）联合使用。

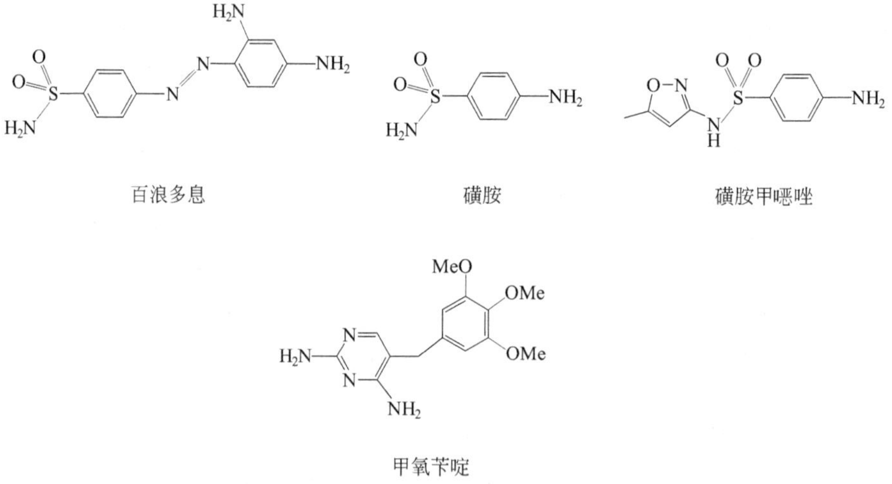

百浪多息　　　　　　　磺胺　　　　　　　磺胺甲噁唑

甲氧苄啶

图 2.6　三个磺胺药物与甲氧苄啶（trimethoprim）

磺酰胺键对酸、碱催化的水解异常地稳定[61]，以至于准确测定其水解速率常数都十分困难。例如在氢氧根离子催化的水解条件下，N,N-二甲基甲磺酰胺的二级速率常数估计约为 2×10^{-9}（mol/L）$^{-1} \cdot s^{-1}$，这比相应的甲酰胺的速率常数小了差不多 4 个数量级[62]。然而，β-环磺酰胺比之非环状的磺酰胺要容易水解得多，其水解活性约为后者的 10^7 倍以上。由于结构上与 β-内酰胺类似，人们考察过 β-环磺酰胺是否是丝氨酸蛋白酶的抑制剂[63]。

除磺胺类药物外，磺酰胺结构单元亦被用于其他药物中，特别是氯噻嗪类与氢氯噻嗪类利尿剂中，例如苄噻嗪（benzthiazide）、氯噻嗪（chlorothiazide）、氢氯噻嗪（hydrochlorothiazide）、氢氟噻嗪（hydroflumethiazide）、环戊噻嗪（cyclopenthiazide）、甲氯噻嗪（methyclothiazide）和泊利噻嗪（polythiazide）。由于磺酰胺键非常高的稳定性，在氯噻嗪类药物的水解降解中，纵然噻嗪环已水解开环，但它们的两个磺酰胺键仍然保持完好，参见反应式（2.15）。

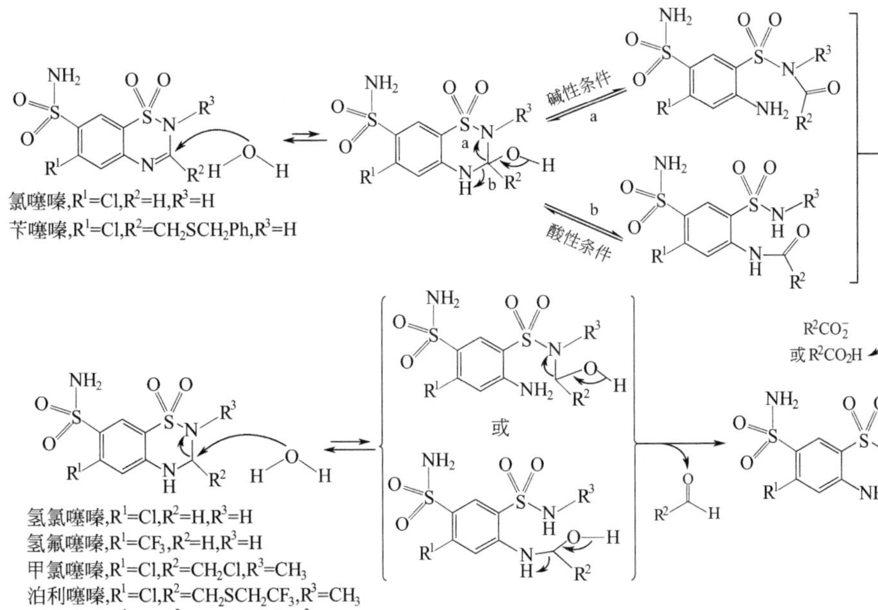

$$(2.15)$$

Yamana 等人研究了氯噻嗪在酸、碱条件下的降解机理[64,65]，他们发现水解在酸、碱的催化下，分别循两种不同的中间体进行，分别为 N-(2-氨基-4-氯-5-胺磺酰苯基砜)甲酰胺 [N-(2-amino-4-chloro-5-sulfamoylphenylsulfonyl) formamide]（路径 a，碱条件）和 5-氯-2,4-二胺磺酰甲酰苯胺（5-chloro-2,4-disulfamoyl formanilide）（路径 b，酸条件）。由于苄噻嗪的结构与上述氯噻嗪相似，可以预计其降解途径应与氯噻嗪相同。虽然氢氯噻嗪的水解能产生相应的降解产物，但尚不清楚是否也经历了如反应式（2.15）所显示的相应的降解中间体。

2.2.8 酰亚胺和磺酰脲类药物

苯巴比妥（phenobarbital）是最早且曾经最广泛使用的抗惊厥类药物，其母核为尿素与 α-乙基-α-苯基丙二酸或其等效物脱水缩合而形成的六元环。在人体内，其主要代谢途径为酰亚胺的氮原子发生糖基化，生成 1-(1-β-D-吡喃葡萄糖基) 苯巴比妥 [1-(1-β-D-glucopyranosyl) phenobarbital] 的一对非对应异构体，此代谢物的 1,6-或 3,4-酰胺键容易发生水解，并进一步发生脱羧反应，参见反应式（2.16）[66]，其他巴比妥类药物包括苯巴比妥亦发生此降解途径[67,68]。

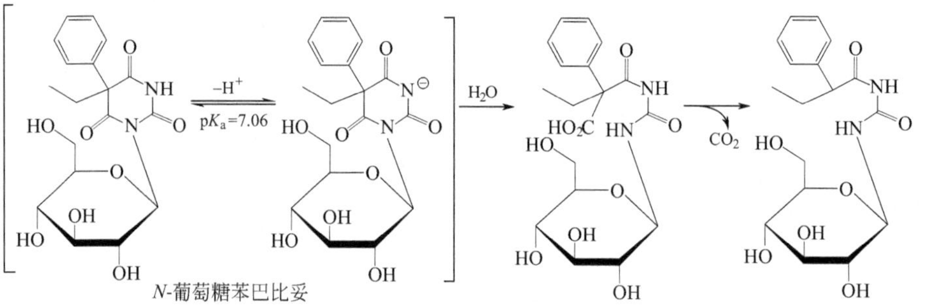

N-葡萄糖苯巴比妥

（2.16）

这对非对应异构体的水解反应活化能在 pH=7.0 时分别为 19.0kcal/mol 和 19.1kcal/mol；在 pH=9.95 时分别为 16.1kcal/mol 和 16.3kcal/mol，后面的两个数据比苯巴比妥在 pH=10.12 时的水解活化能 78.96kJ/mol（18.87kcal/mol）略低[69,70]。在 Vest 等人的研究中[66]，从未观测到潜在降解产物苯巴比妥，这表明 N-糖苷键比 1,6-和 3,4-两个位置的亚酰胺键更稳定。他们也没有观测到 1,2-和 2,3-的尿素键有任何水解的迹象，这与尿素分子非常高的稳定性相符[71]。

格列本脲（glibenclamide）是一个磺脲类的抗糖尿病药，除磺脲结构外，它还含有酰胺基团。根据 Wiseman 等人所做的降解研究[72]，酸性条件下格列本脲其中的一个尿素键发生断裂 [反应式（2.17）]，这表明尿素的羰基由于受到磺基的强吸电子效应而被大幅度地活化，以至于此尿素结构单元比分子内的羧酸酰胺键更易水解。

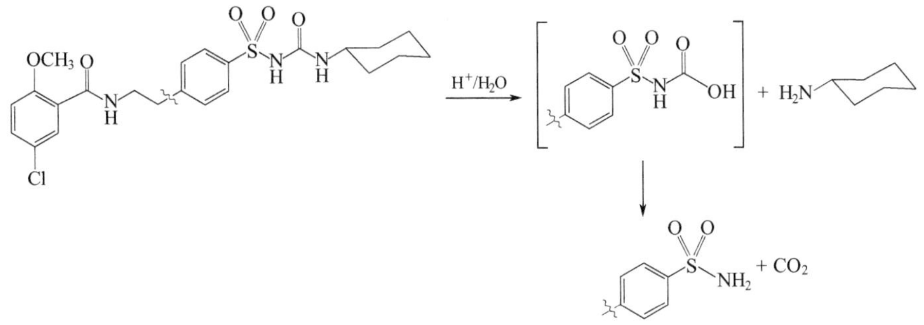

$$(2.17)$$

2.2.9 亚胺（席夫碱）和脱氨基化

亚胺，又名席夫碱（Schiff base），由醛或酮的羰基与伯胺脱水缩合而成，仲胺也能发生类似的缩合反应，但其产物是亚胺正离子，参见反应式（2.18）。此缩合反应是可逆的，因此亚胺很容易水解分解。此外，亚胺存在互变异构而产生烯胺，亚胺/烯胺的互变还可能产生其他亚胺异构体。

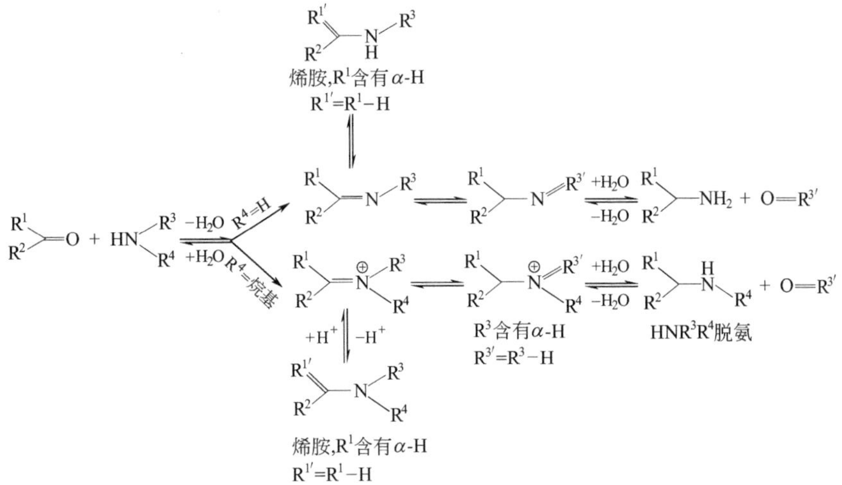

$$(2.18)$$

这个缩合反应的可逆性与互变异构的组合导致了数目众多的降解反应，比如含氨基、醛/酮基团的手性药物发生消旋化或差向异构化、借助甲醛而二聚以及含有氨基的药物脱氨基反应。在第 4 章中将详细讨论消旋化（4.5.2 小节）、差向异构化（4.5.3 小节）和二聚反应（4.7 小节），本节中我们讨论一些由亚胺或其类似结构单元水解而引起的脱氨基反应。

L-367073 是高效的纤维蛋白原受体拮抗剂，因为具有治疗一系列心脑血管疾病的潜力而曾被开发。它是一个环七肽类似物，其中包含非天然氨基酸 4-氨甲基苯丙氨酸。在它的一个含甘露醇的冻干粉配方的加速稳定性研究中发现，4-氨甲基苯丙氨酸残基上的氨甲基会被氧化成醛（或甲酰基）[73]。这个脱氨过程经历两个亚胺（席夫碱）中间体，第二个亚胺中间体随后水解，机理见反应式（2.19）。

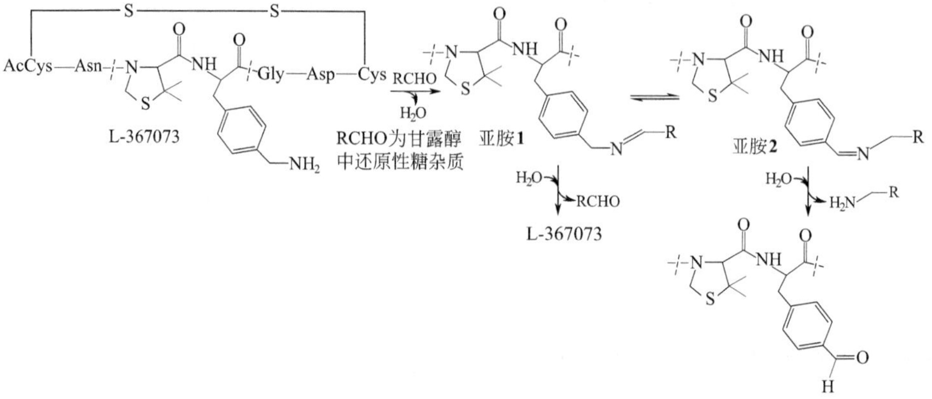

（2.19）

从亚胺 **1** 到亚胺 **2** 的互变异构因为亚胺 **2** 的更稳定而容易进行，而亚胺 **2** 的稳定性来自于苄基的共轭作用，参与降解的醛最可能的来源是甘露醇中的还原糖杂质。有时这种脱氨基反应被归类为氧化降解，此案例中，虽然最终的氧化产物（甲酰基部分）中的氧原子来自于水，但真正的氧化剂是还原性的醛类杂质：杂质醛基上的氧最终（通过水）被转移到脱氨基底物上，与此同时醛类杂质被还原为胺。

另一个脱氨基降解的例子是抗癌药吉西他滨（gemcitabine），这是一个 β-二氟代核苷。Jansen 等人研究了此药物在 pH＝3.2 溶液中的稳定性[74]，四种降解产物中，以脱氨基降解产物为主，而另外三个是脱氨基降解过程的中间体，参见反应式（2.20）。

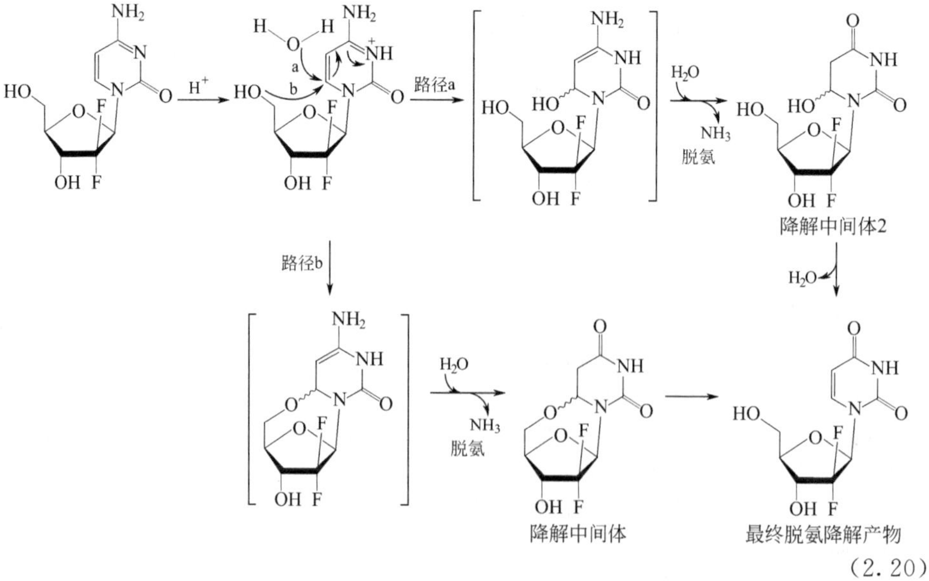

（2.20）

在上述提出的降解机理中，水分子和糖环的 5′-羟基进攻胞嘧啶的 6 位碳原子是反应的关键活化步骤，这是一步亲核加成，其后可以假定产生的中间体将进一步发生脱氨基而得到最终降解产物。此机理与 Shapiro 等人所开展的亚硫酸氢盐催化的胞嘧啶衍生物脱氨基降解研究相吻合[75]，在 Shapiro 等人提出的机理中，亚硫酸氢盐与胞嘧啶形成类似的加合产物，后者很容易脱氨基，脱氨基反应的最佳 pH 为 5。以上两个案例[76,77]都未涉及脱氨基反应的具体细节，这个脱氨基的细节可能是被激活的中间体（通过羟基或亚硫酸氢盐加成）容易进行互变异构而生成两个互变异构体，其中一个含有环外亚胺键，参见反应式（2.21）。这两个互变异构体易于受到水分子进攻而分别生成两个四面体中间体，后者随后经历快速的脱氨基化，然后消除给出最终的脱氨基降解物，参见反应式（2.21）。

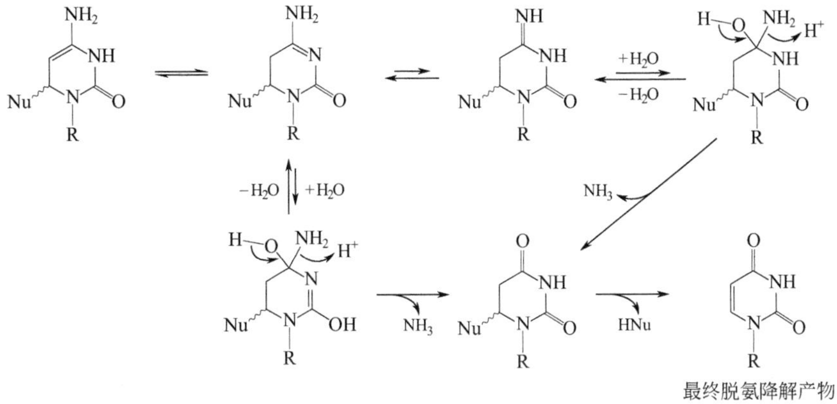

最终脱氨降解产物

$$(2.21)$$

由于亚胺的不稳定性，简单的亚胺结构在药物中很少见，但可调整亚胺周边的官能团或结构单元而改善其稳定性。例如以上的吉西他滨案例中的胞嘧啶就可看做是含有内置的亚胺结构。另一个案例是肟和肟醚，它们是羟氨或烷氧胺与酮或醛脱水缩合的产物，其水解稳定性比亚胺好很多，例如用于治疗有机磷酸酯中毒的解毒剂双复磷（obidoxime）中含有肟结构，其水解反应活化能为 26.2kcal/mol[76]。这种肟和肟醚的稳定性提升可以从邻位的氧原子存在而产生了共振结构这方面来解释，以双复磷为例，参见反应式（2.22）。鉴于此，肟醚结构被广泛用于药物设计与结构修饰，在第三代 β-内酰胺类抗生素中可以发现很多这类实例（见 2.2.4 小节）。

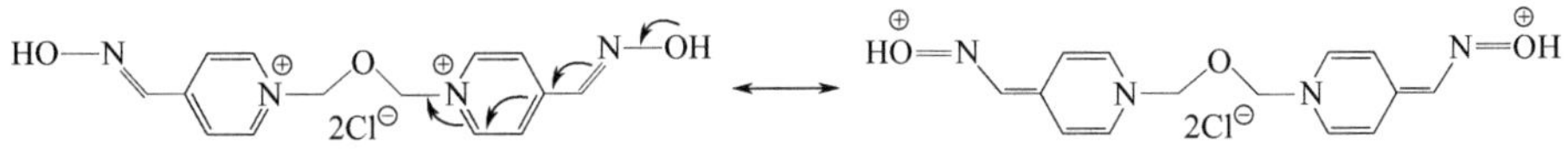

$$(2.22)$$

2.2.10 缩醛和半缩醛

很多药物，特别是那些来源于发酵而得到的药物，往往含有一个或数个糖单元或氨基糖苷，连接糖环或氨基糖苷的关键化学键称作糖苷键，可归类为缩醛。缩醛以及与其结构紧密相关的缩酮都是偕二醚，通常比普通的醚反应活性高。妥布霉素（tobramycin）是一种广谱氨基糖苷抗生素，它由三个氨基糖环组成：乃布鲁胺（nebrosamine）、去氧链霉胺（deoxystreptamine）和卡那霉素水解胺（kanosamine）。根据 Brandl 和 Gu 对此药物的降解研究，在 1mol/L HCl 溶液的酸性条件中[77]，只有去氧链霉胺和卡那霉素水解胺之间的糖苷键被水解掉了，其水解反应活化能为 32kcal/mol，这说明此糖苷键在酸性条件下很稳定。而在 80℃，1mol/L NaOH 溶液的强降解中，两个糖苷键都能被水解，从而生成单氨基糖和二氨基糖，碱性条件下的水解反应活化能仅为 15kcal/mol。其水解降解路径见反应式（2.23）。

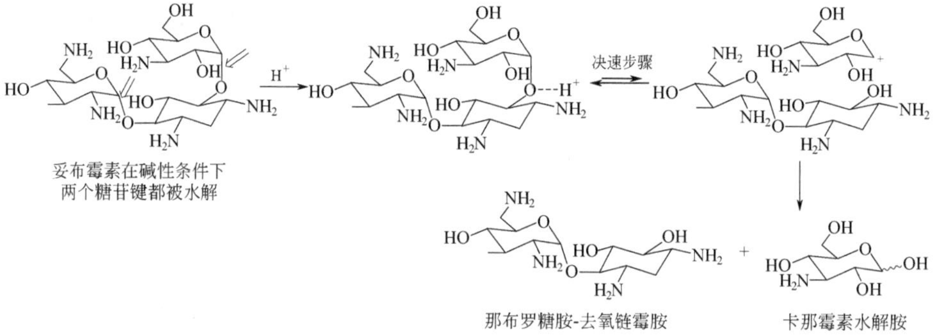

妥布霉素在碱性条件下两个糖苷键都被水解

决速步骤

H+

那布罗糖胺-去氧链霉胺   卡那霉素水解胺

(2.23)

在原论文中，对酸催化的降解机理并未详细阐明[77]，然而参照两篇缩醛和缩酮水解机理的综述文章（Fife 的缩醛水解[78]；Cordes 和 Bull 的缩酮水解[79]）可以推测，酸催化下经 A-1 机理生成卡那霉素水解胺碳正离子这一步是决速步骤，这个碳正离子由于附近氧原子的共振作用而得以稳定。

阿霉素［doxorubicin，又名亚德里亚霉素（adriamycin），图 2.7］是一种用于癌症治疗的蒽环类抗生素，它由一个四环阿霉素酮（doxorubincinone）和氨基糖单元构成。在 0.5mol/L HCl 溶液中，其水解反应活化能为 92.0kJ/mol（22.0kcal/mol）[80]。

2.2.11 醚类和环氧化物

醚，特别是烷基醚一般对于水解较为稳定，除非其结构被活化，比如说与烯丙位或苄位连接的醚的水解稳定性稍差，而芳香醚由于其本身是非常好的离去基团，因此易于进行水解反应。例如，曾作为癌症化疗辅助药物而被研究的 O^6-苄

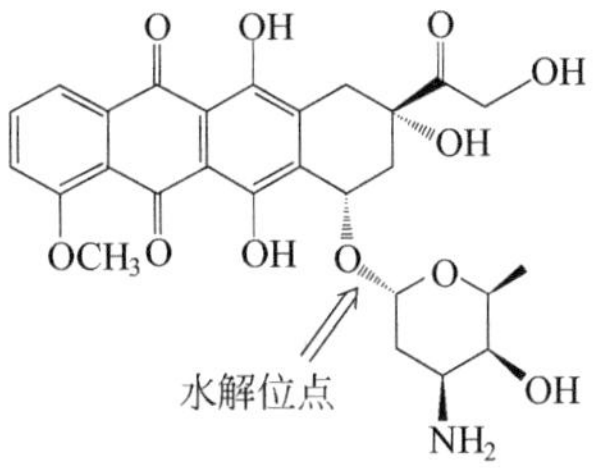

图 2.7 阿霉素及其水解位点

基鸟嘌呤（O^6-benzylguanine），由醚键连接苄基和嘌呤环，在其制剂研究中发现，此化合物在酸性条件下相当容易水解[81]。降解动力学研究显示其活化熵很小 [$\Delta S = -2.4\text{cal}/(\text{mol} \cdot \text{K})$]，这表明其水解经历 A-1 机理。同一组研究人员开展了在 $H_2{}^{18}O$ 中进行的水解反应，发现 ^{18}O 标记存在于降解物苄醇中，而不在鸟嘌呤中，这与降解动力学研究的结果相符合。O^6-苄基鸟嘌呤的水解降解见反应式（2.24）。

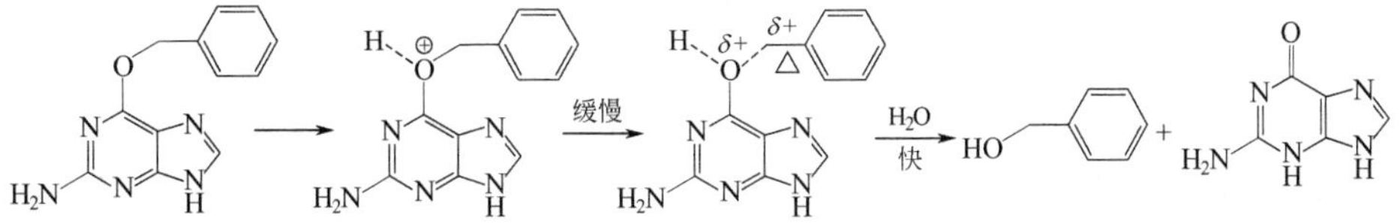

（2.24）

治疗抑郁症的 5-羟色胺再摄取抑制剂度洛西汀[(S)-duloxetine] 的降解也涉及醚键水解，在 pH 小于 2.5 时，由于醚键发生水解而不稳定，根据其降解产物可以判定其降解经历了 A-1 机理 [反应式（2.25）][82]，这个机理与以下事实相符：1-萘醇是个好的离去基团，且形成的碳正离子由于噻吩环的共轭作用而变得稳定。由于这个原因，生成的碳正离子可以再次使不断生成的 1-萘醇烷基化，尤其在高浓度的药物溶液中。由于此药物对酸的不稳定性，这个药的制剂选用了肠溶片剂[83]。

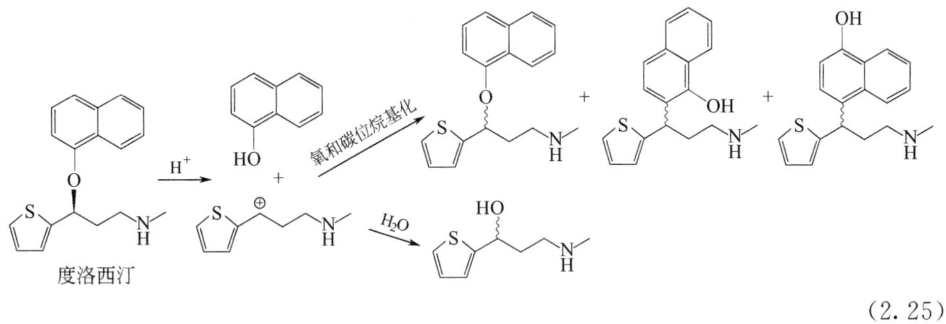

（2.25）

环氧化物可看作是三元环醚，由于三元环张力较大，故环氧化物比一般类型的醚更容易发生水解（或水合）以及与亲核试剂发生亲核加成。由于这个原因，环氧环和它的氮类似物（氮杂环丙烷）结构单元经常用于能使 DNA 烷基化的化疗药物[84]。环氧环附近的取代基可以对反应活性产生很大的影响[85]，环氧丙烷是个简单的环氧化物，它的自发水解反应活化能约为 19.0 ～ 19.5kcal/mol[86,87]，此值与中性条件下的乙酰胺的水解活化能接近（见 2.2.3 小节），这表明无催化剂时，简单烷基环氧化物较为稳定。当环氧化物上连有乙烯基时，其水解反应活性得到了提高[88]：乙烯基环氧乙烷（最简单的乙烯基环氧化物）的自发假一级水解反应速率常数为 $1.4 \times 10^{-5} s^{-1}$，这是环氧丙烷速率常数（$6.9 \times 10^{-7} s^{-1}$）的约 20 倍。如果乙烯基环氧结构单元处于环中，那么它的水解反应活性取决于环的大小，七元以下的环型乙烯基环氧物的水解反应活性比七元以上的要高。1,2-环氧环庚-3-烯（cycloheptadiene oxide）、1,2-环氧环己-3-烯（cyclohexadiene oxide）、1,2-环氧环戊-3-烯（cyclopentadiene oxide）的自发假一级水解速率常数分别为 $2.7 \times 10^{-5} s^{-1}$、$2.6 \times 10^{-4} s^{-1}$、$5.2 \times 10^{-3} s^{-1}$，由此可见当环的尺寸从 7 变成 5 时，水解常数随之变大。

有一个极端的例子，黄曲霉毒素 B1（aflatoxin B1）的外 8,9-环氧活性代谢物（exo-8,9-aflatoxin B1）分子中的环氧键在水溶液中即刻水解，在 25℃时，其半衰期约为 1s[89]。黄曲霉毒素 B1（aflatoxin B1）是最强致癌物质之一，这归因于黄曲霉毒素的代谢激活过程，在此过程中生成了黄曲霉毒素外-8,9-环氧代谢物（exo-8,9-epoxide），这个环氧化物是极强的亲电试剂，能进攻 DNA 中的鸟嘌呤的 7 位氮原子而使之烷基化。这个外-8,9-环氧化物在结构上与五元环状醚稠合，其中的两个氧原子与同一个碳相连接，后面的环状醚又与另一个五元环状醚稠合，如此一来，环氧物的三元环一旦打开，会触发两个连续融合的五元环醚的相继开环，如反应式（2.26）所示。

黄曲霉素B1　　　　环氧-8,9-黄曲霉毒素B1

DNA烷基化

(2.26)

酸和碱都能催化环氧化物的水解，酸性条件下经历 A-1 机理，涉及碳正离子中间体；环打开的位点倾向于有更多分叉的碳或在那个碳上生成的碳正离子由于某种机理而得到稳定[90]。碱性条件下经历 A-2 机理，水解进攻的位点倾向于立体位阻较小的碳原子[91]。

2.3 酯化、酯交换及酰胺键的形成

酯的形成（酯化）或酰胺键的形成恰是酯和酰胺水解的逆反应，就像前面讨论过的，逆反应将经历与水解反应相同的过渡态，因此酯化和酰胺化同样可在酸和碱的催化下进行。酯交换类似于水解反应，但水分的角色被醇替代。一般来说，通过这类机理的降解反应通常发生在药物分子与辅料或辅料的杂质之间，因此这些降解反应将在第 5 章 "药物与辅料的相互作用以及加合物的形成" 中详细论述。在本章前面的 2.2.3 小节，我们曾提到洛伐他汀（lovastatin）和辛伐他汀（simvastatin）分子中内酯环的水解反应是可逆的，表明水解后的产物能迅速内酯化（环状酯的形成），在本小节中，我们将讨论一些涉及分子内酰胺化和分子内酯交换的实例。

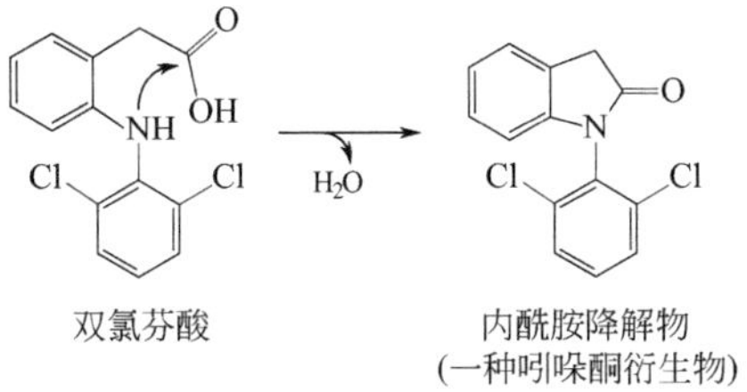

$$(2.27)$$

双氯芬酸   内酰胺降解物
(一种吲哚酮衍生物)

非类固醇类消炎药双氯芬酸（diclofenac）可看作是 N-（2,6-二氯苯基）苯胺的衍生物，苯胺邻位连有羧甲基，在一个水溶液配方的加速稳定性实验中发现羧基与氨基缩合，生成五元内酰胺环[92]，参见反应式（2.27）。

此内酰胺是个吲哚酮衍生物，恰是 API 合成中所用到的中间体，它在另一个局部透皮制剂中也被观察到是个降解产物[93]。

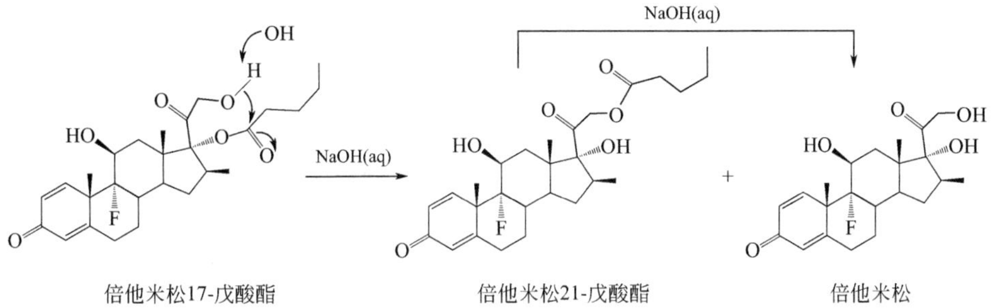

倍他米松17-戊酸酯   倍他米松21-戊酸酯   倍他米松

$$(2.28)$$

如前所述，酯交换一般只发生于药物分子与辅料或辅料的杂质之间，但在同一个药物分子中也可能发生，比如消炎原料药倍他米松 17-戊酸酯（betamethasone 17-valerate）在碱性条件下会发生分子内酯交换反应而异构化生成倍他米松 21-戊酸酯[94]（betamethasone 21-valerate），参见反应式（2.28）。

参考文献

[1] Waterman K C，Adami R C，Alsante K M，Antipas A S，Arenson D R，Carrier R，Hong J，Landis M S，Lombardo F，Shah J C，Shalaev E，Smith S W，Wang H. *Pharm. Dev. Technol.*，2002，**7**，113.

[2] Fletcher J，Wirz A，Young J，Vallance R，McColl K E L. *Gastroenterology*，2001，**121**，775.

[3] Jencks W P，Carriuolo J. *J. Am. Chem. Soc.*，1961，**83**，1743.

[4] Fife T H，Przystas T J. *J. Am. Chem. Soc.*，1982，**104**，2251.

[5] Fife T H，Przystas T J. *J. Am. Chem. Soc.*，1985，**107**，1041.

[6] Przystas T J，Fife T H. *J. Chem. Soc.*，*Perkin Trans.*，1990，**2**，393.

[7] Fife T H，Przystas T J. *J. Chem. Soc.*，*Perkin Trans.*，1987，**2**，143.

[8] Newton D W，Miller K W. *Am. J. Hosp. Pharm.*，1987，**44**，1633.

[9] Robinson B A，Tester J W. *Int. J. Chem. Kinet.*，1990，**22**，431.

[10] Connors K A，Amidon G L，Stella V J. *Chemical Stability of Pharmaceuticals：a Handbook for Pharmacists*，John Wiley & Sons，New York，2nd edn，1986.

[11] Gadkariem E A，Belal F，Abounassif M A，El-Obeid H A，Ibrahim K E E. *Il Farmaco*，2004，**59**，323.

[12] Bartlett M G，Spell J C，Mathis P S，Elgany M F A，Zeany B E El，Elkawy M A，Stewart J T. *J. Pharm. Biomed. Anal.*，1998，**18**，335.

[13] Bajerski L，Rossi R C，Dias C L，Bergold A M，Froehlich P E. *Chromatographia*，2008，**68**，991.

[14] Marcus A D，Baron S. *J. Am. Pharm. Assoc.*，1959，**48**，85.

[15] Garrett E R. *J. Am. Chem. Soc.*，1957，**79**，3401.

[16] Edwards L J. *Trans. Faraday Soc.*，1950，**46**，723.

[17] Edwards L J. *Trans. Faraday Soc.*，1952，**48**，696.

[18] Bender M L. *Chem. Rev.*，1960，**60**，53.

[19] Bender M L，Chlouprek F，Neveu M C. *J. Am. Chem. Soc.*，1958，**80**，5384.

[20] Fersht A R，Kirby A J. *J. Am. Chem. Soc.*，1967，**89**，4857.

[21] Kaufman M J. *Int. J. Pharm.*，1990，**66**，97.

[22] Muangsiri W，Kirsch L E. *J. Pharm. Sci.*，2001，**90**，1066.

[23] Bennet A，Somayaji V，Brown R，Santarsiero B D. *J. Am. Chem. Soc.*，1991，**113**，7563.

[24] Ali S L. *J. Chromatogr.*，1978，**154**，103.

[25] Marcus A D，Taraszka A J. *J. Am. Pharm. Assoc.*，1959，**48**，77.

[26] Ojha T，Bakshi M，Chakraborti A K，Singh S. *J. Pharm. Biomed. Anal.*，2003，**31**，775.

[27] Krasowska H. *Int. J. Pharm.*，1979，**4**，89.

[28] Powell M F. *Pharm. Res.* , 1987，**4**，42.

[29] Gensmantel N P，McLellan D，Morris J J，Page M I，Proctor P，Randahawa G S. in *Recent Advances in the Chemistry of β-Lactam Antibiotics*，ed. Gregory G. I.，Royal Society of Chemistry Special Publication No. 38，Royal 30 Society of Chemistry，London，1981，pp. 227-239.

[30] Davis A M，Proctor P，Page M I. *J. Chem. Soc.* ，*Perkins* 2，1991，1213.

[31] Hou J P，Poole J W. *J. Pharm. Sci.* ，1969，**58**，447.

[32] Chadha R，Kashid N，Jain D V S. *J. Pharm. Pharmacol.* ，2003，**55**，1495.

[33] Oliyai R，Lindenbaum S. *Int. J. Pharm.* ，1991，**73**，33.

[34] Yamana T，Tsuji A. *J. Pharm. Sci.* ，1976，**65**，1563.

[35] Dimitrovska A，Stojanoski K，Dorevski K. *Int. J. Pharm.* ，1995，**115**，175.

[36] Pikal M J，Dellerman K M. *Int. J. Pharm.* ，1989，**50**，233.

[37] Cressman W A，Sugita E T，Doluisio J T，Niebergall P J. *J. Pharm. Sci.* ，1969，**58**，1471.

[38] Gensmantel N P，Proctor P，Page M I. *J. Chem. Soc.* ，*Perkins* 2，1980，1725.

[39] Page M I. *Acc. Chem. Res.* ，1984，**17**，144.

[40] Fubara J O，Notari R E. *J. Pharm. Sci.* ，1998，**87**，1572.

[41] Wang D，Notari R E. *J. Pharm. Sci.* ，1994，**83**，577.

[42] Kaiser G V，Kukolja S. in *Cephalosporins and Penicillins. Chemistry and Biology*，ed. E. H. Flynn，Academic Press，New York，1972，pp. 125-128.

[43] Boyd D B，Lunn W H W. *J. Med. Chem.* ，1979，**22**，778.

[44] Sugioka T，Asano T，Chikaraishi Y，Suzuki E，Sano A，Kuriki T，Shirotsuka M，Saito K. *Chem. Pharm. Bull.* ，1990，**38**，1998.

[45] Itakura K，Aoki I，Kasahara F，Nishikawa M，Mizushima Y. *Chem. Pharm. Bull.* ，1981，**29**，1655.

[46] Jones R N. *Am. J. Med.* ，1985，**78** (Suppl. 6A)，22.

[47] Ratcliffe R W，Wildonger K J，Di Michele L，Douglas A W，Hajdu R，Goegelman R T，Springer J P，Hirshfield J. *J. Org. Chem.* ，1989，**54**，653.

[48] Xia M，Hang T -J，Zhang F，Li X -M，Xu X -Y. *J. Pharm. Biomed. Anal.* ，2009，**49**，937.

[49] Loftsson T，Olafsdottir B J，Baldvinsdottir J. *Int. J. Pharm.* ，1992，**79**，107.

[50] Kirby A J. in *Comprehensive Chemical Kinetics*，*Ester Formation and Ester Hydrolysis*，ed. Bamford C. H. and Tipper C. F. H.，Elsevier，Amsterdam，1972，pp. 156-158.

[51] Loftsson T，Bodor N. *J. Pharm. Sci.* ，1981，**70**，750.

[52] Almarsson1 O，Kaufman M J，Stong J D，Wu Y，Mayr S M，Petrich M A，Williams J M. *J. Pharm. Sci.* ，1998，**87**，663.

[53] Jabri E，Carr M B，Hausinger R P，Karplus P A. *Science*，1995，**268**，998.

[54] Jonkman-DeVries J D，Doppenberg W G，Henrar R E C，Bult A，Beijnen J H. *J. Pharm. Sci.* ，1996，**85**，1227.

[55] Stroud N，Richardson N E，Davies D J G，Norton D A. *Analyst*，1980，**105**，455.

[56] Flynn G L，Lamb D J. *J. Pharm. Sci.*，1970，**59**，1433.

[57] Li M.，Wang X.，Chen B.，Chan T.-M. and Rustum A.，*J. Pharm. Sci.*，2009，**98**，894.

[58] Skrdla P J，Abrahim A，Wu Y. *J. Pharm. Biomed. Anal.*，2006，**41**，883.

[59] Friedman O M，Bien S，Chakrabarti J K. *J. Am. Chem. Soc.*，1965，**87**，4978.

[60] Zon G，Ludeman S M，Egan W. *J. Am. Chem. Soc.*，1977，**99**，5786.

[61] Searles S，Nukina S. *Chem. Rev.*，1959，**59**，1077.

[62] Baxter N J，Rigoreau L J M，Laws A P，Page M I. *J. Am. Chem. Soc.*，2000，**122**，3375.

[63] Page M I. *Acc. Chem. Res.*，2004，**37**，297.

[64] Yamana T，Mizukami Y，Ichimura F. *Yakugaku Zasshi*，1965，**85**，654.

[65] Yamana T，Mizukami Y. *Yakugaku Zasshi*，1967，**87**，1304.

[66] Vest F B，Soine W H，Westkaemper R B，Soine P J. *Pharm. Res.*，1989，**6**，458.

[67] Garrett E R，Bojarski J T，Yakatan G J. *J. Pharm. Sci.*，1971，**60**，1145.

[68] Bojarski J T，Mokrosz J L，Barton H J，Paluchowska M H. *Adv. Heterocycl. Chem.*，1985，**38**，229.

[69] Garrett E R，Bojarski J T，Yakatan G J. *J. Pharm. Sci.*，1971，**60**，1145.

[70] Tarsa M，Zuchowski G，Stasiewicz-Urban A，Bojarski J. *Acta Pol. Pharm.* (*Drug Res. Warsaw*)，2009，**66**，123.

[71] Zerner B. *Bioorg. Chem.*，1991，**19**，116.

[72] Wiseman E H，Chiaini J，Pinson R Jr. *J. Pharm. Sci.*，1964，**53**，766.

[73] Dubost D C，Kaufman M J，Zimmerman J A，Bogusky M J，Coddington A B，Pitzenberger S M. *Pharm. Res.*，1996，**13**，1811.

[74] Jansen P J，Akers M J，Amos R M，Baertschi S W，Cooke G G，Dorman D E，Kemp C A J，Maple S R，Mccune K A. *J. Pharm. Sci.*，2000，**89**，885.

[75] Shapiro R，DiFate V，Welcher M. *J. Am. Chem. Soc.*，1974，**96**，906.

[76] Rubnov S，Shats I，Levy D，Amisar S，Schneider H. *J. Pharm. Pharmacol.*，1999，**51**，9.

[77] Brandl M，Gu L. *Drug Dev. Ind. Pharm.*，1992，**18**，1423.

[78] Fife T. H. *Acc. Chem. Res.*，1972，**5**，264.

[79] Cordes E H，Bull H G. *Chem. Rev.*，1974，**74**，581.

[80] Wassermann K，Bundgaard H. *Int. J. Pharm.*，1983，**14**，73.

[81] Safadi M，Bindra D S，Williams T，Moschel R C，Stella V J. *Int. J. Pharm.*，1993，**90**，239.

[82] Baertschi S W，Alsante K M. in *Pharmaceutical Stress Testing：Predicting Drug Degradation*，ed. Baertschi S. W.，Informa Healthcare，2005，pp. 87-88.

[83] Jansen P J，Oren P L，Kemp C A，Maple S R，Baertschi S W. *J. Pharm. Sci.*，1998，**87**，81.

[84] Bosanquet A G. *Cancer Chemother. Pharmacol.*，1985，**14**，83.

[85] Pritchard J G，Long F A. *J. Am. Chem. Soc.*，1956，**78**，2667.

[86] Lichtenstein J，Twigg G H. *Trans. Faraday Soc.*，1948，**44**，905.

[87] Koskikallio J，Whalley E. *Can. J. Chem.*，1959，**37**，783.

[88] Ross A M，Pohl T M，Piazza K，Thomas M，Fox B，Whalen D L. *J. Am. Chem. Soc.*，1982，**104**，1658.

[89] Johnson W. W.，Harris T. M. and Guengerich F. P.，*J. Am. Chem. Soc.*，1996，**118**，8213.

[90] Pritchard J G，Long F A. *J. Am. Chem. Soc.*，1956，**78**，2667.

[91] Long F A，Pritchard J G. *J. Am. Chem. Soc.*，1956，**78**，2663.

[92] Galmier M -J，Bouchona B，Madelmont J -C，Mercier F，Pilotaz F，Lartigue C. *J. Pharm. Biomed. Anal.*，2005，**38**，790.

[93] Hajkova R，Solich P，Pospigilovad M，Sicha J. *Anal. Chim. Acta*，2002，**467**，91.

[94] Li M，Lin M，Rustum A. *J. Pharm. Biomed. Anal.*，2008，**48**，1451.

第 3 章

氧化降解

3.1 引言

氧化降解是药物降解最常见的途径之一，但同时也可能是最复杂的。在绝大多数实例中，氧化剂的最终来源是占空气中约 21% 的氧气。鉴于许多有机物与氧气的反应从表面上看似乎是"自发进行且无须催化"的，此类氧化反应通常被称为"自氧化"（autoxidation 或 autooxidation），另外一些术语，例如空气氧化（aerial oxidation）、加氧作用（allomerization）也有使用[1]。1911～1913 年期间，Willstatter 和 Stoll 最早使用了加氧作用（allomerization）这一术语，用以描述叶绿素溶液在氧气存在条件下的降解行为[2,3]，其研究中即以加氧作用（allomerization）代指叶绿素的自氧化。通常而言，绝大多数有机物都处于单线态，即电子成对状态，而氧分子的基态为三线态，因此绝大多数有机分子与基态氧分子之间的反应是动力学禁阻的，因为这违反了电子自旋守恒规则[4]。因此，参与"自发进行"的自氧化必然涉及基态氧分子的激活，在此过程中氧分子会被激活成超氧阴离子自由基（$O_2^-\cdot$）、过氧化氢（H_2O_2）、羟基自由基（$HO\cdot$）、单线态氧（$^1O_2$）等活性物质，这类物质一般统称为活性氧（reactive oxygen species，ROS)[5]。具有氧化还原活性的过渡金属，一般是铁或铜的离子，往往在活性氧的生成中起到重要的催化作用。这一过程涉及电子转移和自由基反应，是药物自氧化中最重要的机理。另外，由火花放电或高能紫外线激发所产生的臭氧，一般来讲与药物的氧化降解关系不大。光敏化条件下产生的单线态氧，在光氧化降解中起到重要作用，这将在第 6 章中详细论述。

某些富电子化合物，比如许多苯酚、多酚类的化合物似乎可直接与氧分子反应，而无须经历明显的氧分子激活，比如五氯苯酚（pentachlorophenol，PCP）的代谢物，四氯氢醌（tetrachlorohydroquinone，TCHQ)[6]。然而，这些化合物或任何单线态有机分子的自氧化是否真的不涉及过渡金属离子的催化仍然存在争议，毕竟很难在实验中将过渡金属离子完全去除干净。Miller 等人猜测"真正的"自氧化,即没有过渡金属离子催化的自氧化,可以忽略不计,并且这种真正的自氧化的速率常数估计约为 10^{-5} $(mol/L)^{-1} \cdot s^{-1}$[4]。

含有碳基"酸性"氢（CH_n, n 通常为 1 或 2）的化合物容易脱氢生成碳负离子/烯醇负离子中间体而发生自氧化降解,这些化合物的自氧化也被称作碱催化自氧化,一般不涉及自由基过程,且其反应速率远远高于自由基介导的自氧化反应。这个非自由基介导的自氧化机理可能是药物氧化降解的一个重要途径,尤其对液体制剂而言[7,8],但知之者甚少。

3.2 自由基介导的自氧化

自由基介导的自氧化往往涉及具有氧化还原活性的过渡金属离子,有时还与光照有关,后者将在第 6 章 "光化学降解"中讨论。在自由基反应的引发阶段,处于低氧化价态（还原价态）的金属离子提供电子给氧分子,常见的具有氧化还原活性的过渡金属离子有 Fe(II)/Fe(III)、Cu(I)/Cu(II)、Mn(I)/Mn(III)、Ni(I)/Ni(IV)、Pb(I)/Pb(IV)、Ti(III)/Ti(IV)、Co(II)/Co(III)。而与药物降解最相关的、具有氧化还原活性的过渡金属离子是铁离子,其次为铜离子。这一类由过渡金属离子催化产生活性氧（ROS）,尤其是 HO·的反应通常被称为芬顿（Fenton）反应或类芬顿（Fenton-type）反应。但实际上,和这一类反应有密切关联的尤顿弗兰德（Udenfriend）反应才是与药物的自氧化降解更直接相关的。

3.2.1 自由基的来源:芬顿(Fenton)反应和尤顿弗兰德(Udenfriend)反应

1894 年,还是伦敦一所大学学生的芬顿（H. J. H. Fenton）就描述了用 H_2O_2 和亚铁盐去氧化酒石酸水溶液的反应[9],此反应当时并未引起多大关注,直到 40 年后 Haber 和 Weiss 提出芬顿反应可能生成了羟基自由基作为氧化剂［反应式（3.1）］后才引起人们的注意[10]。

$$HO\text{—}OH + Fe(II) \longrightarrow HO\cdot + HO^- + Fe(III) \tag{3.1}$$

1954 年,美国国家心脏学会（National Heart Institute, Bethesda, Maryland）的悉尼·尤顿弗兰德（Sydney Udenfriend）及其合作者的研究显示,在芳香族化合物的水溶液中加入亚铁盐、抗坏血酸、EDTA（乙二胺四乙酸）,并暴露于空气中时,芳香化合物可被有效地羟基化[11]。尤顿弗兰德等人还证实了 H_2O_2 是此反应的关键中间体,此过程,即尤顿弗兰德反应的机理见反应式（3.2）。

$$O_2 + Fe^{2+}\{EDTA\} + H_2O \longrightarrow \boxed{HO\cdot} + Fe^{3+}\{EDTA\}$$

抗坏血酸

(3.2)

尤顿弗兰德反应涉及多步中间反应，其中的一步可能就是芬顿反应，即将 H_2O_2 转化为 HO·的那一步反应。尤顿弗兰德反应起始于亚铁离子与 EDTA 的络合物，即 Fe(Ⅱ){EDTA}，传递一个电子给氧分子，从而使后者活化，氧分子得到电子后被还原为超氧阴离子自由基，Fe(Ⅱ){EDTA}则失去电子被氧化为 Fe(Ⅲ){EDTA}。超氧阴离子自由基可通过以下三种途径转化为过氧化氢：①夺取 H·自由基；②被 Fe(Ⅱ){EDTA}还原；③自身歧化反应。过氧化氢与 Fe(Ⅱ){EDTA}反应则产生羟基自由基（芬顿反应），同时，Fe(Ⅲ){EDTA}被维生素 C 还原为 Fe(Ⅱ){EDTA}，从而构成催化循环。尤顿弗兰德反应的所有可能的反应路径见反应式（3.3）。

$$O_2 + Fe^{2+}\{EDTA\} \xrightleftharpoons{\quad e \quad} O_2^{\cdot-} + Fe^{3+}\{EDTA\} \qquad \Delta E° = -0.45V$$

$$1/2 \quad 2O_2^{\cdot-} + 2H^+ \longrightarrow O_2 + \boxed{H_2O_2} \qquad \Delta E° = 1.27V/2 = 0.64V$$

$$1/2 \quad H_2O_2 + Fe^{2+}\{EDTA\} + H^+ \longrightarrow \boxed{HO\cdot} + Fe^{3+}\{EDTA\}$$

$$\Delta E° = 0.34V/2 = 0.17V$$

$$O_2 \Longrightarrow 1/2 \boxed{H_2O_2} \qquad \Delta E° = 0.19V$$

$$O_2 \Longrightarrow 1/2 \boxed{HO\cdot} \qquad \Delta E° = 0.36V$$

(3.3)

如反应式（3.3）所示，芬顿反应可以看作是尤顿弗兰德反应中的重要一环。为了让芬顿反应和尤顿弗兰德反应能在中性 pH 中进行，需加入螯合剂，如 EDTA，以防止铁离子因水解而沉淀。加入螯合剂的另一个结果是它有可能降低 Fe(Ⅲ)/Fe(Ⅱ)的还原电势（$E°$），当然这还取决于螯合剂的类型。例如 pH=7.0 时，Fe(Ⅲ)/Fe(Ⅱ)的 $E°'$ 为 0.11V；而 Fe(Ⅲ){ferrioxamine}/Fe(Ⅱ){ferrooxamine}则为 -0.45V[12]；但 Fe(Ⅲ){EDTA}/Fe(Ⅱ){EDTA}的 $E°'$ 为 0.12V，与未螯合的 Fe(Ⅲ)/Fe(Ⅱ)接近[13]。请读者注意，经常被提及的 Fe(Ⅲ)/Fe(Ⅱ)的标准电极电势 $E°$0.77V，是在"标准"条件下所测得的，此时的 pH 为 0（H^+浓度为 1mol/L）[14]。在 pH=7.0 时，EDTA 能降低还原电势且明显提高铁盐的溶解度，这使得芬顿反应和尤顿弗兰德反应更加容易进行，这是因为在中性 pH 下，溶解在溶液中的 Fe(Ⅱ){EDTA}应该能更高效地传递电子给氧分子。在尤顿弗兰德等人的实验中，EDTA 能够明显提高自氧化反应的速度。

反应式（3.3）中所呈现的一系列反应可看作是芬顿反应和尤顿弗兰德反应的简化模型，在这个模型中，证明这些反应是热力学可行时使用的是标准还原电势 $E°$，而非中性 pH 时的还原电势 $E°'$。在过去的几十年里，人们花费了很大精力来研究芬顿反应的详细机理[15-17]，芬顿反应的关键问题之一是反应中是否真的产生了 HO· 自由基呢？这个问题至今仍有争议[18]。另外一种假说认为芬顿反应中生成的强氧化性中间体是高价铁的复合物：$Fe(IV)O_2^+$ 正离子或 $Fe(IV)O^+$· 自由基正离子。现在有一些手段可以产生并表征 $Fe(IV)O_2^+$ 离子[19,20]，但在芬顿体系中却没有发现 $Fe(IV)O_2^+$ 应有的一些特征反应，比如把氧原子转移给亚砜而生成砜，因此可以排除其参与芬顿反应的可能性[21]。至于说 $Fe(IV)O^+$· 自由基正离子，虽然已经证实它是某些氧化酶（比如细胞色素 P450[22]）的关键氧化性中间体[23]，但常规的芬顿反应中生成 $Fe(IV)O^+$· 的可能性毕竟很低，因为往往需要使用富电子的强配体（比如卟啉）才能使高价态铁离子 $[如 Fe(IV)O^+·]$ 得以稳定存在。然而常规的芬顿反应和尤顿弗兰德反应中使用的配体远远达不到卟啉的水平，因此更有可能的是这两个反应生成了 HO· 自由基作为氧化中间体。当然没人认为此 HO· 自由基会具有像 γ 射线照射水时所产生的羟基自由基那样的反应活性；常规的芬顿反应和相关的尤顿弗兰德反应中，羟基自由基是在特定区域内生成的[24-26]，此自由基不会扩散很远，而只会在生成位点附近发生反应。此外，相比于 γ 射线照射所形成的 HO·，这些局限于特定区域的 HO· 表现出较低的反应活性。

如前文所述，尤顿弗兰德反应需要三个关键组分：具氧化还原活性的过渡金属离子（Fe^{2+}）、良好的螯合剂或络合剂（EDTA）和还原剂（维生素 C）。换言之，这三种成分组合在一起可有效地将氧分子转化为活性氧，其中包括 H_2O_2 和 HO· 自由基。实际上有研究表明，其他过渡金属离子、络合剂和还原剂/抗氧化剂也能充当相对应的角色，从而构成尤顿弗兰德反应。例如在几项机理研究中使用了芳香化合物的羟基化作为 HO· 形成的指示剂或表征 DNA 在氧化应激条件下的损伤，这些研究证明其他的一些过渡金属离子，比如 Cu（I），可代替 Fe（II）在尤顿弗兰德反应中的作用[27,28]。另外，其他的金属络合剂，比如柠檬酸盐[29]和二乙烯三胺五乙酸（diethylenetriamine pentaacetic acid，简称 DTPA 或 DETA-PAC）[30]可替代 EDTA，这从络合离子的还原电势即可看出：DTPA 和柠檬酸盐络合的铁离子的还原电势分别为 0.165V[31,32]和约 0.1V[33]，这与 EDTA 络合的铁离子接近（0.12V）。上述研究以及 Kasai 和 Nishimura 的实验结果[28]都显示了其他还原剂，如酚类衍生物（例如 Trolox，一个类似于维生素 E 的分子）[34]和儿茶酚[35]，同样可以将 Fe（III）还原回 Fe（II），这意味着它们可以取代维生素 C 在尤顿弗兰德反应中的角色。上述研究中发现了多种可充当尤顿弗兰德反应的三个组分的物质，其中在药学或生理学中可能涉及的物质列于表 3.1 中。

表 3.1　可替代尤顿弗兰德反应中三个组分的化学物质

尤顿弗兰德反应中 最初使用的组分	可用来替代的组分
氧化还原金属离子（Fe²⁺）	Cu⁺[①,②]，SN²⁺[②]，Co²⁺[②]，Ti²⁺[②]
金属配体（EDTA）	柠檬酸（citrate）[③]，二乙烯三胺五乙酸（DTPA）[④]，焦磷酸盐[⑤]，三磷酸盐[⑤]，四磷酸盐[⑤]，乳酸盐[⑤]，去铁敏[⑥]
还原剂（抗坏血酸）	酚类（如水溶性维生素 E）[⑦]，邻苯二酚[⑧]，没食子酸盐[⑧]，亚硫酸氢盐[②,⑨]，羟胺[②]，肼[②]，二羟马来酸[②]

①参考文献 [4]。
②参考文献 [28]。
③参考文献 [29]。
④参考文献 [30]。
⑤参考文献 [36]。
⑥参考文献 [37]。
⑦参考文献 [34]。
⑧参考文献 [35]。
⑨参考文献 [38]。

　　药物制剂中常常会使用螯合剂和抗氧剂来保证产品易于保存，或者提高产品的稳定性，但当制剂产品中同时含有螯合剂和抗氧剂（不仅限于表 3.1 中列出的那些）时，尤顿弗兰德反应可明显影响其稳定性。此时，制剂产品可能会变得对自氧化非常敏感乃至十分脆弱，因为当具有氧化还原活性的过渡金属离子的含量仅有轻微增加时（可能来自于主包装、原料或在生产过程中引入），都有可能触发尤顿弗兰德反应，导致产品的稳定性降低。但是这并不是说表 3.1 中的三种组分的任意组合就可以自动构成尤顿弗兰德反应体系，因为一些组合可能会因为缺少热力学或动力学优势而难以发生反应。

　　有时，药物分子本身也可能成为具氧化还原活性的过渡金属离子的络合剂，其结果是药物分子的特定位点将被在附近生成的活性氧所氧化。此时在体系中加入 EDTA 等络合剂能抑制此特定位点的氧化，但是 EDTA 取代了原本的药物分子作为络合剂而形成了一个新的尤顿弗兰德反应体系，因此药物分子的其他位点还会有可能被氧化。

3.2.2　自由基的来源：过氧化物热解均裂和金属离子氧化过氧化物而异裂

　　3.2.1 小节中介绍了尤顿弗兰德反应对氧分子的激活可产生过氧化氢，某些高分子辅料容易发生自氧化而形成过氧化物，例如，有报道称药用级聚乙二醇（PEG）和聚维酮（PVP）中含有不同水平的过氧化物，过氧化氢也在其中[39-41]。过氧化物的 O—O 键较弱，容易受热分解或受过渡金属离子催化而断裂（例如芬顿反应）。由 Antonovskii 和 Khursan 的文章[42]可知，有机过氧化物热解时的主要降解途径是 O—O 键的均裂 [反应式（3.4）]。

$$R^1O\text{—}OR^2 \longrightarrow R^1O \cdot + \cdot OR^2 \tag{3.4}$$

$$R^1 = 烷基，R^2 = 烷基或者 H$$

另外，高氧化态的某些金属离子，比如 $Fe(III)$ 和 $Mn(III)$，可将氢过氧化物（$ROOH$）氧化为过氧自由基（$ROO\cdot$），详见反应式（3.5）[43]，这是由于这两种离子具有强的氧化能力，由它们相对较高的还原电势可得到佐证：$Fe(III)/Fe(II)$ 0.77V；$Mn(III)/Mn(II)$ 1.5V[44]。

$$ROOH + Fe(III) \longrightarrow ROO \cdot + Fe(II) + H^+ \tag{3.5}$$

由于 EDTA 络合的 $Fe(III)/Fe(II)$ 离子对具有较低的 $E°$（0.12V），而典型的烷基过氧自由基的 $E°$ 约为 $0.77 \sim 1.44V$[45]，因此 $Fe(III)\{EDTA\}$ 在中性 pH 下无法有效地将烷基氢过氧化物氧化为相应的烷基过氧自由基（此反应的 ΔG 为正值，无热力学优势）。而另外，$Fe(II)\{EDTA\}$ 可分解 ROOH 生成 $RO\cdot$，类似于芬顿反应[反应式(3.6)]。

$$ROOH + Fe(II)\{EDTA\} \longrightarrow RO \cdot + Fe(III)\{EDTA\} + HO^- \tag{3.6}$$

3.2.3 自氧化中的自由基链式反应及其动力学行为

前文已述，芬顿反应、尤顿弗兰德反应以及过氧化物和氢过氧化物的分解可产生氧自由基，这些自由基一旦形成，便可引发链式反应（或称连锁反应），其由三个阶段构成：链引发、链增长、链终止。反应式（3.7）以过氧自由基（$XOO\cdot$，X=烷基、H）作为典型的氧基自由基引发剂，展示了一个完整的链式反应。

$$
\begin{array}{llll}
XOO\cdot + RH \longrightarrow R\cdot + XOOH & & \text{（链引发）} \\
X=烷基或者H & & \\
\end{array}
$$

$$
\begin{array}{llll}
R\cdot + O_2 \longrightarrow ROO\cdot & & \text{（链增长）} \\
ROO\cdot + RH \longrightarrow ROOH + R\cdot & & \text{（链增长）} \\
\end{array} \tag{3.7}
$$

$$
\begin{array}{llll}
R\cdot + R\cdot \longrightarrow R\text{—}R & & \text{（链终止）} \\
R\cdot + ROO\cdot \longrightarrow ROOR & & \text{（若ROOR不进一步裂解，则链终止）} \\
ROO\cdot + ROO\cdot \longrightarrow [ROO\text{—}OOR] \longrightarrow R^1{=}O + ROH + {}^1O_2 & & \text{（链终止）} \\
\end{array}
$$

$$
\begin{array}{l}
酮/醛 \\
R^1{=}R{-}H
\end{array}
$$

在反应式（3.7）中，RH 可以是任何能提供 $H\cdot$ 的分子，也可能是氧化反应的底物。在自氧化中，链引发往往非常缓慢，且受到多种因素影响，比如温度、pH、湿度（固态的自氧化中）、杂质特别是痕量的过渡金属离子。制剂产品中，某些组分或其中的杂质可抑制（或减慢）自氧化进程，因此，自由基介导的自氧化往往会有不同长短的诱导期，此间不会观测到明显的氧化产物。链增长阶段将消耗底物（RH）和氧分子，持续产生 ROO·和 R·。R·与 O_2 的反应［反应式（3.7）第二步］速率是扩散控制的［速率常数 k 约为 $10^9 (mol/L)^{-1} \cdot s^{-1}$］[46]；而 ROO·夺取烯丙位氢的反应速率常数仅为约 $0.1 \sim 60 (mol/L)^{-1} \cdot s^{-1}$[47]。在最后的链终止阶段，体系中已然存在相当多的自由基，双基终止成为主要的链终止方式。反应式（3.7）中所示的最后一个反应名为罗素（Russell）反应[48]，可生成醛/酮、醇和单线态氧，但应当注意，Russell 反应并非生成醛/酮和醇的唯一途径。这些降解产物也可以由链增长阶段生成的氢过氧化物（ROOH）进一步降解而得到。一个如上描述的受抑制的自氧化反应的速率可以用下述公式表述[49]。

$$-d[O_2]/dt = k_3[RH]R_i/(nk_5[抑制剂])$$

式中，k_3 是链增长阶段的速率常数；k_5 是抑制反应（R·＋抑制剂$\longrightarrow$RH＋相对稳定的抑制剂自由基）的速率常数；R_i 是链引发的速率常数；n 是抑制剂（抗氧剂）的化学计量数。

根据此方程，受抑制的自氧化反应的速率与底物的浓度［RH］成正比，与抑制剂的浓度［inhibitor］成反比，抑制剂通常是制剂中的抗氧剂。此方程还说明氧气的分压不影响自氧化反应的速率，这意味着降低制剂产品中的氧气浓度并不能降低自由基介导的自氧化反应的速度，除非近乎完全地除去氧气。Burton 和 Ingold 将苯乙烯作为氧化底物、维生素 E 作为抗氧剂，进行了自氧化反应的动力学研究，发现存在一个明显的诱发期，当抗氧剂被消耗干净后，会迅速生成大量氧化产物[49]。此过程可以用图 3.1 来表示：当自由基的产生是决速阶段时，该类药物的自氧化反应将呈现类似的动力学特征。

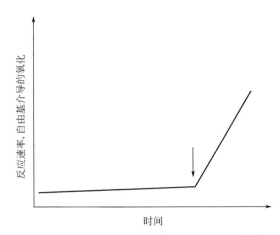

图 3.1 受抑制的自氧化反应的动力学行为（箭头指示了抑制剂被完全消耗的时间点）

除了反应式（3.7）中所展示的典型的三步链式反应之外，自氧化中还可能出现 3.2.2 小节中讨论过的两种反应途径，这两种途径涉及有机过氧化物和氢过氧化物的分解，下文将会讨论。

前文已经介绍过，过氧化物和氢过氧化物皆可发生均裂，生成烷氧自由基和羟基自由基。烷氧自由基可夺氢生成醇（ROH）。氢过氧化物可以被某些金属离子氧化生成过氧自由基。在典型的自氧化中，可形成多种氧自由基：$O_2^-\cdot$、$HO\cdot$、$ROO\cdot$ 和 $RO\cdot$，其中 $ROO\cdot$ 占主导地位。根据表 3.2 中的 O—H 键解离能数据，其反应活性可排序为：$HO\cdot > RO\cdot > ROO\cdot \approx O_2^-\cdot/HO_2\cdot$。

从表 3.2 中可知：相比于仲碳或叔碳，氧基自由基可轻易地夺取烯丙位和苄位的氢，因为后者的 C—H 键离解能明显低于前者。

表 3.2　自由基介导的自氧化中相关官能团或模型官能团的键均裂解离能

化学键	解离能	
	$D^\circ_{298}/(kJ/mol)$[①]	$D^\circ_{298}/(kcal/mol)$[①]
HO—H	498	119
CH₃O—H	436.8	104.5
CH₃OO—H	365[②];359.7[③]	87.3[②];86.1[③]
HOO—H	369.0;367.4[③]	88.3;87.89[③]
CH₃C(O)OO—H	386[②]	92.3[②]
PhO—H	361.9	86.6
HO—OH	213	51.0
CH₃O—OCH₃	157.3	37.6
CH₃CH(OH)—H	389	93[④]
(CH₃)₂C(OH)—H	380	91[④]
CH₃OCH₂—H	390	93.3[⑤]
CH₃CH₂—H	422.8	101.1
(CH₃)C—H	403.5	96.5
PhCH₂—H	368.2	88.1
CH₂＝CHCH₂—H	362.0[⑥]	86.6[⑥]

① 所有数据，除特别指出外，均来自参考文献[51]。下划线所代表的数值来自于 kJ/mol 与 kcal/mol 之间转换，其中转化系数为 4.18。
② 计算数值来自参考文献[52]。
③ 计算数值来自参考文献[53]。
④ 参考文献[54]。
⑤ 参考文献[55]和[56]。
⑥ 参考文献[57]。

鉴于链式反应的特点与复杂性，自氧化反应的动力学特征往往无法准确重现或预测。此外，提高温度往往无法加快反应速度，因为在更高的温度下，链式反应中生成的各种过氧化物的均裂反应［详见反应式（3.8）］将会更加显著，这会改变体系的动力学行为，扰乱降解途径，最终导致与低温条件下不同的降解杂质谱。

$$\left.\begin{aligned}&\mathrm{ROOR} \xrightarrow{\triangle} \mathrm{RO\cdot} + \mathrm{\cdot OR}\\&\mathrm{ROOH} \xrightarrow{\triangle} \mathrm{RO\cdot} + \mathrm{\cdot OH}\end{aligned}\right\} \xrightarrow{\mathrm{RH}} \mathrm{ROH} + \mathrm{H_2O} + \mathrm{R\cdot}$$
$$\mathrm{ROOH} + \mathrm{M}^{n} \longrightarrow \mathrm{ROO\cdot} + \mathrm{H}^{+} + \mathrm{M}^{n-1} \qquad (3.8)$$

3.2.4 自由基加成反应

前文介绍了两种自由基反应：夺氢和自由基终止。在药物降解中意义重大的自由基加成反应包括对含有不饱和键分子的加成，这个加成可导致生成聚过氧化物[58]和被氧化底物的低聚和聚合[59]，而先前生成的自由基加成产物的裂解则可生成环氧化物和烷氧基自由基[60]，详见反应式（3.9）。

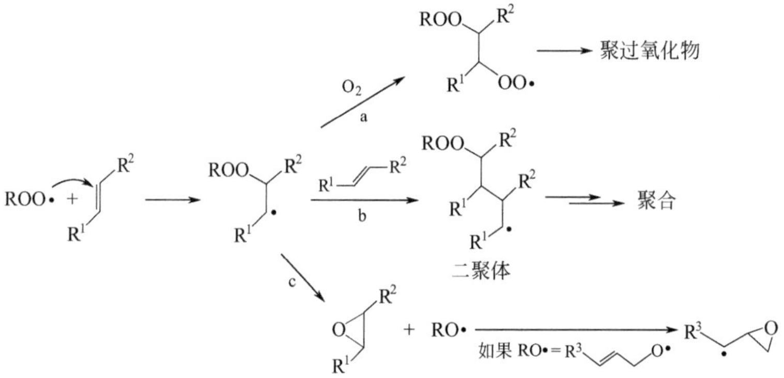

(3.9)

自由基与含苄基药物分子的反应，既可在苄位夺氢，也可以加成芳香环［反应式（3.10）］，以碳自由基作为进攻基团时，这两种反应的反应速率基本相当[61]。

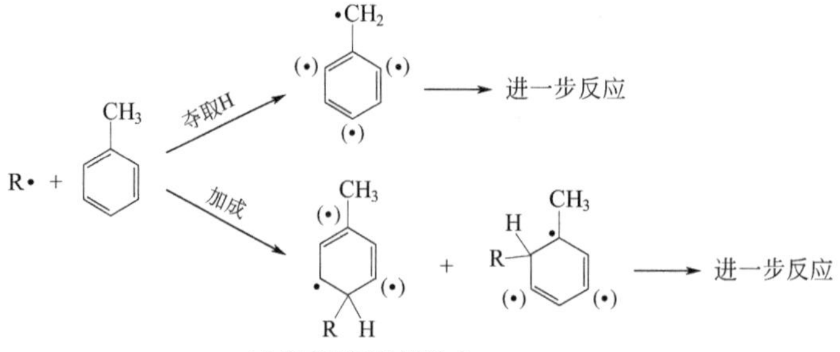

(•)代表不同共振形式

(3.10)

3.3 过氧化物的非自由基反应

3.3.1 过氧化物的异裂与胺、硫化物及其相关物类的氧化

过氧化氢是尤顿弗兰德反应中氧分子激活过程中的一个关键中间体，除了经历芬顿反应转化为羟基自由基外，过氧化氢还能参与非自由基氧化反应。药物降解中，胺、硫化物和类似的含孤对电子的亲核性基团即可发生此种氧化反应，此反应的关键在于底物的 N 或 S 原子以 S_N2 机理进攻过氧化氢〔反应式（3.11）〕。

$$(R)_nX\!: \; + \; HO\!-\!OH \; \xrightarrow[H_2O]{} \; (R)_nX\overset{\oplus}{\!-\!}O^{\ominus}$$

$$X=N, n=3;$$
$$X=S, n=2$$

(3.11)

此 S_N2 反应的反应速率取决于底物的电子和空间位阻效应，烷基胺中，叔胺的氮原子上连接有三个推电子的烷基，其亲核性最强因而最容易发生此反应[62]。Toney 等人测定了过氧化氢氧化两个叔胺（N-十二烷基吗啉和二甲基十二烷基胺）和一个仲胺（哌啶）的反应速率[63]，研究发现，N-十二烷基吗啉的氧化速度最快，而哌啶最慢。此实验结果符合 S_N2 机理：N-十二烷基吗啉由于是环形叔胺，它同时具有电子和立体化学的优势，较之非环形叔胺的二甲基十二烷基胺其空间位阻更小。若将三个烷基中的一个换为芳香基团，氮原子的孤对电子将与芳环构成共轭，其亲核性锐减。因此没有催化剂存在时，芳香胺不足以进行 S_N2 亲核进攻，故无法被过氧化氢氧化[64]。

Zhu 和 Espenson 在以三氧化铼为催化剂，过氧化氢氧化对位取代的 N,N-二甲基苯胺的反应动力学研究中发现：在对位引入吸电子基团可使氧化反应被抑制[65]，此结果进一步支持了 S_N2 机理。基于同样的道理，在无催化剂时，吡啶或类似结构无法被过氧化氢氧化。例如，伊马替尼（imatinib）含有一个哌啶环、一个吡啶环和一个嘧啶环，在 10% 双氧水剧烈的强降解条件下，只有哌啶的两个氮原子被氧化了[66]。较低 pH 下，胺的氮原子被质子化，其亲核性锐减，自氧化降解亦随之大为减弱[67]。此外，硫醚及其相关物质，比如二硫化物，因为无法质子化，故其与过氧化氢的反应不受低 pH 的抑制。

自氧化过程中生成过氧化氢可能与制剂或强降解体系中的某些物质反应而产生更强的氧化剂，尤其是过氧化氢能与羧酸、碳酸氢盐、腈（一般为乙腈，其用途最广）反应分别生成过氧酸[68]、过氧单碳酸酯[69-71]、过氧亚氨酸（peroxy-carboximidic Acid）[72]。与氢氧根离子或水相比，这三类物质均具有良好的可离去基团，其氧化性更强，故而亲核性氧化降解更容易发生〔反应式（3.12）〕。

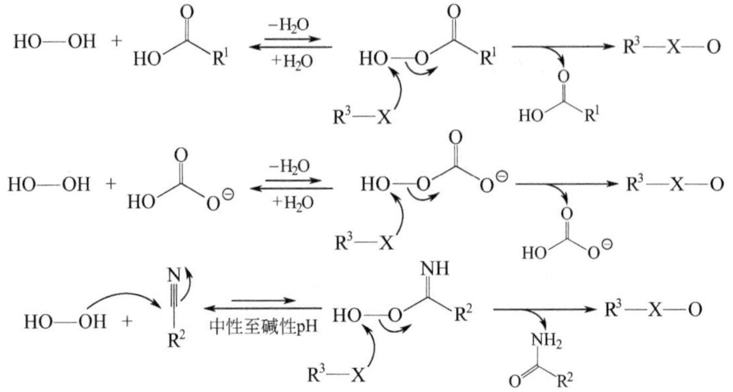

$$(3.12)$$

在有机合成化学中，这些过氧化氢的"活化"形态早已被用来合成胺氧化物、环氧化物、亚砜和砜等，这也解释了在使用过氧化氢的强降解实验中，不同的溶剂（比如乙腈或甲醇）和试剂会引起不同程度的氧化降解或不同的降解杂质谱。

3.3.2 过氧化物的异裂与环氧化物的生成

环氧化物既能依照 3.2.4 小节所述的自由基机理产生，也能经由非自由基参与的途径产生。过氧化物，尤其是过氧化氢的活化形态（例如过氧酸[73]及其相关化合物[74]），可与富电子的双键直接反应：亲核进攻后发生氧转移，生成环氧化物。见反应式（3.13）。

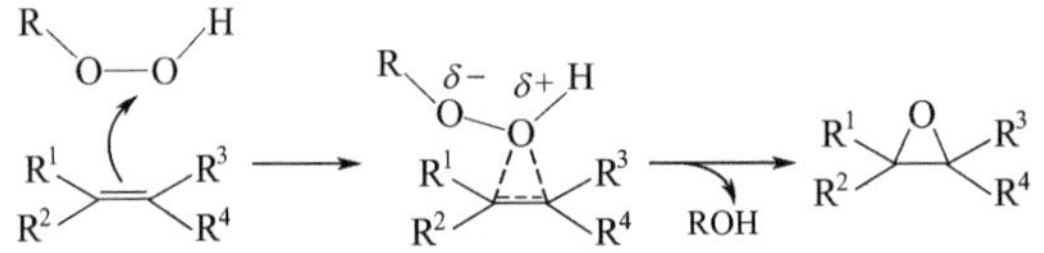

$$(3.13)$$

烯烃的双键上若连有吸电子基，则成为贫电子双键，此时可经历如上的亲核氧转移历程发生环氧化。碱性条件下，以过氧化物实现 α,β-不饱和羰基化合物环氧化的反应，即所谓的 Weitz-Scheffer 反应[75]就是一个实例。依据 Bunton 和 Minkoff 所提出的机理[76]，此过程经历两步，即加成与关环，参见反应式（3.14）。

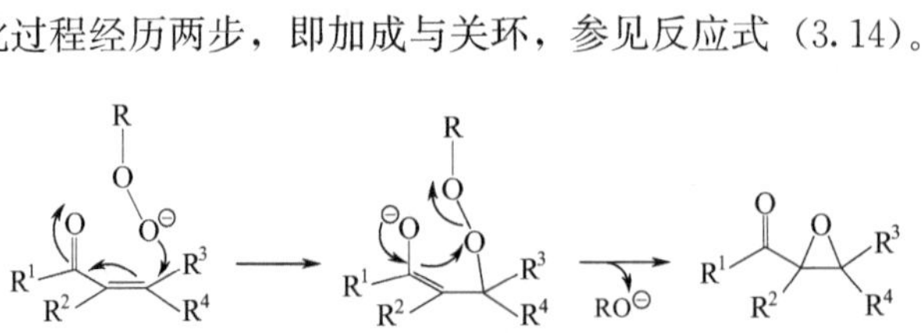

$$(3.14)$$

生成的环氧化物经常会进一步分解，但有可能被分离出来。涉及过氧化物异裂的氧化降解将在 3.5.2 小节中结合含有易氧化的碳-碳双键的典型药物分子做进一步讨论。

3.4 碳负离子/烯醇负离子介导的自氧化（碱催化自氧化）

自由基介导的自氧化早已广为人知，但碳负离子/烯醇负离子介导的自氧化在药物降解中的重要意义，却知之者甚少。有意思的是，自 19 世纪 30 年代开始，碳负离子/烯醇负离子被氧气分子的氧化（即自氧化）就广泛应用于有机合成[77]。此种合成方法不需要有毒的重金属氧化剂而直接使用氧气，符合"绿色化学"的要求，故近年来尤受瞩目[78]。由于想要产生碳负离子/烯醇负离子，往往需要在体系中加入强碱，故又名"碱催化自氧化"。含有酸性碳基氢的药物分子（CH_n，n 通常是 1～2），其酸性碳基氢可被制剂中存在的弱碱或广义碱夺取质子，进而产生降解而形成的杂质或有可能超过 ICH 所规定的鉴定限度或质控限度（对于非基因毒性杂质，其限度一般为 0.1%～0.5%，依据药物的每日最大剂量与杂质的毒性而定）。碳负离子/烯醇负离子介导的自氧化（碱催化自氧化）的机理见反应式（3.15）。

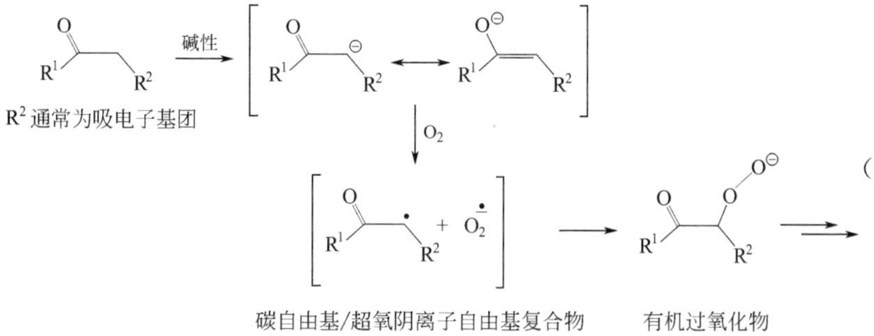

$$(3.15)$$

碳自由基/超氧阴离子自由基复合物　　　有机过氧化物

碳基酸性氢一旦被去质子化而形成碳负离子/烯醇负离子，可与氧气迅速反应生成过氧化物，而后者通常会分解并产生诸多最终降解产物，例如醇、酮、酸酐、羧酸以及过氧化物的重排反应；究竟产生什么样的最终降解产物取决于有机过氧化物中间体的结构和其他因素，例如 pH 和所用的溶剂。碳负离子/烯醇负离子一般是单线态的，但它却能与三线态的氧分子迅速反应，这似乎有悖于自旋守恒规则[4,79-81]。为消除争议，有人提出碳负离子/烯醇负离子先将一个电子传递给氧分子，从而形成碳自由基和超氧阴离子自由基，且二者处于"笼状"络合物中；随后发生自旋转换后，笼中的双自由基结合产生过氧化物或过氧阴离子。另外，无论笼状过渡态是否存在，碳负离子/烯醇负离子介导的自氧化反应速率要比常规的自由基介导的反应快非常多，且这类自氧化并不表现出任何自由基反应的典型特征[7,82,83]。

3.5 不同结构药物的氧化途径

在前面章节中已经讨论了几种主要的自氧化机理所构成的药物分子的氧化降

解途径及其根源。本节中我们将详细讨论依照上述机理，不同基团、不同结构的药物分子的具体降解途径。要注意，不同条件（如剂型不同）下，相同的官能团亦有可能经历不同的氧化途径，例如，碳-碳双键既能发生烯丙位氧化也能发生环氧化反应。另外，相同的降解产物也有可能来自于不同的降解机理，比如在自由基途径和非自由基途径中都可生成环氧化物。

3.5.1　易于被自由基夺氢的烯丙位和苄基位

药物分子中的烯丙位或苄基位容易受自由基进攻，因为生成的碳自由基受到双键或芳环的共轭作用而稳定。碳自由基能非常快地与 O_2 反应（接近扩散控制速率）。

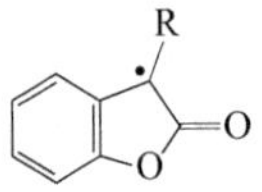

图 3.2　2-香豆冉酮衍生物所对应的苄基自由基

然而，如果碳自由基被广泛的共振结构（比如三苯甲基、9-苯基芴基）过度稳定化，那么这些碳自由基与 O_2 的反应活性会大大降低。其他因素也会影响自由基与 O_2 的反应活性，例如 Bejan 等人报道了由 2-香豆冉酮（2-coumaranone）衍生出的苄基自由基（图 3.2），此自由基邻近内酯键，完全不与 O_2 反应[84]。

在用于治疗神经退行性紊乱的新颖候选药物 TCH346 的开发过程中，片剂的长期与加速稳定性研究发现了丧失原有胺结构的降解产物[85]，论文作者认为其降解机理如反应式（3.16）所示。

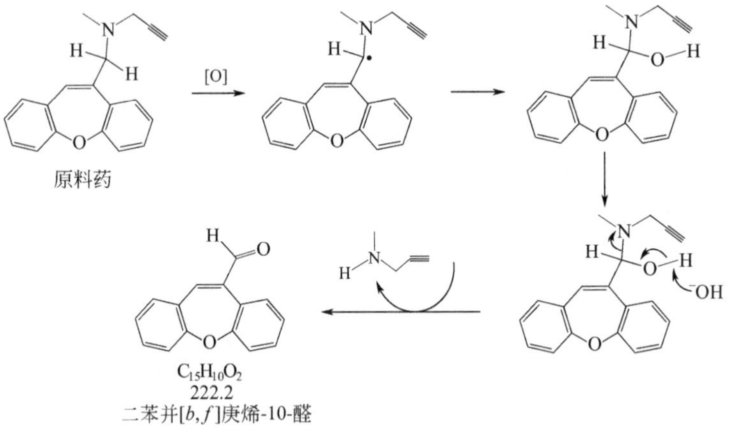

(3.16)

C_{15}H_{10}O_2

$C_{15}H_{10}O_2$
222.2
二苯并[b,f]庚烯-10-醛

[注：反应式（3.16）从参考文献[85]翻印[85]，已获取授权]

由于共轭能使产物更稳定，此药物结构中的烯丙位很容易受自由基夺氢而发生自氧化，烯丙基自由基随即与 O_2 反应形成过氧化物，后者分解产生醇中间体。从过氧化物中间体直接产生最终的醛降解物也是有可能的，在这种情况下生成羟胺作为离去基团。故此，本书作者提出反应式（3.17）中路径 a 所示的另一种可能的降解机理。

此例中，苄基位同时也是叔胺的 α 位（即此亚甲基连接了芳环与叔胺）。这种结构中的氮原子可发生单电子转移而被氧化为胺自由基正离子，这将产生仲胺作为离去基团，最终产生同样的醛降解物［反应式（3.17），路径 b］。这个降解机理与原论文作者所提的机理产生同样的杂质谱。但由于原论文作者并未测定离去基团的结构，故无法分辨这两种路径哪一种更有可能。胺正离子自由基介导的自氧化降解将在 3.5.3.3 小节详细讨论。

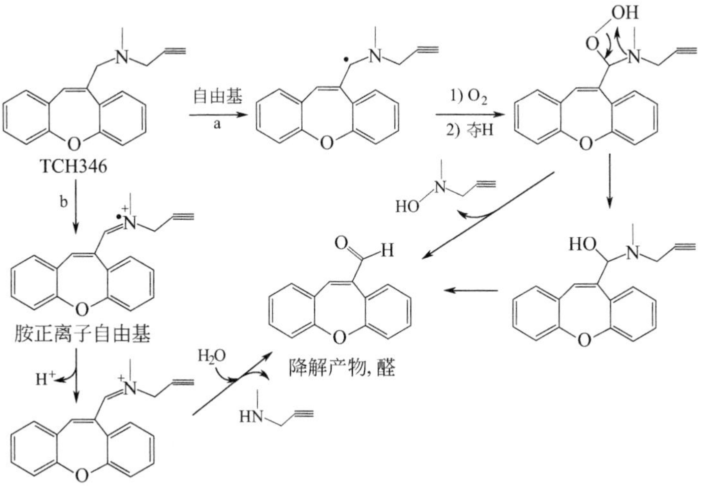

$$(3.17)$$

第二大畅销药物波立维（Plavix）❶ 的活性药物成分（API）硫酸氢氯吡格雷（clopidogrel bisulfate）含有类似于 TCH346 的结构：类苄基位的 3-噻吩甲基（3-thiothenylmethyl）位置同时也是叔胺的 α 位。不久前，在硫酸氢氯吡格雷原料药和制剂中都发现了一个新的氧化降解产物[86]，其结构中的亚胺离子使得此分子极性较大，以至于在 USP 检测方法下[87]，此降解产物的保留时间接近死时间，论文作者表征了其结构却没有提出相应的生成机理。考虑到氯吡格雷与TCH346 的结构相似，我们可推测它们的降解机理也类似，这个新发现的氧化降解产物可能通过下述两种自由基途径［反应式（3.18）］中的一种而产生，其中间体结构类似于反应式（3.17）中的中间体结构。

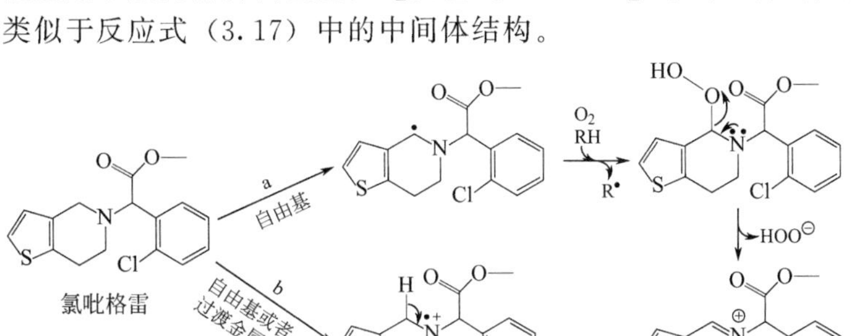

$$(3.18)$$

---

❶ 在原著撰写期间 Plavix 的全球销量名列第二。

吗啡分子中同时存在苄基位（C10）和烯丙位（C14），在硫酸吗啡原料药及其多种药物制品中皆检测到了 C10 位被氧化而产生的两种降解产物[88-90]，10α-羟基吗啡（10α-hydroxymorphine）和 10-羰基吗啡（10-oxomorphine），这两种降解产物的可能生成机理见反应式（3.19）。

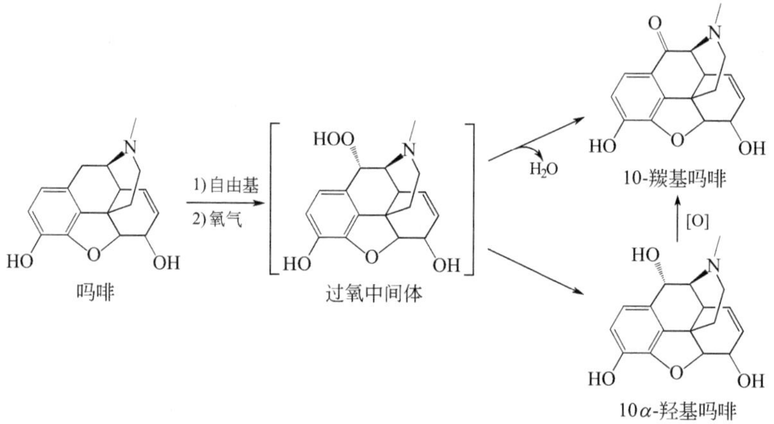

$$(3.19)$$

稳定性实验显示 10-羰基吗啡随时间不断增加，而 10α-羟基吗啡则基本不变。这一现象与上述的降解机理吻合，即 10α-羟基吗啡乃是氧化过程的中间产物，它进一步被氧化为终产物 10 羰基吗啡。在化学转化的条件下，没有观察到 C14 位的氧化产物[90]，这说明在自由基介导的自氧化过程中，它的烯丙位（C14）不如苄基位（C10）活泼。另外，在溶液中吗啡［及其相关药物，如纳洛酮（naloxone）、纳布啡（nalbuphine）、氧吗啡酮（oxymorphone）］的酚环可发生氧化性二聚而主要生成吗啡二聚物（2,2'-morphine dimer）（也称假吗啡，pseudomorphine）。3.5.9 小节中将详述含酚环药物的此种氧化机理。

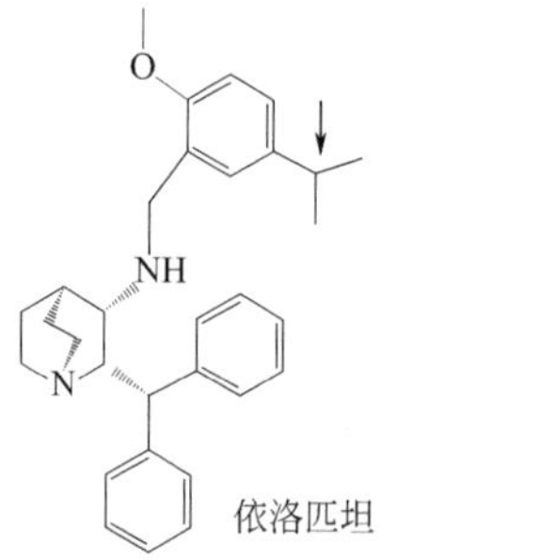

图 3.3 依洛匹坦的结构式
（箭头指示过氧化反应位点）

非肽类 P 物质受体拮抗剂依洛匹坦（ezlopitant）（图 3.3），其结构中含有二苯甲基和对甲氧基苄基。虽然在溶液中非常稳定，但在固态贮存时，甲氧基对位的苄基位却相对较易发生自氧化，而所生成的过氧化物是主要降解产物[91]。单论电子效应，二苯甲基位点似乎更容易发生自由基氧化，但空间位阻可能限制了其反应活性。

阿维菌素（avermectin）及其相关化合物是广谱大环内酯类抗寄生虫药物，其母核含有数个烯丙位或类似结构，其中 8α 位由于紧邻丁二烯和醚键，反应活性最高，其自氧化产物为 8α-氧代阿维菌素（8α-oxoavermectin），参见反应式（3.20）[92,93]。

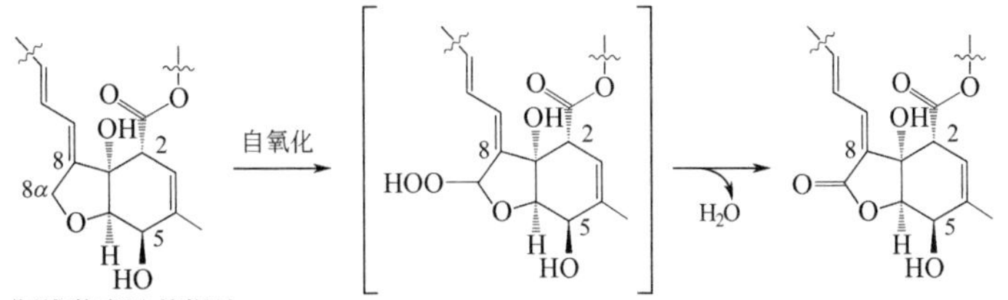

阿维菌素及其相关
化合物的自氧化

(3.20)

可以举出其他包含二烯结构的药物分子自氧化的例子，比如用于治疗高胆固醇血症的洛伐他汀（lovastatin）和辛伐他汀（simvastatin），它们分别是第一代和第二代的羟甲基戊二酸单酰辅酶 A 还原酶抑制剂（HMG-CoA reductase inhibitor）。它们的十元稠环母核中皆有共轭二烯结构，无论在固态还是溶液态，此二烯结构都特别容易发生自由基介导的自氧化[94,95]。由于初始产生的自由基呈现出各种复杂的共振式，以及这些共振结构与分子氧 O_2 的反应和彼此间的反应而生成大量复杂的氧化降解产物，参见反应式（3.21）。

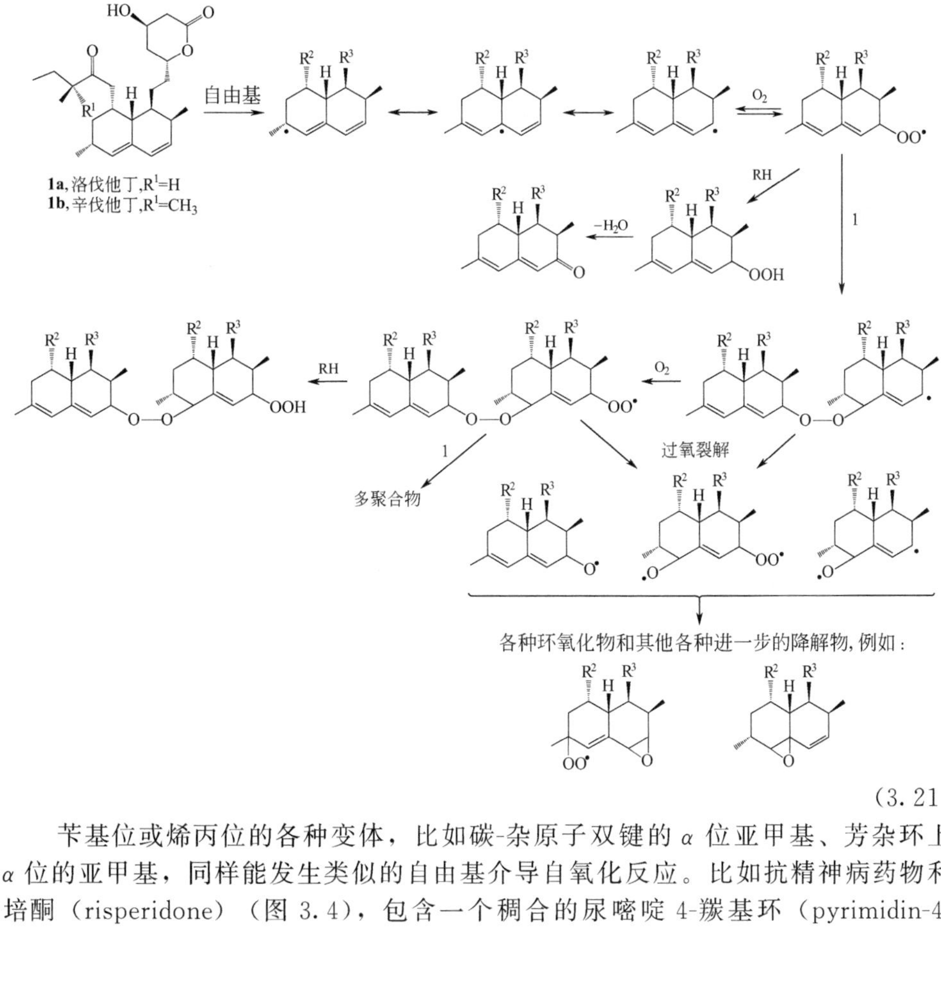

各种环氧化物和其他各种进一步的降解物，例如：

(3.21)

苄基位或烯丙位的各种变体，比如碳-杂原子双键的 α 位亚甲基、芳杂环上 α 位的亚甲基，同样能发生类似的自由基介导自氧化反应。比如抗精神病药物利培酮（risperidone）（图 3.4），包含一个稠合的尿嘧啶 4-羰基环（pyrimidin-4-

A环
箭头表示羟基化位置

图 3.4　利培酮的结构式

one ring，ring A），在原料药和片剂中，此尿嘧啶环的 α 位（C9 位）发生自氧化，生成主要的降解产物 9-羟基利培酮（9-hydroxyrisperidone）[96]，这个降解物也是此药的体内代谢物[97]。此外，哌嗪环上的氮原子可形成胺氧化物，它是仅次于 9-羟基利培酮的第二多降解产物。

3.5.2　易于被氢过氧化物加成的双键

研究发现，两个三环药物分子，氟哌噻吨（flupenthixol）（二盐酸盐）和阿米替林（amitriptyline）（盐酸盐），在高压灭菌（约 115℃，保持 6h）的强降解条件下在中性缓冲溶液中的降解行为类似[98,99]，分别降解产生了具有类似三元环酮类的降解物三氟甲基噻吨酮（trifluoromethylthioxanthone）和三烯酮（dibenzosuberone）[反应式（3.22）]。根据所形成的降解物，可能会很自然地认为这两个分子的降解是经历了 3.3.2 小节中所讨论的亲电氧转移机理而形成环氧化物中间体；然而研究中没有分离出这个环氧化物中间体，尽管由氟哌噻吨（flupenthixol）的一个中间降解物所形成的另一个双环氧化降解物倒是被分离出来了，此双环氧化物在空气中迅速分解成对应的三环酮，三氟甲基噻吨酮（trifluoromethylthioxanthone）。根据这些实验观察结果以及在强降解中观测到的其他一些中间降解产物，论文作者提出了反应式（3.22）所示的分步降解而形成三元环酮类的降解途径。

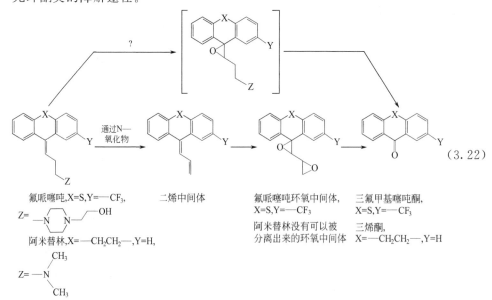

(3.22)

噻加宾（tiagabine）是强效的 γ-氨基丁酸（gamma-aminobutyric acid，GABA）摄取抑制剂，用于治疗癫痫症，在其片剂和液体制剂的研发过程中，观测到两个主要降解产物：二羟基噻加宾（dihydroxytiagabine）和酮基噻加宾（ketotiagabine）[100]。二羟基噻加宾很可能是由短暂存在的环氧化中间体水解而来，而酮基噻加宾应该是二羟基噻加宾的脱水产物［反应式（3.23）］。

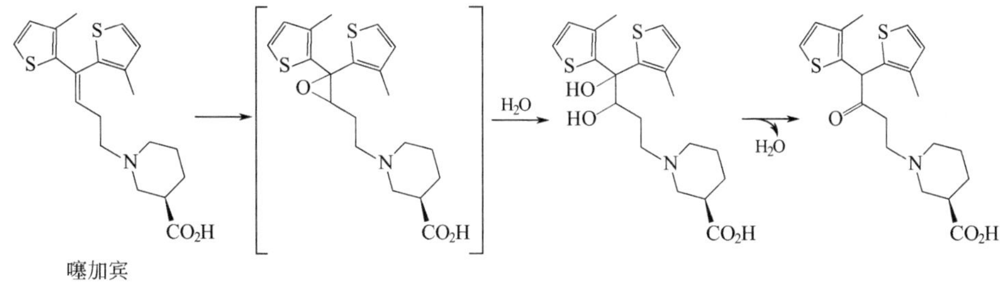

(3.23)

吲哚环是重要的官能团，存在于色氨酸中，其紫外吸收包括在 280nm 的吸收峰，蛋白质在这个波长的吸收主要就是由于吲哚环的缘故，这个 280nm 的吸收被广泛用于蛋白质的检测和定量。吲哚环也存在于许多天然产物、香料和药物分子中，而吲哚环中的吡咯环的一部分可看作是嵌于环内的烯胺，此富电子双键易受氢过氧化物的氧化，这个氧化通过碳-碳双键对于氢过氧化物的亲核进攻（或从氢过氧化物的角度来看，是发生了亲电性氧转移）而生成环氧化物。此环氧化物往往会进一步降解，根据环氧环上取代基团的不同结构而生成各种最终降解产物，例如，简单烷基取代的吲哚的环氧化物通常会进一步分解成 2-氧代吲哚［反应式（3.24）］[101]。

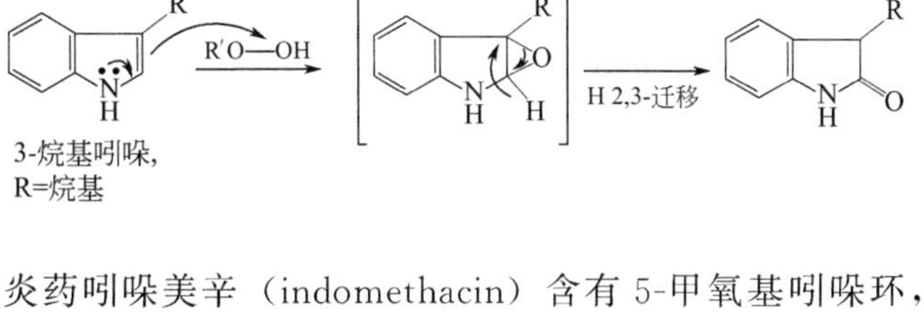

(3.24)

非甾体抗炎药吲哚美辛（indomethacin）含有 5-甲氧基吲哚环，在其双氧水强降解研究中却发现了两个主要降解产物，其生成机理的合理解释是同样经历了环氧中间体，但下一步的反应却不同于反应式（3.24）[102]。出乎意料的是，甲基未发生 2,3-迁移［反应式（3.25），路径 a］。

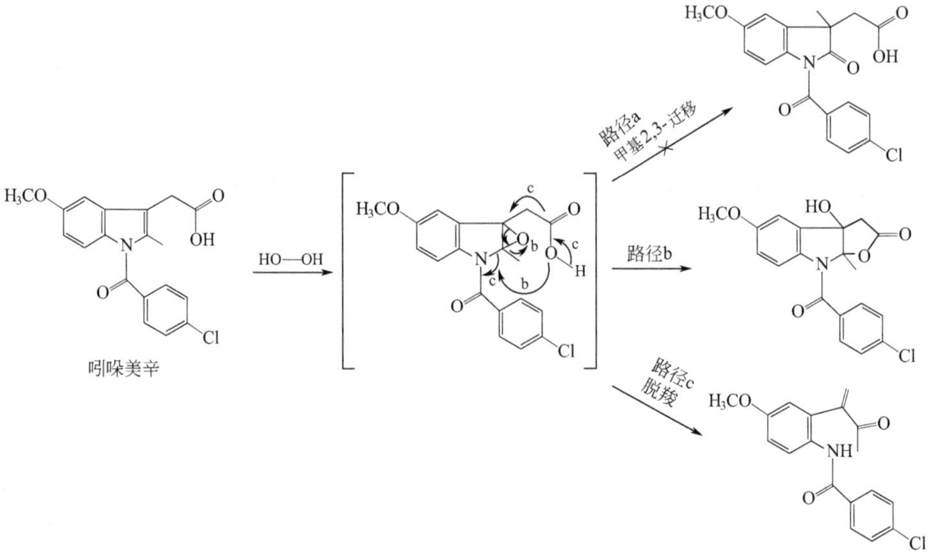

$$(3.25)$$

前文已述，缺电子双键可受到氢过氧化物的亲核进攻，发生氧转移而生成环氧化物，一个案例是苯并二氮䓬类肌肉松弛剂四氢西泮（tetrazepam）的双氧水强降解实验：当降解实验在 40℃、避光条件下进行时，环氧化物是唯一的降解产物[103]，考虑到共轭亚胺的存在，可提出反应式（3.26）所示的亲核氧转移机理。

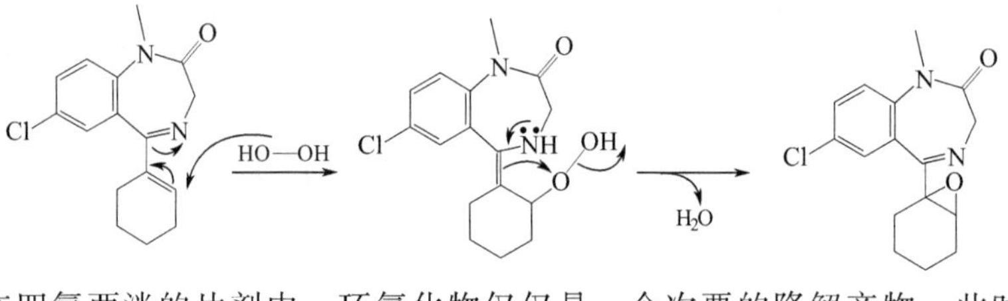

$$(3.26)$$

但在四氢西泮的片剂中，环氧化物仅仅是一个次要的降解产物，此时的主要降解路径是 3′-烯丙位的氧化，这表明片剂中环氧化物的生成可能源于自由基氧化过程。事实上，以偶氮二异丁腈（AIBN）为自由基引发剂，四氢西泮溶液的强降解产生的杂质谱与其片剂的加速稳定性结果非常相似[103]。

3.5.3 叔胺

3.5.3.1 亲核进攻过氧化氢生成 N-氧化物

前文已经提到（3.3.1 小节）胺亲核进攻过氧化氢（或推而广之到其他氢过氧化物），可被氧化成 N-氧化物［反应式（3.27）］。叔胺最容易发生此种反应，在大多数情况下，烷基叔胺的 N-氧化物比较稳定，可被纯化分离。

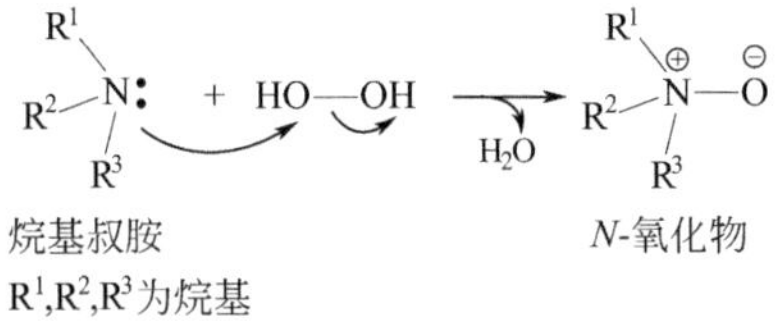

$$(3.27)$$

烷基叔胺
R^1,R^2,R^3 为烷基
N-氧化物

很多药物分子含有烷基叔胺官能团，因此容易发生反应式（3.27）所示的亲核自氧化反应和后续的降解途径。含叔胺的药物还容易发生胺正离子自由基介导的自氧化反应，这将在 3.5.3.3 小节中详细讨论。吩噻嗪类药物（phenothiazine derived drugs）即是叔胺亲核氧化降解的一类好的实例，在网站 http：// drugbank. wishartlab. com 上可检索到多达二十余种吩噻嗪类抗精神病药物[104]，此类药物分子结构中皆包含一个不同 N-取代基的三元吩噻嗪环，这些取代基多为 N,N'-二取代的哌嗪环（注：原文中的 N,N-应为 N,N'-）或非环类叔胺，它们中的绝大部分可以用图 3.5 的通式来表示，其中的箭头指示了 N-氧化物的生成位点。

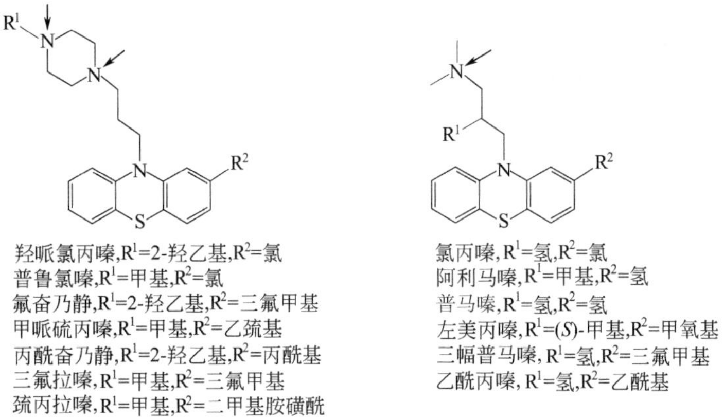

羟哌氯丙嗪,R^1=2-羟乙基,R^2=氯
普鲁氯嗪,R^1=甲基,R^2=氯
氟奋乃静,R^1=2-羟乙基,R^2=三氟甲基
甲哌硫乃嗪,R^1=甲基,R^2=乙硫基
丙酰奋乃静,R^1=2-羟乙基,R^2=丙酰基
三氟拉嗪,R^1=甲基,R^2=三氟甲基
硫丙拉嗪,R^1=甲基,R^2=二甲基胺磺酰

氯丙嗪,R^1=氢,R^2=氯
阿利马嗪,R^1=甲基,R^2=氢
普马嗪,R^1=氢,R^2=氢
左美丙嗪,R^1=(S)-甲基,R^2=甲氧基
三幅普马嗪,R^1=氢,R^2=三氟甲基
乙酰丙嗪,R^1=氢,R^2=乙酰基

图 3.5 吩噻嗪类药物的结构
（箭头表示 N-氧化位点）

此类药物的吩噻嗪环中的硫原子也可被氧化，在自氧化的早期阶段，硫原子的氧化足以和侧链上的叔胺氧化形成竞争。最近 Wang 等人报道了以甲醇为溶剂，用过氧化氢强降解奋乃静（perphenazine）的研究，此研究发现三种单氧化产物都生成了，即奋乃静 17-N-氧化物（perphenazine 17-N-oxide）、奋乃静 14-N-氧化物（perphenazine 14-N-oxide）、奋乃静亚砜（perphenazine sulfoxide）（图 3.6）。除此之外，还有少量双氧化产物的生成[105]。

这些降解产物中，17-N-氧化物（17-N-oxide）在强降解实验的早期生成最多，有意思的是，它也是固体制剂中最多的氧化降解产物；和预期的一样，未发现芳香胺的氧化产物。此结果与 Li 等人报道的奋乃静强降解研究略有出入[106]，Li 等人观测到的唯一单氧化降解产物是奋乃静亚砜（perphenazine

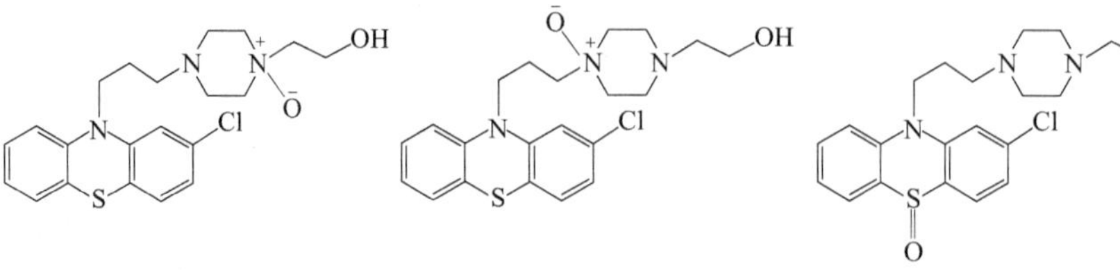

奋乃静17-N-氧化物　　　　　奋乃静14-N-氧化物　　　　　奋乃静亚砜

图 3.6　奋乃静（perphenazine）的三个单氧化降解产物的结构

sulfoxide)[106]。而其中的原因可能为：①Li 等人进行强降解时使用的基本上是水溶液，这与 Wang 等人使用的甲醇溶液有很大不同；②另外两种单氮氧化产物在 Li 等人的实验中形成了，但却没能被所用的分析方法检测出来[106]。

Freed 等人在制剂研究中考察了 pH 对 N-氧化降解的影响，他们发现降低溶液 pH，或在固体制剂中加入柠檬酸，可抑制氢过氧化物（包括一些强降解实验中涉及的过氧化氢）对烷基叔胺的氧化[67]。其中的一次溶液态强降解实验明显表明，需要将溶液的 pH 控制在远远低于叔胺的 pK_a 以下方能有效地抑制叔胺的氧化反应。例如，研究中所使用的两个叔胺，化合物 **A**（一个由于知识产权原因只报道了部分结构的备选药物）和雷洛昔芬（raloxifene）（图 3.7）在 pH＝6 时，它们的氮氧化反应速率差异非常显著：化合物 **A** 的 pK_a 为 6.45，它的氮氧化速率约为雷洛昔芬的两倍，而后者的 pK_a 计算值为 8.67。

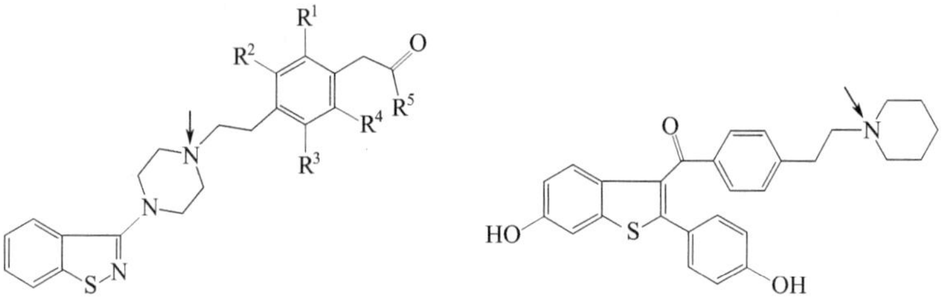

化合物A　　　　　　　　　　　　　　雷洛昔芬
(箭头表示N-氧化位点)　　　　　　　　(箭头表示N-氧化位点)

图 3.7　化合物 **A** 与雷洛昔芬

3.5.3.2　*N*-氧化物的分解：伯胺与仲胺的降解途径

如前所述，大多数烷基叔胺的 N-氧化物能稳定存在，可分离得到，因此在 ICH 所规定的长期与加速稳定性条件下，N-氧化物的进一步降解通常是不明显的。但在一些反应条件较剧烈的情况下，比如某些强降解条件下，N-氧化物有可能会发生进一步降解而形成一系列的二级、三级降解物［反应式（3.28）］。如果氮原子所连接的烷基中至少有一个带有 α-H，那么 N-氧化物可以通过亚胺离子中间体而进行脱烷基反应。

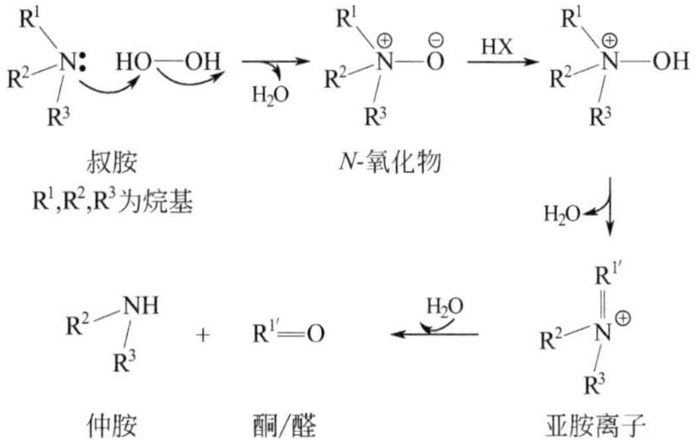

(3.28)

在体内代谢中，烷基叔胺受酶催化发生脱烷基化，尤其是脱甲基与脱乙基化反应（R＝甲基或乙基）是重要的代谢途径[107,108]，但在商业化条件（通常会遵从 ICH 规定的长期稳定性条件）下贮存的药物（特别是固体制剂）中此种降解机理一般并不显著。本书写作过程中，虽经多次文献检索，除了在某些比较极端的强降解实验条件下确有报道外[109,110]，笔者未能发现一例有价值的叔胺经亲核氧化生成 N-氧化物后发生脱烷基反应的实例。另外，叔胺脱烷基化在自由基条件下也可能发生，这将在下一节讨论。但自由基条件下的脱烷基化反应往往会很复杂，远非脱甲基或乙基时那么直截了当[85,111]。

N-氧化物的降解途径还包括几类热解反应，比如脱氧反应、Cope 消除和迈森海默重排[116]。脱氧反应中 N-氧化物被还原为叔胺[112,113]，而具有 β-H 的 N-氧化物能发生 Cope 消除反应而生成烯烃和羟胺[114,115]。这些反应一般需要较高的温度才能进行，故此这些反应或许只与药物降解研究的两个方面有关，其中一个方面包括诸如高压蒸汽灭菌（详见 3.5.2 小节）等特殊情况。在高压蒸汽灭菌条件下，氟哌噻吨（flupenthixol）和阿米替林（amitriptyline）会降解产生相应的二烯 [反应式（3.29）]，这很可能经历了 N-氧化物的 Cope 消除。

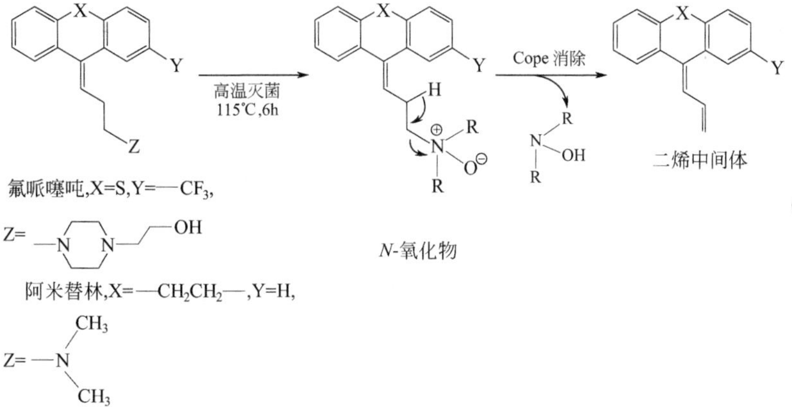

(3.29)

　　另外则是药物分子在气相色谱（GC）和大气压化学电离质谱（APCI-MS）中的热降解行为，此时质谱检测器中的温度可高达数百摄氏度。例如，使用高效液相色谱-多级质谱联用（LC-MS/MS）研究奋乃静 14-N-氧化物（perphenazine 14-N-oxide）时发现，该 N-氧化物在气相中发生了复杂的降解反应，生成一系列次级碎片［反应式（3.30）］[105]。

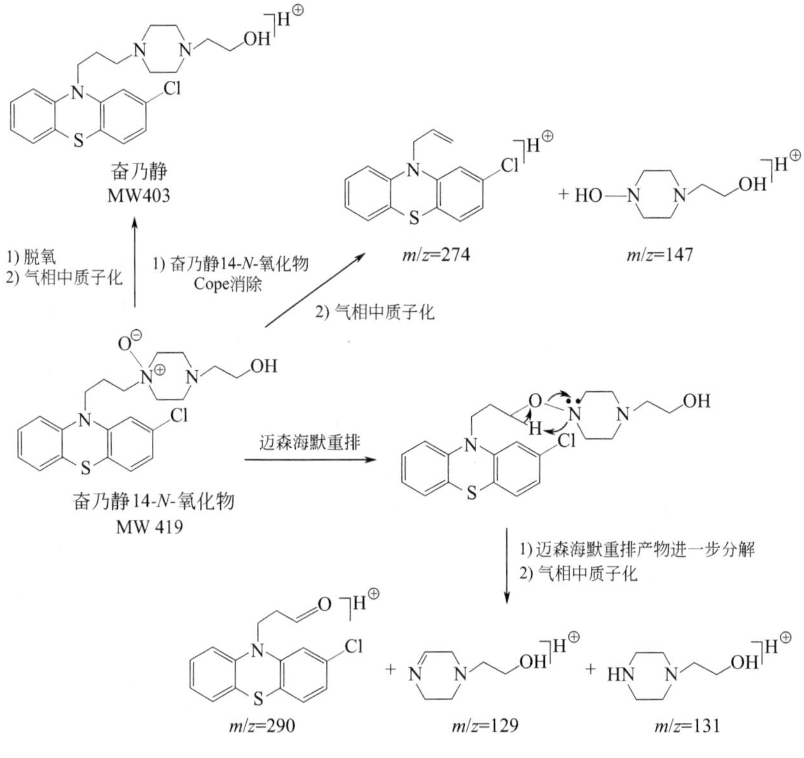

$$(3.30)$$

3.5.3.3　自由基介导的、通过胺自由基正离子中间体的叔胺自氧化反应

　　自由基条件下，比如 Udenfriend 降解化学体系中，叔胺药物可发生以胺自由基正离子为反应中间体的自氧化反应[117,118]。药物 X 是用于治疗中风和脑损伤的在研药物，在其制剂研究中发现，静脉注射剂中的药物分子可发生自氧化[38]。其制剂以 10mmol/L、pH=4.5 的乳酸缓冲溶液为基质，研发人员曾尝试添加诸如维生素 C、硫甘油、亚硫酸钠等抗氧化剂以使制剂稳定，但结果却适得其反，所有这些抗氧剂反而加速了药物的氧化降解。结合药物分子结构，显而易见，其自氧化可能是因为发生了 Udenfriend 反应。虽然原作者并没有指明 Udenfriend 反应是否与药物制剂的不稳定性有关，但他们所提出的降解机理基本上可以看作是一个典型的 Udenfriend 反应途径（详见 3.2.1 小节）：过渡金属

离子催化氧分子生成活性氧，而被氧化的金属离子则经抗氧剂还原回到低价态。

他们提出的机理与他们所开展的下述实验结果相符：人为地加入亚铁离子可加速药物的氧化降解。在这个案例中，有两种方式可构成 Udenfriend 反应：其一，和过渡金属离子络合这一角色可由乳酸来充当，因为它是一个较好的铁离子螯合剂[36]；其二，此药物分子含有 β-羟基胺结构，也可充当过渡金属离子的螯合剂[119]，作者猜测此药物分子可与铁离子直接络合，而络合的离子可活化氧分子，生成的活性氧随后从叔胺的氮原子上夺取一个电子产生关键的胺自由基正离子。详见反应式（3.31）。

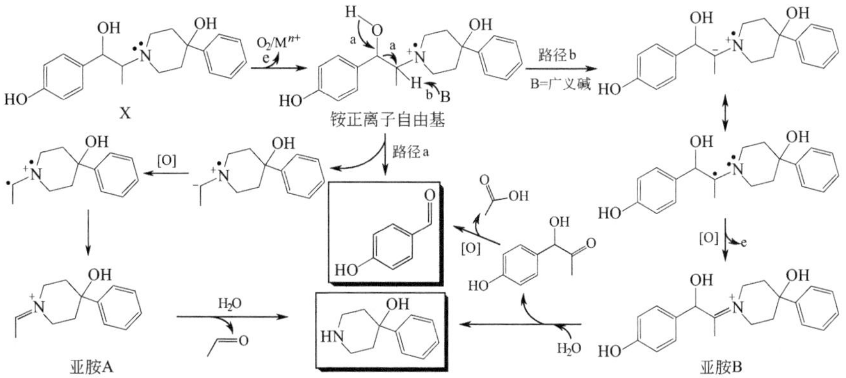

$$(3.31)$$

上述机理中，路径 a 是原作者提出的，路径 b 则由本书作者提出。两种路径都涉及初始阶段胺正离子自由基中间体的生成。De La Mare[117] 和 Hong[38] 等人曾描述了此种胺正离子自由基以及它们向碳自由基的转变。

3.5.4 伯胺与仲胺

伯胺和仲胺的氧化降解中，氮原子直接亲核进攻过氧化氢而发生氧化反应基本上不是一个明显的降解途径，这可能是因为伯胺和仲胺的氮原子的亲核性远低于叔胺。芳香伯胺和仲胺的反应活性则更差，比如，以双氧水在较高的温度下去剧烈地强降解西沙必利（cisapride），约生成了 50% 的西沙必利 N-氧化物，但西沙必利的芳香伯胺基团却未有任何氧化（图 3.8）[120]。

然而如 3.3.1 小节中所述，过氧化氢可被制剂中或强降解实验体系中的某些特定组分"活化"而分别生成过氧酸、腈类加成物、过单碳酸酯等。相比于过氧化氢，这些活化后的形态反应活性更高，比如过氧酸可与伯胺或仲胺反应生成羟胺[121,122]，并根据胺的结构，先前生成的羟胺通常会发生进一步降解［反应式（3.32）][123,124]。

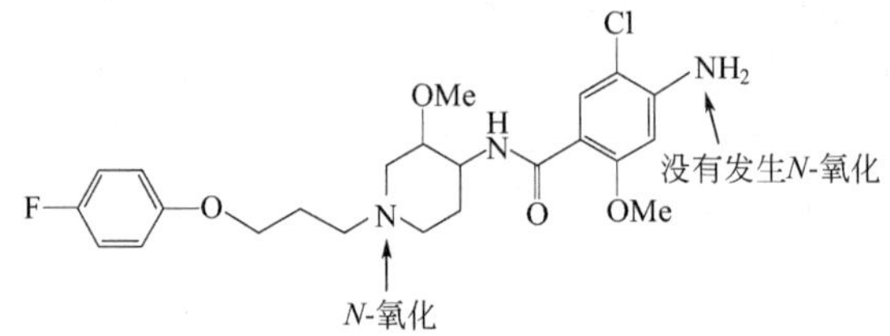

图 3.8 西沙必利（cisapride）在双氧水强降解实验中的 N-氧化位点

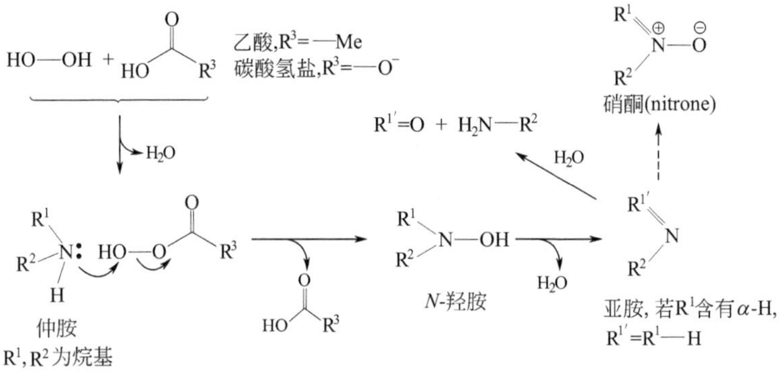

$$(3.32)$$

反应式（3.32）显示，首先形成的是 N-氧化物，但它立即异构化为羟胺[125]。此异构化可看作是迈森海默重排的一个特例：质子从氮原子迁移到了氧原子上。若其中的一个烷基存在 α-H，羟胺可进一步降解生成亚胺，而亚胺则可进一步氧化生成硝酮。所有在合成化学中有用的硝酮的制备方法都使用催化剂辅助过氧化氢来氧化仲胺[126]，因而此种机理在仲胺的自氧化中的意义仍有待商榷。另外，因为生成的亚胺是一个亲电试剂，因此也容易受亲核进攻，当亲核试剂为水或氢氧化物时，亚胺则发生水解反应。

根据近期的电子自旋共振（ESR）和理论计算研究反应式（3.33）表明，在自由基条件下，仲胺的初始氧化产物为羟胺自由基[127]。

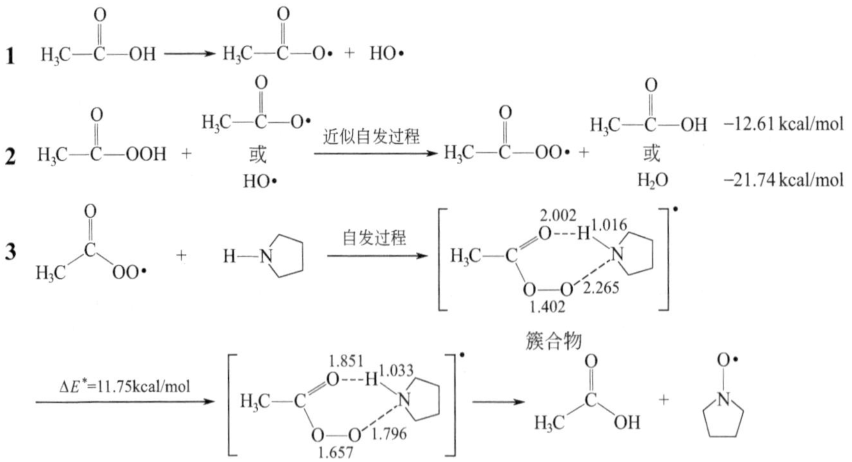

$$(3.33)$$

注：反应式（3.33）来自于参考文献 [127]，已获授权允许翻印。

很明显生成的羟胺自由基可夺氢生成相应的羟胺，一般来说，羟胺不是很稳定，故而难以被分离。但也有一些例外，比如地氯雷他定（desloratadine）的氧化降解产物，*N*-羟基地氯雷他定（*N*-hydroxydesloratadine），由于足够稳定而可被纯化分离[128]。也有能稳定存在的自由基，比如 TEMPO[四甲基哌啶氮氧化物（2,2,6,6-tetramethyl(piperidin-1-yl)oxyl)]，其结构式见图 3.9，2,2,6,6-周边位置上四个甲基的存在稳定了这个自由基。

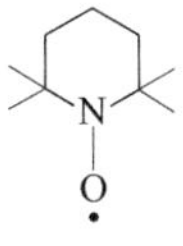

图 3.9　TEMPO 的结构

TEMPO 作为稳定的自由基标记物，被广泛应用于 ESR 和核磁共振（NMR）研究[129,130]，它也被作为催化剂催化醇的氧化反应[131,132]。

3.5.5　烯胺和亚胺（希夫碱）

烯胺和亚胺是一对互变异构体，但两者的化学反应性质差异巨大：烯胺是亲核试剂，而亚胺是亲电试剂。亚胺是由伯胺与醛缩合而生成的，若是仲胺替代伯胺与醛缩合则生成亚胺离子。此缩合反应一般是可逆的，但一些特例中，所形成的亚胺因共轭或环化而得以稳定存在。以上描述的过程可总结于反应式（3.34）。

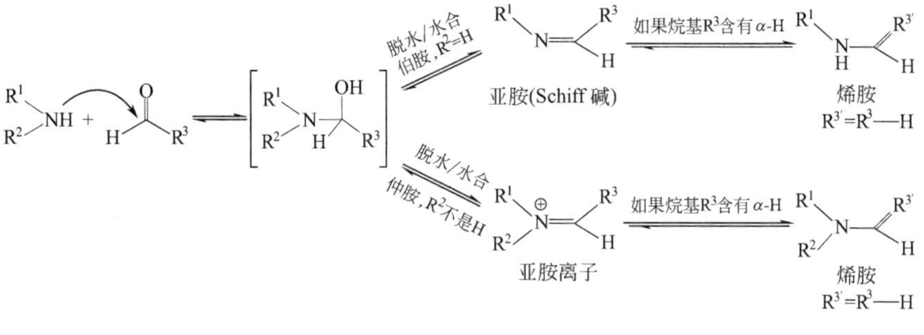

$$\tag{3.34}$$

根据 Malhotra 等人的研究工作，α,β-不饱和酮的烯胺和希夫碱容易在 γ 位发生自氧化而生成 1,4-二酮[133]。以 10-甲基-$\Delta^{1(9)}$-双环[4,4,0]癸-2-酮（10-methyl-$\Delta^{1(9)}$-octalone-2）与吡咯烷生成的烯胺为模型化合物，Malhotra 等人提出在自由基介导的氧化的初始阶段，此不饱和酮的烯胺可直接从氮上传递一个电子给氧分子，随之生成的胺自由基正离子（类似于叔胺受自由基氧化反应而生成的胺自由基正离子，详见 3.5.3.3 小节），则与氧分子反应于 γ 位而生成 γ-过氧自由基，后者夺氢成为过氧化物，最终生成相应的 1,4-二酮［反应式

（3.35）］。

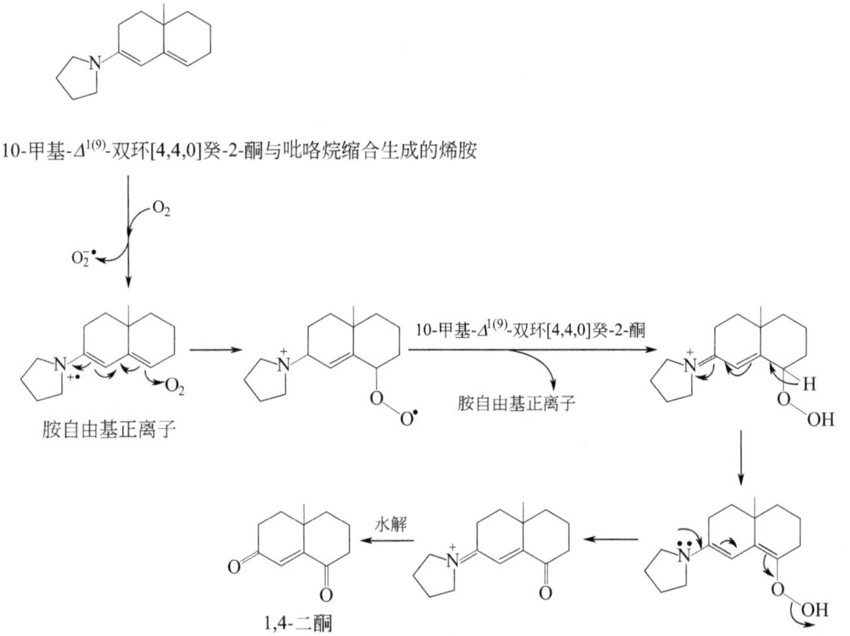

10-甲基-$\Delta^{1(9)}$-双环[4,4,0]癸-2-酮与吡咯烷缩合生成的烯胺

（3.35）

此外原作者还观测到了过渡金属离子，比如 Cu^{2+} 和 Fe^{3+} 具有非常显著的催化作用，他们将这种作用归结于在反应的引发阶段这些过渡金属离子能从烯胺那里接受电子。这些结果似乎表明，倘若不人为地添加金属离子，此反应的引发阶段是被体系中痕量的金属离子所引发，而不是像反应式（3.35）中所显示的那样由烯胺直接和分子氧反应。亚胺互变异构为相应的烯胺时，同样会发生类似的自氧化。

在四氢西泮（tetrazepam）的稳定性研究中，研究人员曾提出主要降解产物之一的四氢西泮-3′-酮（tetrazepam 3′-ketone）是经历了反应式（3.35）中所示的机理而生成的：α,β-不饱和酮的希夫碱互变异构为烯胺，然后发生了 γ 位的自氧化[103]。亚胺结构在这个特定的降解过程中最终得以幸存应归功于苯并二氮䓬（benzodiazepine）的七元环以及和苯环共轭的稳定作用 ［反应式（3.36）］。

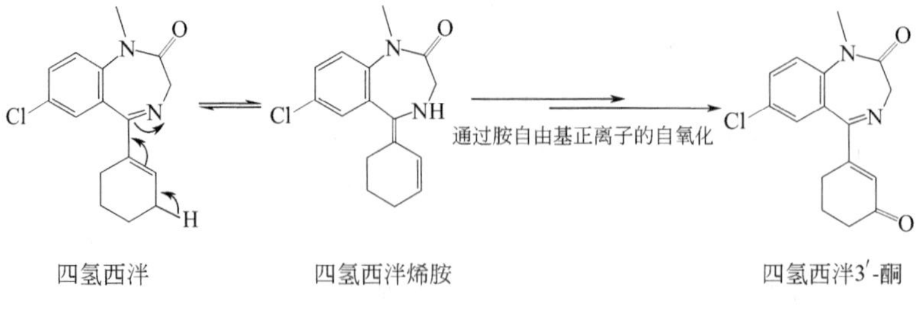

（3.36）

四氢西泮　　　　　四氢西泮烯胺　　　　　四氢西泮3′-酮

3.5.6 硫醚（有机硫化物）、亚砜、 硫醇以及相关物类

药物分子中的硫醚结构最常见的降解途径是被某些辅料（比如 PEG）中存在的氢过氧化物所氧化[41]，这种氧化一般是硫原子亲核进攻氢过氧化物而形成[134,135]。从氢过氧化物的角度来看，它的两个氧原子中的一个以亲电转移方式迁移到亲核性的硫原子上。此过程（硫原子亲核进攻被氧化）也被称为"亲电氧转移"，类似于富电子烯烃与氢过氧化物发生的环氧化反应 [见反应式（3.13）]。此外，氢过氧化物的氧原子也可通过所谓的"亲核氧转移"机理转移到亲电性的底物上去，知名度很高的 Baeyer-Villiger 氧化醛和酮的反应就是这一类反应的典型代表[136]。由于亚砜既是亲核试剂（硫原子上存在孤对电子）也是亲电试剂，在亚砜的氧化过程中以上的两种"氧转移"机理都可以发生[137]。

除了以上的氧化机理，硫醚的氧化亦可经由以下两种机理之一而发生：与单线态氧发生光化学氧化（将于第 6 章讨论）和由过氧自由基引发的自由基氧化。一般认为后一种自由基氧化机理经历独特的 $2\sigma/1\sigma^*$ 三电子键键合的二硫化物自由基正离子（$2\sigma/1\sigma^*$ three-electron bonded disulfide radical cation），这个自由基正离子可与超氧阴离子自由基、水或分子氧进一步反应 [反应式（3.37）][138-141]。

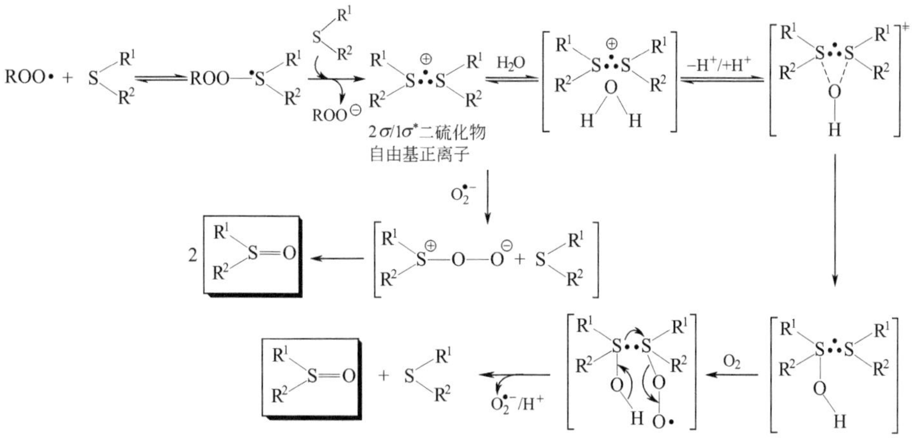

（3.37）

其他含有亲核性杂原子（X）的物类，比如氧气分子或氮气分子，可在生成类似的 $2\sigma/1\sigma^*$ 三电子键 S—X 键合自由基正离子的过程中代替第二个硫醚分子 [反应式（3.37）的第二步反应][141]。

在研究自由基介导氧化形成亚砜的过程中所观察到的现象似乎与这个机理相

符[128]：首先，升高 pH 可提高亚砜的产率，这可能是因为高 pH 使得去质子化更容易。其次，迁移到硫原子上的氧已经被证实来自于水分子而非氧气，尽管氧气的存在能显著提高产率。这个现象不同于亲核进攻氢过氧化物而生成亚砜（参见 3.3.1 小节），这个亲核氧化中砜基的氧原子来自于氢过氧化物。再次，亚砜的产率与底物硫醚的浓度呈正相关。无论是经历自由基机理还是非自由基机理，所生成的亚砜都很稳定，足以被分离出来，但在过度氧化中后者可以被进一步氧化形成砜。

至此，可以看到无论是在自由基或非自由基条件下，pH 都会对硫醚和亚砜的氧化有影响。前文中我们提到自由基机理下，高 pH 使氧化更容易发生；但在非自由基条件下（亲电和亲核氧转移），低 pH 有利于发生亲电氧转移，高 pH 则有利于亲核氧转移。而胺及其相关化合物，无论是自由基或非自由基条件下，都是高 pH 有利于氧化反应的发生（见 3.5.3 小节）。在制剂研究中或许可以利用此差异，选定最佳的 pH 使得药物的降解速率最慢。

对于某个特定的氧化降解案例，可能会较难判断硫醚或亚砜的氧化是经历了自由基机理，还是经历了非自由基机理，有时，两种机理可能都起作用。蛋氨酸作为构成蛋白质的一个氨基酸，由于其氧化降解与蛋白质降解的紧密相关而被广泛研究[142-149]。蛋氨酸被氧化为相应的亚砜［反应式（3.38）］，既可如 3.3.1 小节所介绍的那样直接进行亲核氧化（非自由基机理），也可以反应式（3.37）所示的自由基氧化机理而氧化。

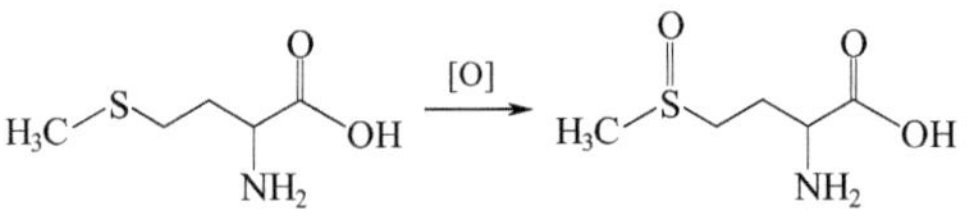

$$\text{H}_3\text{C}-\text{S}\underset{\text{NH}_2}{\overset{\text{O}}{\diagdown}}\text{OH} \xrightarrow{[\text{O}]} \text{H}_3\text{C}-\overset{\text{O}}{\underset{\text{NH}_2}{\text{S}}}\overset{\text{O}}{\diagdown}\text{OH} \qquad (3.38)$$

含有脂肪族硫醚结构的药物分子比如孟鲁司特钠（montelukast sodium）[150,151]、西咪替丁（cimetidine）[152-154]、雷尼替丁（ranitidine）（图 3.10）都可发生硫原子的氧化，生成相应的亚砜[155,156]。

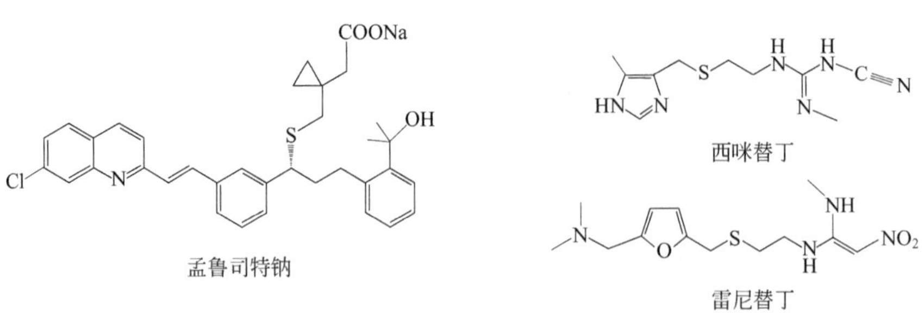

图 3.10　孟鲁司特钠(montelukast sodium)、西咪替丁(cimetidine)和雷尼替丁(ranitidine)的结构

由于孟鲁司特钠（montelukast sodium）中与硫原子键合的烷基含有手性碳，故而所生成的亚砜是一对非对映异构体。而西咪替丁和雷尼替丁没有手性基团，所生成的亚砜则是对应异构体。

以上所讨论的都是基于脂肪族硫醚的氧化研究，若换作是芳香族硫醚，非自由基的亲核氧化机理似乎也很容易出现，例如，室温下氢过氧化物氧化吩噻嗪类药物（图 3.11，另见 3.5.3.1 小节）中的二芳基硫醚结构，就是经历的亲核氧化机理[98]。又比如，某含有两芳基硫醚结构的实验药物，其制剂中以 BHT 作为抗氧剂，在两个加速稳定性研究中（40℃/75% RH 和 50℃/20% RH），Puz 等人发现在片剂的包衣中加入 2% 的 BHT 能抑制大部分的硫原子氧化[157]。因为 BHT 是通过抑制自由基介导自氧化的自由基的扩张阶段来发挥其抗氧化作用的，因此可以推测在上述加速降解条件下，亚砜很可能是通过自由基机理形成的。

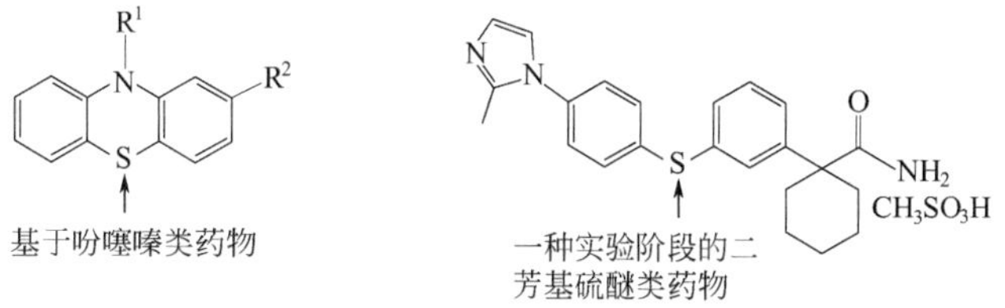

图 3.11　吩噻嗪类药物和另一实验性药物分子中二芳基硫醚结构的氧化（箭头指示了氧化的位置）

极少数小分子药物中包含硫醇结构（硫羟基），其中有两个例子不得不提，一个是第一代血管紧张肽转化酶（angiotensin-converting enzyme，ACE）抑制剂卡托普利（captopril），至今仍用于高血压的临床治疗；另一个则是主要用来作为化痰剂的 N-乙酰半胱氨酸（N-acetylcysteine）。这两个化合物的主要降解物是由它们的巯基发生氧化偶联而形成的相应二聚体［卡托普利二硫化物（captopril disulfide）和 N-乙酰半胱氨酸二硫化物（N-acetylcysteine disulfide）］[158-160]。巯基的此种降解途径将在第 7 章"生物药的化学降解"中结合半胱氨酸做进一步的讨论。

3.5.7　碳负离子/烯醇负离子介导的自氧化实例

如同 3.4 小节中已讨论的那样，较之于自由基介导的自氧化，对碳负离子/烯醇负离子介导（或碱催化）的自氧化仍知之甚少，这主要是因为在原料药和制剂中观察到的自氧化大部分是自由基介导的，而这一般会是过氧自由基。但是对

于一部分含有酸性 CH_n（$n=1$，2）的化合物，由碳负离子/烯醇负离子介导的自氧化可能是它们的主要降解途径，尤其是在接近中性或碱性的溶液或液体制剂中。

在研究酮咯酸氨丁三醇（ketorolac tromethamine）在不同温度（60～100℃）下、不同 pH 的缓冲溶液中的稳定性时发现，当 pH＞4.8 时，初始的主要降解产物即由碳负离子/烯醇负离子介导的自氧化产生。此反应见反应式（3.39）[161]。

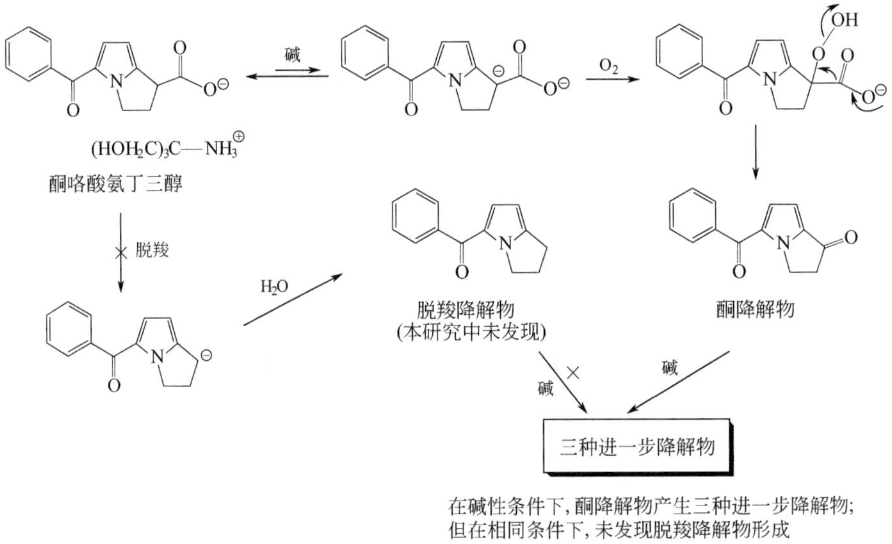
碱
O_2
OH
$(HOH_2C)_3C—NH_3^{\oplus}$
酮咯酸氨丁三醇
脱羧
H_2O
脱羧降解物
(本研究中未发现)
酮降解物
碱
碱
三种进一步降解物
在碱性条件下，酮降解物产生三种进一步降解物；
但在相同条件下，未发现脱羧降解物形成

（3.39）

在这个机理中，于羰基 α 位形成碳负离子，随即与氧分子反应，最终脱羧。另一个可能的机理是先脱羧而后与氧分子反应，根据这个机理应该产生一个脱羧产物，但由于并未能观测到这个特定的脱羧降解产物故而可以排除后面这个机理。

碳负离子/烯醇负离子介导的自氧化的另一个很好的实例是罗非考昔（rofecoxib 或译罗非昔布）。其自氧化降解机理最初被认为是自由基介导的氧化[162]，但 Harmon 等人发现在明显缺少自由基来源的强降解条件下，其自氧化速度比过氧自由基介导的自氧化快了约 2 个数量级[8]。因此 Harmon 等人对其降解机理进行了系统研究，最终以充足的证据证明了罗非考昔的自氧化是由碳负离子/烯醇负离子介导的，因为后者在碱性条件下很容易生成［反应式（3.40）］。

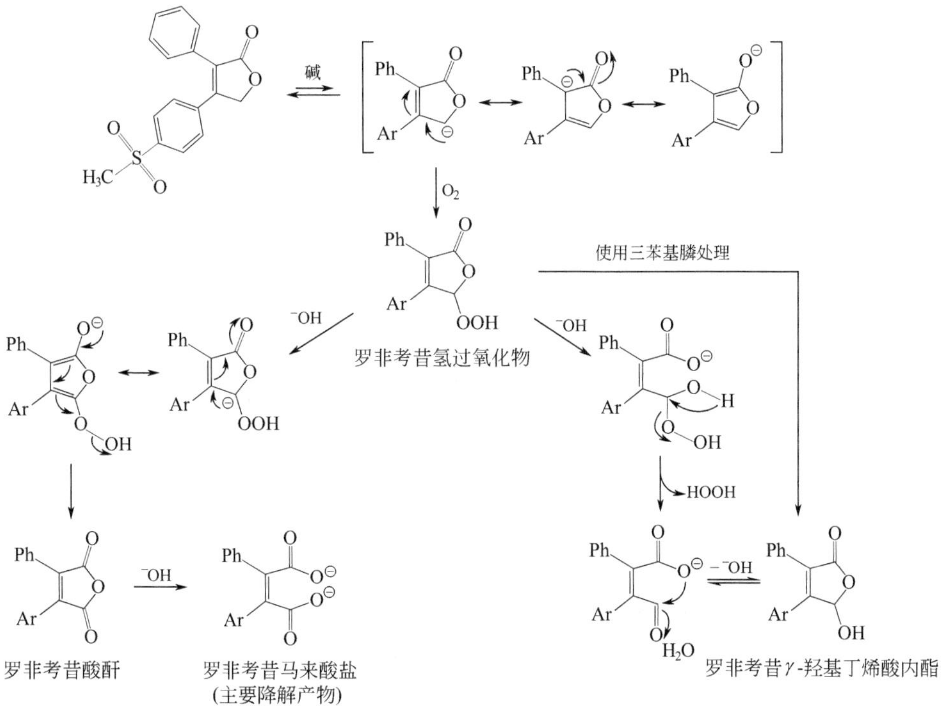

$$(3.40)$$

与之同时，Reddy 和 Corey 对罗非考昔进行了类似的碱催化自氧化研究[163]，尽管他们使用的溶剂是四氢呋喃/水混合溶液，用了一个当量的 LiOH，而这不同于 Harmon 等人所使用的乙腈/磷酸盐缓冲液（pH＝11 或 12）[8]，但两方都观测到了相同的降解产物。且当所用的有机共溶剂比例较高时，两个研究都发现了数量可观的罗非考昔酸酐（rofecoxib anhydride）。由于 Harmon 等人使用 HPLC 监测自氧化反应，他们能够观察到倏忽即逝的反应中间体罗非考昔氢过氧化物（rofecoxib hydroperoxide）的存在[8]。在反应体系中加入三苯基膦，此氢过氧化物转化为罗非考昔 γ-羟基丁烯酸内酯（rofecoxib γ-hydroxybutenolide）。

大多数含有 1,3-二羟基丙酮侧链的糖皮质类固醇药物，比如氢化可的松（hydrocortisone）、倍他米松（betamethasone）和地塞米松（dexamethasone），它们的降解绝大部分是发生在含有这个侧链的 D 环上的氧化降解[83,164,165]。Edmonds 等人研究了中性和碱性缓冲溶液中地塞米松（dexamethasone）的自氧化降解[7]，在室温、pH＝7.4 的条件下自氧化进行较快：28d 完全分解产生地塞米松乙二醛（dexamethasone glyoxal）［也叫作地塞米松 21-醛（dexamethasone 21-aldehyde）］。进一步提高 pH，则降解加速且生成了后续降解产物如地塞米松酸（dexamethasone etioacid）［地塞米松 17-酸（dexamethasone 17-acid）］和地塞米松羟基乙酸（dexamethasone glycolic acid）。Li 等人使用高分辨 LC-MS 和

同位素标记的 $^{18}O_2$，对碱催化倍他米松（betamethasone）的自氧化机理进行了细致的研究，提出了反应式（3.41）所示的降解机理[82]。

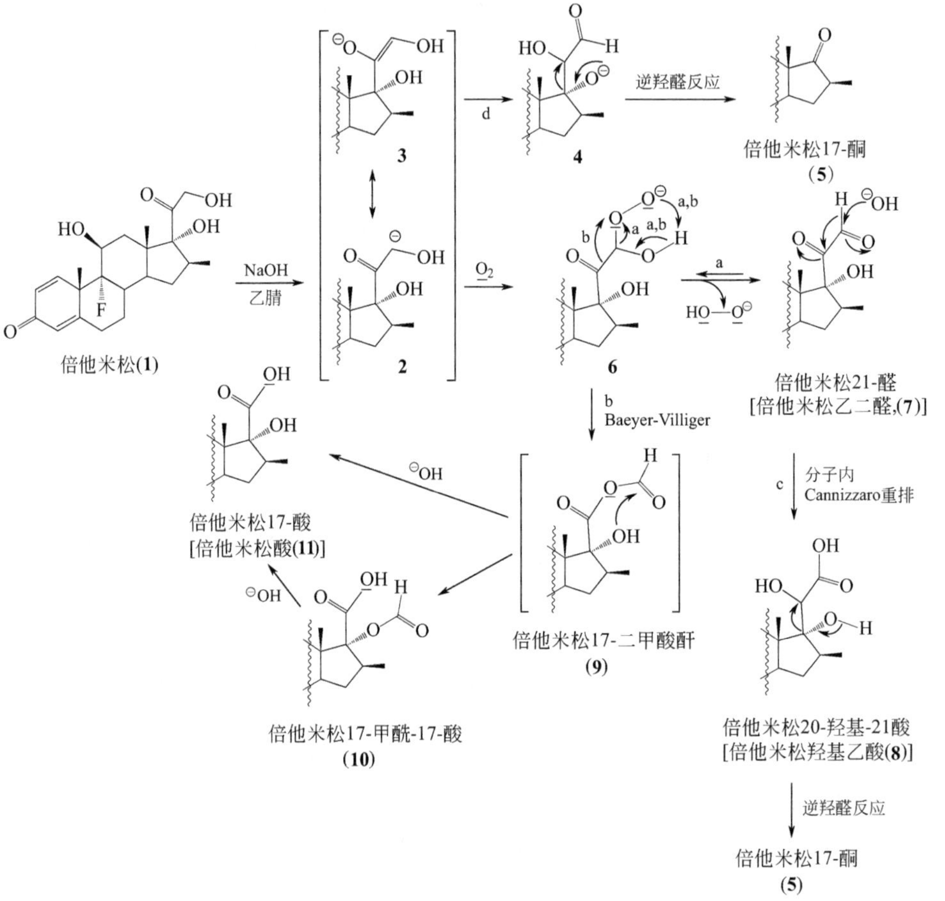

3

4

逆羟醛反应

倍他米松17-酮
(5)

2

NaOH
乙腈

O_2

6

a,b

a,b

a,b

a

b

b

a

$HO^⊖\ —O^⊖$

倍他米松21-醛
[倍他米松乙二醛,**(7)**]

倍他米松(1)

HO

F

O

OH

OH

O

b
Baeyer-Villiger

c
分子内
Cannizzaro重排

倍他米松17-酸
[倍他米松酸(11)]

$^⊖OH$

$^⊖OH$

倍他米松17-二甲酸酐
(9)

倍他米松17-甲酰-17-酸
(10)

倍他米松20-羟基-21酸
[倍他米松羟基乙酸(8)]

逆羟醛反应

倍他米松17-酮
(5)

(3.41)

此机理似乎可以解释以 1,3-二羟基丙酮为侧链的糖皮质类固醇的大部分氧化降解行为，这不仅包括倍他米松，氢化可的松[164]、泼尼松龙（prednisolone）[165]和地塞米松[7,166]也在其列。在地塞米松的某眼药水混悬液制剂中[166]，分离出了一个降解产物地塞米松 17-甲酰-17-酸（dexamethasone 17-formyloxy-17-acid），研究人员根据这个降解产物的出现，推测其降解路径中应存在地塞米松酸酐（dexamethasone anhydride），其结构类似反应式（3.41）中的化合物 **9**，这些结果进一步肯定了反应式（3.41）中提出的降解机理对于这一类糖皮质类固醇的普适性。

若药物分子中存在更酸性的 CH_n，碳负离子/烯醇负离子介导的自氧化反应甚至可以自发进行，例如，布泰其安（phenylbutazone）在硅胶薄层色谱板上会迅速发生自氧化而产生两个主要降解产物：4-羟基布泰其安（4-hydroxyphenyl butazone）和 N-(α-酮己酰) 腙苯 ［N-(α-ketocaproyl) hydrozobenzene］[167]，反应式（3.42）所示的机理可以很好地解释此化合物为何对氧化如此敏感，原作者所提出的机理与此略有不同。

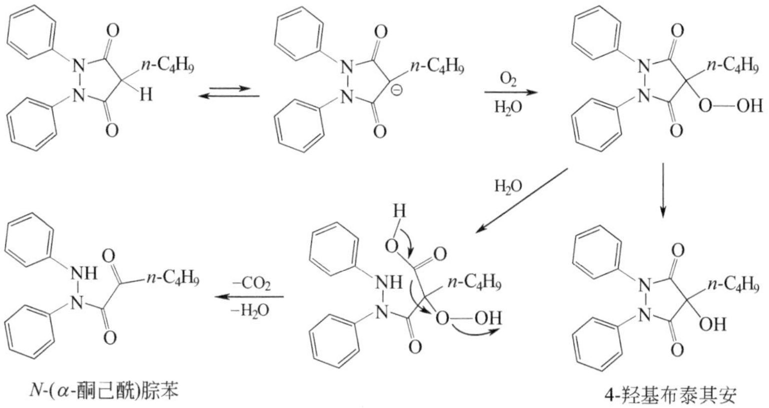

$$(3.42)$$

N-(α-酮己酰)腙苯   4-羟基布泰其安

　　一些布泰其安的固体制剂中含有抗酸成分，这些制剂中布泰其安发生显著的氧化和水解降解，其降解行为与碱催化自氧化机理吻合。

3.5.8　含醇、醛和酮官能团药物的氧化

　　伯醇氧化生成醛，仲醇氧化生成酮，而此两者似乎都经历自由基机理。Williams 等人以电子自旋共振（EPR）研究了无定形态的含羟基药物分子的自氧化，实验中发现并归属了两类自由基：碳自由基和过氧自由基[168]。乙醇和异丙醇分子中，羟基 α 位的 C—H 键的离解能（bond dissociation energies，BDE）分别为 93kcal/mol[54,169] 和 91kcal/mol[54]，这略高于氢过氧化物中 O—H 键的离解能（约 88～90kcal/mol）[170,171]。由于乙醇和异丙醇可分别看作是典型的伯醇和仲醇，以上的离解能数值的比对意味着由过氧自由基主导的、典型的伯醇和仲醇的自氧化反应往往是速度缓慢的。生成的醛/酮可通过自由基或非自由基途径被进一步氧化，醛往往会通过自由基介导氧化路径，最终被氧化为羧酸，其间会先后涉及酰基自由基和过氧酸中间体[172]。一个较常见的非自由基氧化途径则是拜耳-维立格氧化（Baeyer-Villiger oxidation）：酮被氧化为酯；环酮成为内酯；醛生成羧酸或甲酸酯[136,173]。上述降解路径总结于反应式（3.43），其中的氧化剂可以是过氧化氢或过氧酸，而后者可看作是过氧化氢的活化形态。Criegee 中间体中，不同类型的基团（R^1 和 R^2）有不同的迁移倾向，一般来说，某些类型的基团会优先迁移，但也受底物结构和反应条件的制约[136]。为了方便讨论，在反应式（3.43）的表述中假定 R^2 更容易迁移。

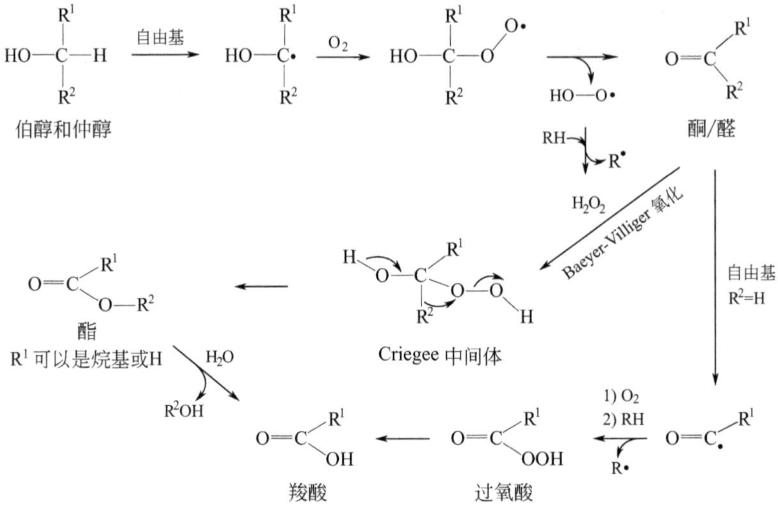

伯醇和仲醇 —自由基→ ⋯ —O₂→ ⋯ → 酮/醛 （3.43）

Baeyer-Villiger 氧化 H₂O₂ RH → R•

酯 Criegee 中间体

R¹ 可以是烷基或 H H₂O R²OH

羧酸 过氧酸 自由基 R²=H 1) O₂ 2) RH

似乎伯醇或仲醇的自氧化案例在药物分子中并不多见，这或许可归因于本章前面所探讨过的伯醇或仲醇的自氧化反应实际上进行得相当缓慢。一个值得注意的例子是，某些糖皮质类固醇药物的溶剂化物晶体中，11β-羟基易发生自氧化[174]，例如 21-叔丁基乙酸氢化可的松（hydrocortisone 21-*tert*-butylacetate）的某一溶剂合物晶体，可自发氧化为相应的 11β-羰基（11β-keto）化合物［即 21-叔丁基乙酸可的松（cortisone 21-*tert*-butylacetate），反应式（3.44）］。这个溶剂化物在不特别受控的环境中保存 1～2 年，会有约 40%的 11β-羟基被氧化。

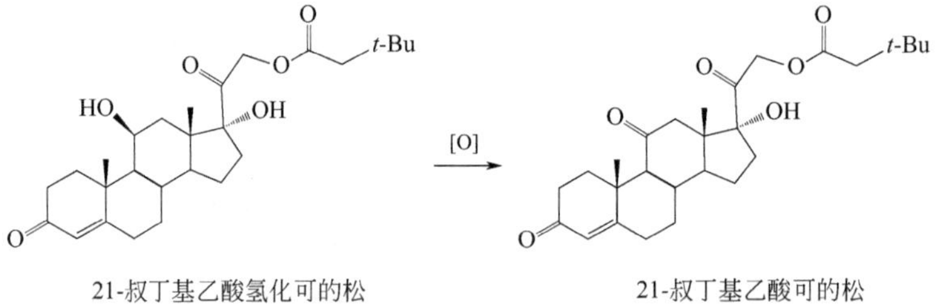

21-叔丁基乙酸氢化可的松 —[O]→ 21-叔丁基乙酸可的松 （3.44）

与之形成明显对比的是，此化合物的非溶剂化晶体在相同条件下却非常稳定。参考 Lin 等人所测定的多种晶型的晶体结构，溶剂化晶体容易发生自氧化是因为此晶型中存在便于氧气分子渗入的通道[175]，此研究中并未讨论化学反应机理，然而我们可以假定 11β-羟基（11β-hydroxyl）自氧化为 11β-羰基（11β-keto）是经历了自由基机理，如反应式（3.43）所示。

另一个例子是地塞米松（dexamethasone）的眼用悬浊液，在数批过期制剂中发现，其 21-羟基（伯醇）被氧化为 21-醛[166]。生成的醛进一步氧化生成地塞米松 17-甲酰氧基-17-甲酸（dexamethasone 17-formyloxy-17-acid），这个过程很可能经历了拜耳-维立格氧化反应［反应式(3.45)］。

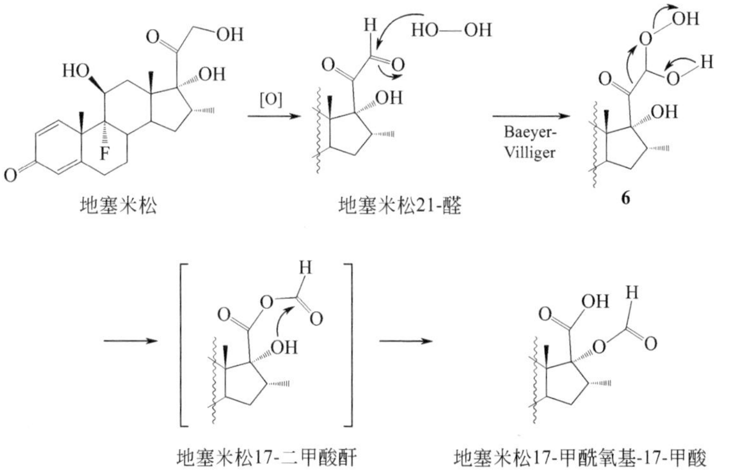

(3.45)

地塞米松17-二甲酸酐　　　地塞米松17-甲酰氧基-17-甲酸

含羟基的制剂辅料使用广泛，比如苄醇、聚乙二醇（PEG）、聚山梨醇酯，因此其自氧化也是值得讨论的。一般在制剂中加入 3%～5%的苄醇作为防腐剂[176]，众所周知，苄醇容易发生自氧化，产生少量的苯甲醛[177-179]。Abend 等人发现，生成的苯甲醛可与两分子的苄醇反应生成苯甲醛苄基缩醛[180]，该缩醛可以和各种含羟基的辅料（比如丙二醇）发生醇交换（alcohol exchange）形成干扰性杂质，这可能对分析方法开发造成很大困难。这种情形总结在反应式（3.46）中。

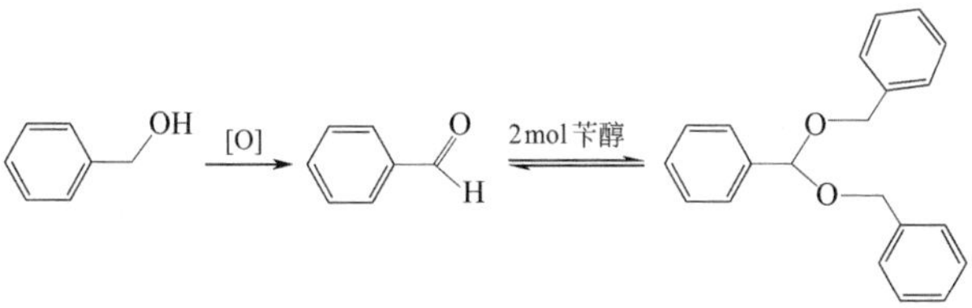

(3.46)

聚乙二醇（PEG）和聚山梨醇酯（聚山梨醇酯 20 和聚山梨醇酯 80，其对应的商品名分别为吐温 20 和吐温 80）是非离子型去污剂和乳化剂，广泛用于药物制剂。这两种低聚物或聚合物的关键结构都是聚乙氧基化脂肪醇，通式为 R—$(OCH_2CH_2)_n$—OH。长期以来，人们已经知道 PEG[181,182]和聚山梨醇酯[183]在不特别控制的贮存条件下容易发生自由基介导的自氧化，这是因为聚乙氧基化脂肪醇结构的自氧化降解：在此过程中不仅末位的羟基容易自氧化，大量的醚键也可被氧化生成醛，包括甲醛、甲酸[184]、烷氧基甲酸酯[185]，以及多种过氧化物（包括过氧化氢）[41]。尽管这其中的降解机理尚未完全弄清，但基于已发表的研究结果，整个降解过程可在反应式（3.47）中加以总结。

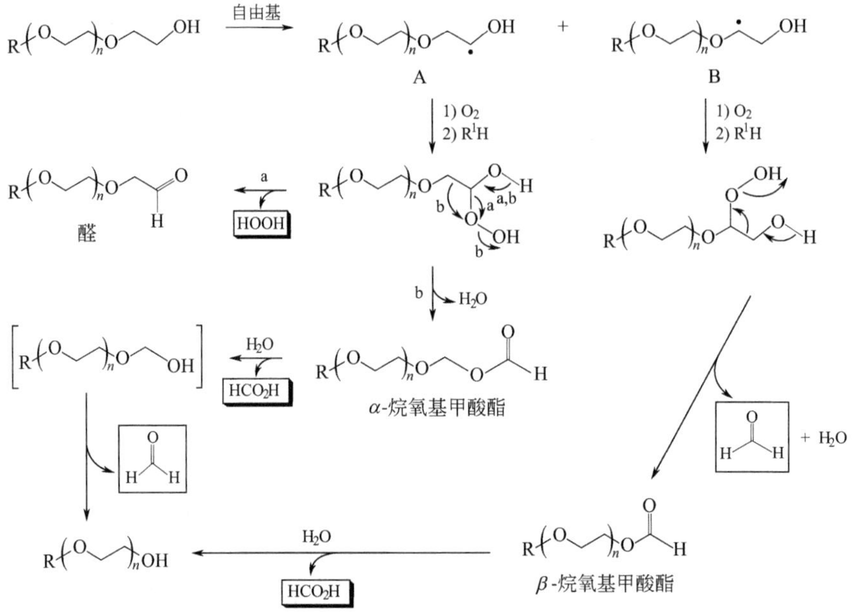

$$(3.47)$$

上述自氧化非常可能受到具有氧化还原活性的过渡金属离子的催化（详见 3.2.1 小节）。总的来说，会形成两种碳自由基：一种是处于末端羟基 α 位的自由基（自由基 A），另一种是处于醚的 α 位的自由基（自由基 B）。自由基 A 和 B 分别与氧分子反应产生相应的过氧自由基，后者随后夺氢生成过氧化物。由自由基 A 生成的过氧化物恰是 Criegee 中间体[186,187]，它有两种分解途径：①发生消除反应，离去 H_2O_2 而生成醛；②发生类似于 Baeyer-Villiger 氧化反应的重排，生成 α-烷氧基甲酸酯。而由自由基 B 生成的过氧化物可发生碳-碳键断裂而形成甲醛和 β-烷氧基甲酸酯，此机理由 Waterman 提出[50,184]。已有报道结构类似的 β-羟基过氧化物可发生相仿的碳-碳键断裂，生成 α,ω-二酮[188]或二醛[189]。

由于酮的氧化而引起的药物降解中值得讨论一下的是替拉扎特甲磺酸酯（tirilazad mesylate）在酸性溶液中的自氧化[190]，此药物是一个 21 位氨基取代的类固醇，一般选用溶解性最佳的 pH＝3.0 作为制剂条件。此化合物的 α-氨基酮结构的氧化是这个药物分子的两种主要降解途径之一，这个氧化根据 Wenkert 等人的研究[192]，其反应过程应该是，过氧化物加成酮羰基，生成 Criegee 中间体后发生 Grob 裂解[191]而生成羧酸和亚胺离子。亚胺离子可被另一分子的过氧化氢进一步氧化成为甲酰胺，并最终水解为胺；抑或亚胺中间体可直接被水解而生成胺降解物。虽然原作者并未讨论亚胺离子直接水解的可能性，但考虑到 Wenkert 的实验使用甲醇为溶剂[192]，而替拉扎特甲磺酸酯的自氧化研究则完全是在水溶液中进行的[190]，亚胺直接水解成为主要降解途径亦并不突兀。此外，原作者仅观测到少量的甲酰胺，这与亚胺离子倾向于直接水解的机理相吻合，整个降解机理见反应式（3.48）。

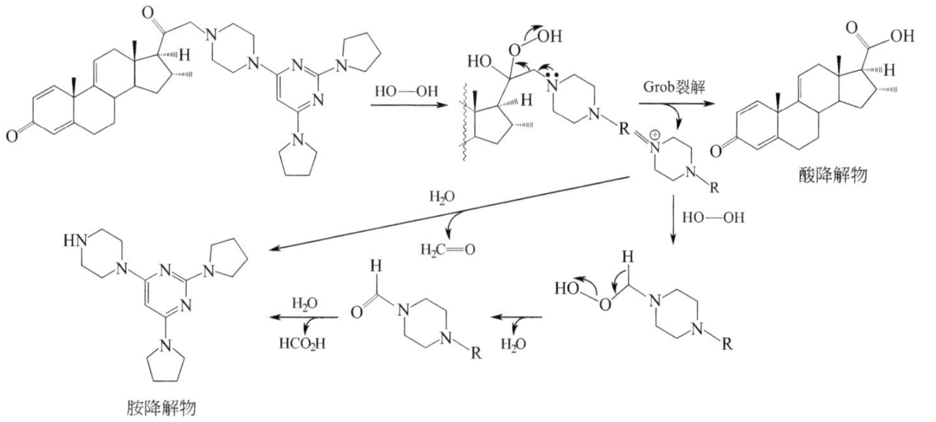

(3.48)

共轭酮也容易发生 Baeyer-Villiger 反应而被氧化，例如含有环己烯酮 A 环的类固醇发生拜耳-维立格氧化，氧原子插入到六元环内，降解为相应的烯醇内酯[193,194]，同时还观测到少量环氧化物［反应式（3.49）］。

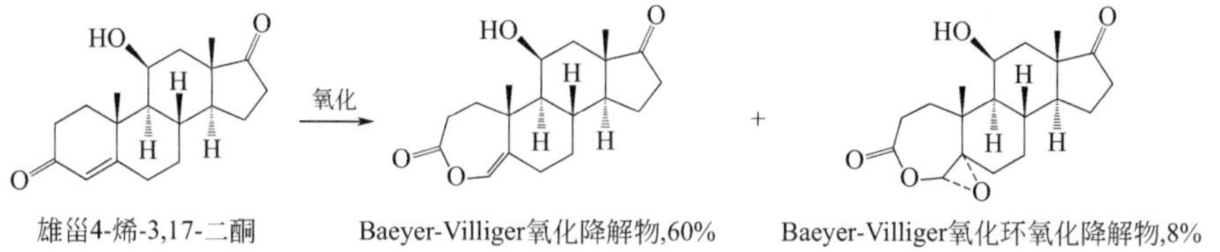

雄甾4-烯-3,17-二酮　　Baeyer-Villiger氧化降解物,60%　　Baeyer-Villiger氧化环氧化降解物,8%

(3.49)

在此类共轭体系中，往往会是乙烯基发生迁移[195]，但也有例外见于报道[196,197]。

3.5.9　芳香环的氧化：酚、多酚和醌的生成

人们很早就知道，在药物体内代谢中，不活泼的芳香环（比如单烷基取代的苯环）发生羟基化是很常见的氧化降解途径[198]，但是此类反应在药物的自氧化中却并不显著，仅有少数实例见诸报道。原则上，由 Udenfriend 反应或 Fenton 反应生成的 HO·可与不活泼的苯环反应，但药物分子中往往存在某些"热点"更容易被 HO·或其在 Udenfriend 降解路径中的前体 H_2O_2 所氧化，这或许能解释不活泼苯环的羟基化为何在药物降解中并不那么显著。

Wu 等人报道了凝血酶抑制剂 L-375378 在片剂和静脉注射（i.v.）溶液制剂中的氧化降解[199]。

各种氧化反应发生的"热点"在图 3.12 中已经做出了标示，在已被表征的氧化降解物中，L-375378 的三种苯环羟基化产物，即对位、间位和邻位的羟基

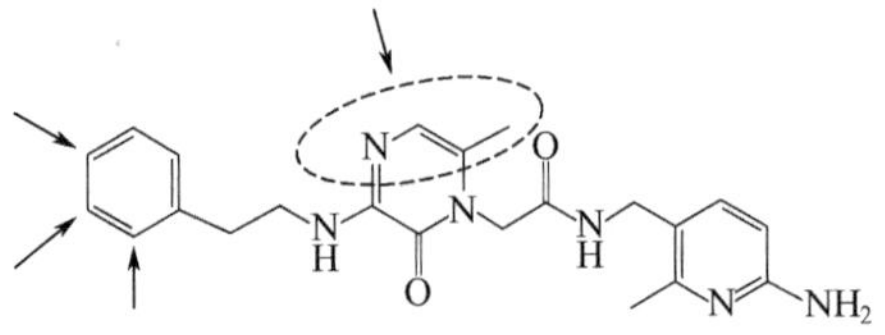

图 3.12 L-375378 的结构式

（箭头标示出各个氧化位点）

化产物，仅为相对次要的降解物，而药物制剂中观察到的两种主要降解物为破坏其中心六元杂环的产物。虽然原作者并未提出相应的降解机理，但是苯环上的单氧化似乎是由于羟基自由基或其等价物进攻苯环所生成的。活性氧可以是通过 Fenton 反应或者 Udenfriend 反应所产生的，而制剂的组分可以使 3.2.1 小节所讲述的任何一种可能的氧化降解途径成为可能。另外，中心六元杂环的破坏很可能起始于杂环上方的双键形成环氧键，所有的氧化降解路径总结于反应式（3.50）中。

制剂中的主要降解产物 1 和 2 同时也是双氧水强降解 L-375378 时的主要降解产物，这也与上文提出的降解途径相符。此降解途径也可以看作是经历环氧化物中间体的自氧化（3.5.2 小节），苯乙基胺结构可能促进了环氧化物中间体的形成 [反应式（3.50）]。

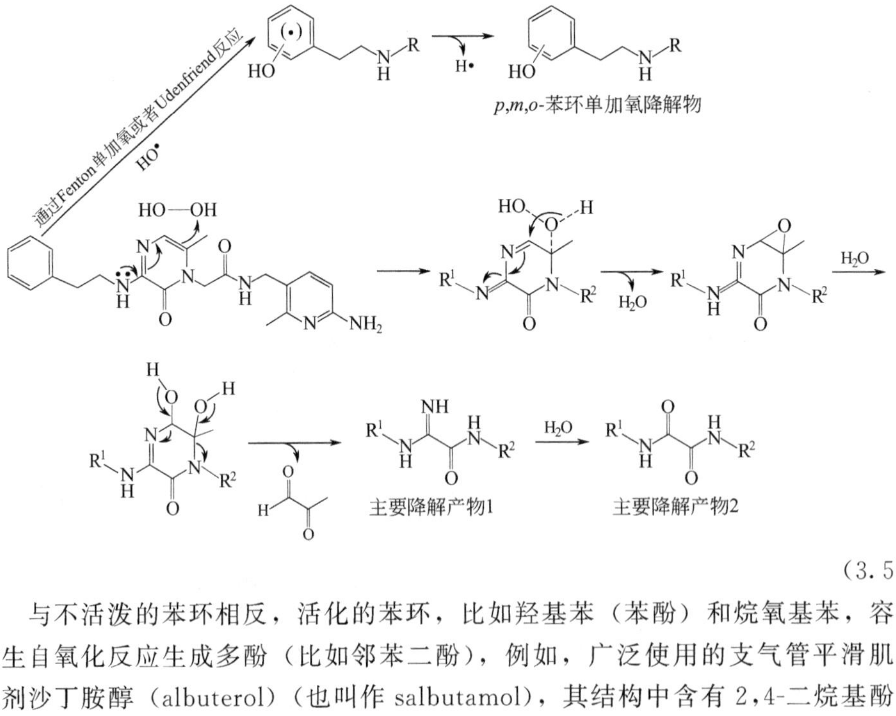

（3.50）

与不活泼的苯环相反，活化的苯环，比如羟基苯（苯酚）和烷氧基苯，容易发生自氧化反应生成多酚（比如邻苯二酚），例如，广泛使用的支气管平滑肌松弛剂沙丁胺醇（albuterol）（也叫作 salbutamol），其结构中含有 2,4-二烷基酚结构，在不特别控制的贮存条件下，很容易发生自氧化生成 5-羟基沙丁胺醇（5-hydroxyalbuterol）[200]。虽然原作者并未给出明确的降解机理，但显而易见，其自氧化极有可能是以形成酚氧自由基开始，此自由基可与三种碳自由基构成共振［反应式（3.51）］。

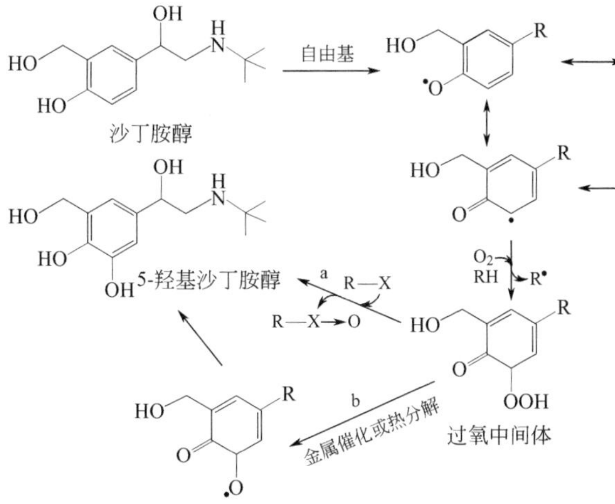

$$(3.51)$$

自由基位于六元环的 5 位时，空间位阻最小，它与氧气反应生成 5-过氧（5-peroxyl）中间体之后，有两条路径生成 5-羟基沙丁胺醇：若存在某些还原性物质则被直接还原（路径 a）；受过渡金属离子催化或热解生成 5-氧自由基（5-oxy radical，路径 b）。

多羟基化芳烃因羟基或类似基团（比如甲氧基）的强供电子作用而成为非常富电子的化合物，因此是强还原剂，尤其是含有 1,2-或 1,4-二羟基苯基结构的药物极其容易发生自氧化而生成相应的 1,2-苯醌或 1,4-苯醌，此过程经历半醌中间体。苯醌是良好的 Michael 受体，故而可以和亲核试剂反应生成 1,4-Michael 加成产物。后者通常进一步氧化生成 4 位取代的苯醌。以肾上腺素为例，上述所有的降解途径总结于反应式（3.52）[201,202]。

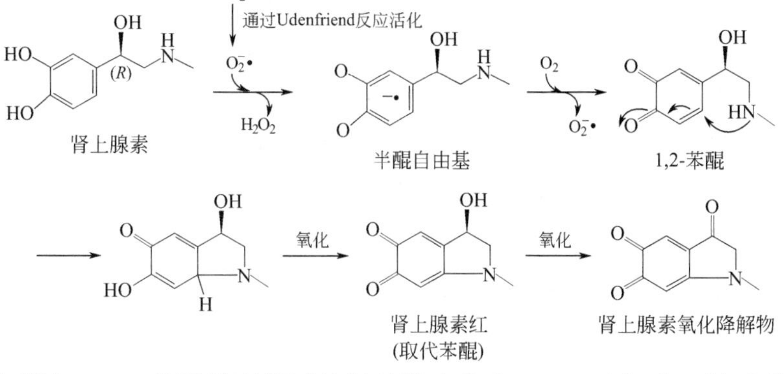

$$(3.52)$$

在上例中，1,2-苯醌受到邻近的氨基进攻发生 Michael 加成，随后进一步氧化生成最终的取代苯醌。若分子内缺少类似的亲核基团，则苯醌可与起始原料（邻苯二酚结构）反应生成半醌[203]，如此一来则自氧化变成自催化：作为中间体的苯醌，参与反歧化反应（comproportionation）而促进邻苯二酚的氧化，故此这邻苯二酚会发生更进一步的自氧化。

在另一个活化的芳香环被氧化的例子中，Auclair 和 Paoletti 发现抗癌药 9-羟基玫瑰树碱（9-hydroxyellipticine）在碱性水溶液中可容易地发生自氧化生成相应的苯醌亚胺（9-oxoellipticine）、9-羟基玫瑰树碱二聚体和过氧化氢［反应式（3.53）］[204]。EPR 实验显示，此自氧化过程起始于此药物分子的自由基和 O_2^-·的形成，这两种自由基可发生相应的歧化反应而分别生成过氧化氢和苯醌亚胺，后者可与 9-羟基玫瑰树碱反应生成二聚体。

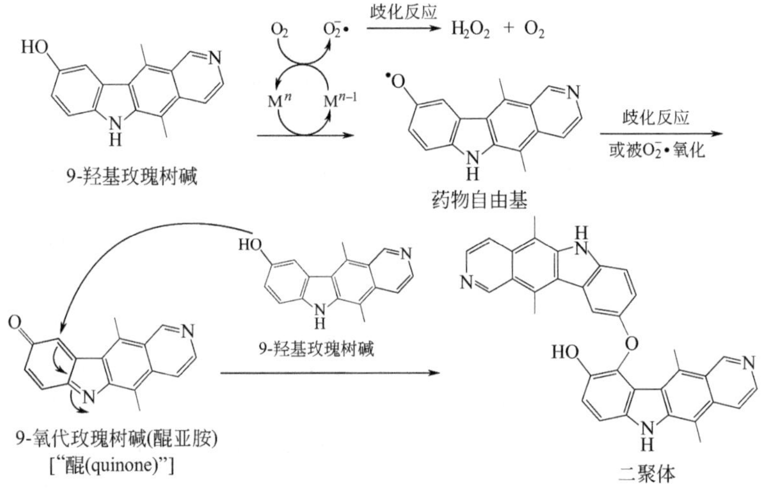

9-羟基玫瑰树碱

药物自由基

9-氧代玫瑰树碱(醌亚胺)
［"醌(quinone)"］

9-羟基玫瑰树碱

二聚体

$$(3.53)$$

这个自氧化机理与反应式（3.52）略有不同，反应式（3.52）的机理是假定 O_2^-·作为氧化剂参与反应，但在本例中，氧分子"直接"充当氧化剂（通过痕量的具有氧化还原活性的过渡金属离子催化）。在目前这个案例中，过渡金属离子有可能直接与 9-羟基玫瑰树碱药物分子络合，因此这可能是一个氧化底物（药物）既充当络合剂，又充当还原剂的 Udenfriend 型自氧化反应。本书作者的这一假设与 Auclair 和 Paoletti 观测到的实验结果相符[204]：在体系中加入 EDTA 可明显减少药物分子的自氧化，这是因为 EDTA 可扰乱药物分子与过渡金属离子和氧分子三者之间形成的络合。自氧化过程中生成的具有反应活性的物质，即反应式（3.53）中所显示的 O_2^-·、药物分子的自由基和苯醌，都具有潜在的细胞毒性，据猜测此药物的抗肿瘤活性取决于这些细胞毒物质的形成。

吗啡及其相关药物，比如纳洛酮（naloxone）、纳布啡（nalbuphine）和氧吗啡酮（oxymorphone）[205]，含有邻烷氧基苯酚结构，可自氧化进而发生 C—C 偶联生成 2,2'-二聚物。以吗啡为例，降解生成的 2,2'-吗啡二聚物（2,2'-morphine dimer）又名假吗啡（pseudomorphine）。此二聚反应很可能是先生成酚氧自由基，随后自由基共振到苯环的 2 位或 4 位，2 位自由基进攻另一个吗啡分子而生成二聚体的自由基，后者应很容易自氧化而最终生成假吗啡，此用吗啡作为例子而提出的机理[206]见反应式（3.54）。

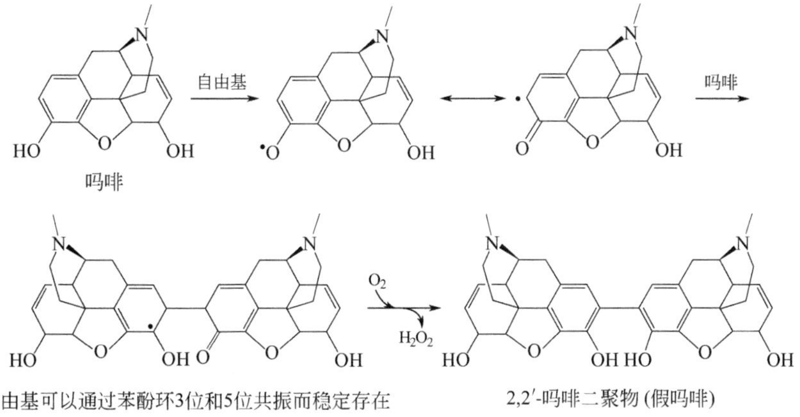

$$(3.54)$$

3.5.10 芳香杂环的氧化

芳香杂环，比如咪唑、吲哚、吡啶以及其他含有杂原子的稠环，是各种药物分子常有的结构特征，含有咪唑环的小分子药物包括好几个唑类抗真菌药：克霉唑（clotrimazole）、益康唑（econazole）、酮康唑（ketoconazole）、异康唑（iso-conazole）以及咪康唑（miconazole）。在蛋白或多肽类药物中，含有咪唑环的组氨酸残基是这类药物参与对金属离子络合的关键组分之一，但这也使得组氨酸残基容易遭受由过渡金属离子介导的自氧化降解，尤其是铜离子介导的自氧化。由多个研究小组取得的成果可知，在过渡金属离子催化的 Fenton 体系中，组氨酸残基被氧化为 2-氧代组氨酸[207-209]，在这个氧化过程中，研究人员推测 HO· 是进攻咪唑环 2 位的活性氧 [路径 a，反应式（3.55）][210]。但是不久前，有人使用 EPR 研究了组氨酸的氧化过程，却发现羟基自由基主要进攻咪唑环的 4 位而形成 5 位自由基，而并非是之前推测的进攻 2 位（即路径 b）[211]。为了解释最终产物 2-氧代组氨酸的形成，Schöneich[210] 提出 5 位自由基脱水生成另一个自由基中间体（路径 b1）。本书作者则提出了另一条可能的路径，它也能最终形成 2-氧代组氨酸（路径 b）。以上所讨论的反应机理见反应式（3.55）。

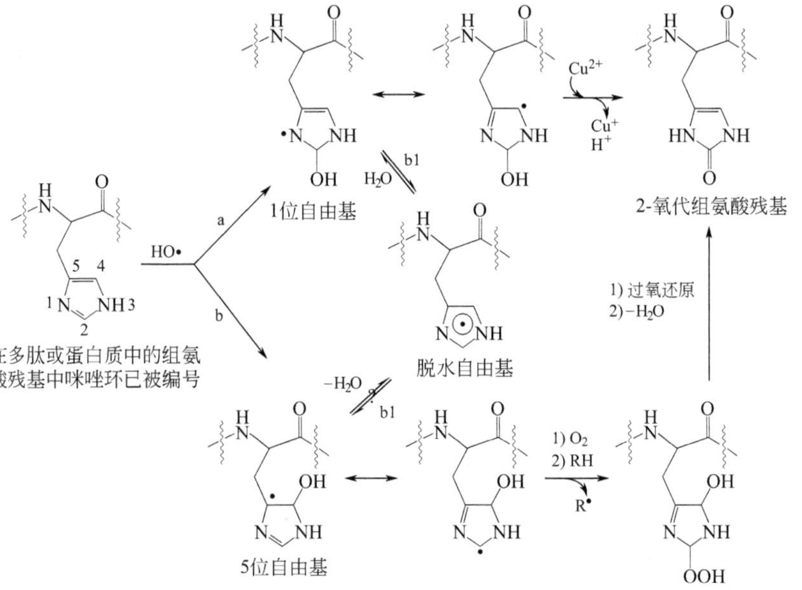

$$(3.55)$$

如何解释组氨酸的氧化途径会更可能经历路径 b 而不是路径 a 呢？这或许可以用到下面的解释：一方面，5 位自由基是叔碳位上的自由基，它比在 2 位上所形成的仲碳自由基更稳定；另一方面，以同位素标记的 $H_2^{18}O$ 进行实验，却没能在 2-氧代组氨酸中发现 ^{18}O [210]。这表明路径 b1 基本上是不可能的，因为脱水而形成的自由基中间体会再次水解，那必然会有一部分终产物 2-氧代组氨酸中的氧原子来自于水，这一实验结果与路径 b1 相悖。

上文提过的另一个唑类抗真菌药咪康唑（miconazole），其分子中存在 1-N 取代的咪唑环，由于这个氮位置的取代，此咪唑环的氧化行为可能不同于组氨酸残基。本书作者检索了文献并未发现对此分子中咪唑环的自氧化研究，但有一例使用自由基引发剂 AIBN（azobisisobutyronitrile）的强降解反应例外（AIBN 常用于模拟药物分子的自氧化降解）[212]，此强降解研究中，1-氮位取代的咪唑环被氧化为 2,4,5-三氧代咪唑（2,4,5-trioxoimidazole）。由于已知单线态氧分子与咪唑环反应可产生不稳定的二氧合（dioxygenated）中间体[213-215]，原作者推测三线态氧分子可发生同样的反应。但是，反应式（3.56）所示的机理也可以解释 2,4,5-三氧代咪唑（2,4,5-trioxoimidazole）的生成，而且这个机理只涉及三线态氧分子且不违背自旋守恒规则。

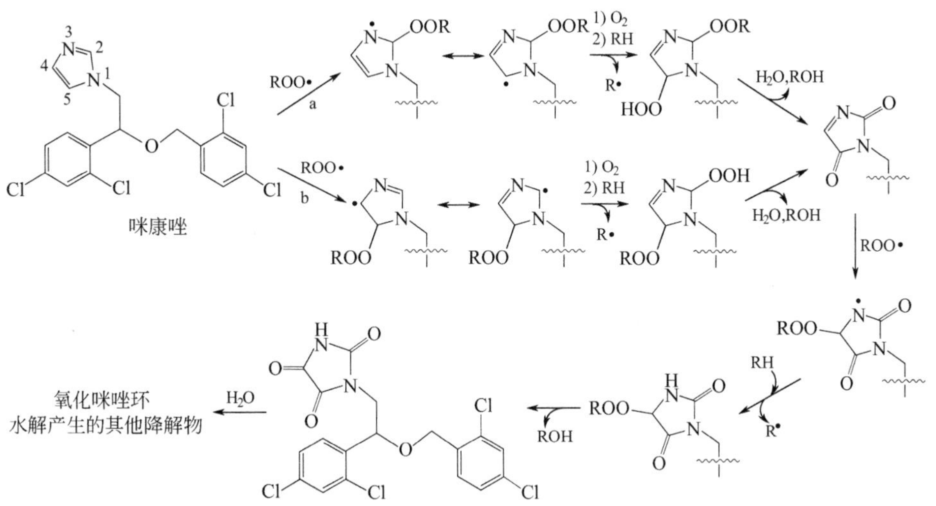

$$(3.56)$$

上述机理中，由 AIBN 产生的大量过氧自由基可进攻咪唑环的 2 位（路径 a）或 5 位（路径 b），生成两种由于共振而相对稳定的自由基中间体[见反应式 (3.56)]，随后与三线态氧分子反应生成相应的过氧自由基，后者夺氢成为相应的过氧化物，这两个过氧化物消除脱去水和醇亦可生成同样的 2,5-二氧代咪唑（2,5-dioxoimidazolyl）中间体，此物进一步被另一个由 AIBN 产生的过氧自由基氧化则生成最终降解产物 2,4,5-三氧代咪唑（2,4,5-trioxoimidazole）。

吲哚环是众多天然产物分子中的常见结构[216]，而天然产物是新药分子的重要来源[217]。吲哚环也是蛋白质氨基酸中最具有疏水性的色氨酸的侧链，含色氨酸残基的多肽和蛋白在 280nm 的紫外吸收主要就是这个侧链的吸收引起的。吲哚环的氧化反应中，最显著的莫过于稠合吡咯环的氧化，3.5.2 小节中曾以吲哚美辛（indomethacin）为例讨论过此反应。由于吲哚环在蛋白和多肽中的重要性，我们将在第 7 章"生物药的化学降解"进一步讨论其自氧化降解。

最不容易被氧化的是吡啶环，这是一个缺电子物类、弱碱和弱亲核剂，因此，吡啶环在亲电氧转移机理为主导的自氧化条件下一般能保持稳定[66]。但是，在药物体内代谢中时常发现吡啶的 N-氧化物[218]。

3.5.11　其他零星的氧化降解案例

人们曾尝试把硼原子引入到药物分子中，但成功案例不多，硼替佐米（bortezomib）可能是唯一被批准的含硼的药物❶，它是个首创的基于二肽基硼酸结构的 20S 蛋白酶体的强抑制剂，用于治疗复发性多发性骨髓瘤。在其制剂处方前研究中，Wu 等人发现此药物在溶液中很容易发生自氧化，产生两个羟基化

───────────────

❶　在英文版写作之时硼替佐米是唯一的上市含硼药物。

的主要降解产物，并伴随有几个次级降解产物[219]。这两个主要降解产物是一对差向异构体：羟基所在的那个碳原子的手性不同。为了解释这对非对映异构体的生成，原作者猜想羟基降解物 **1** 可能脱水形成相应的酰化希夫碱，后者可发生水合导致消旋化后生成降解物 **2**［反应式（3.57）］。

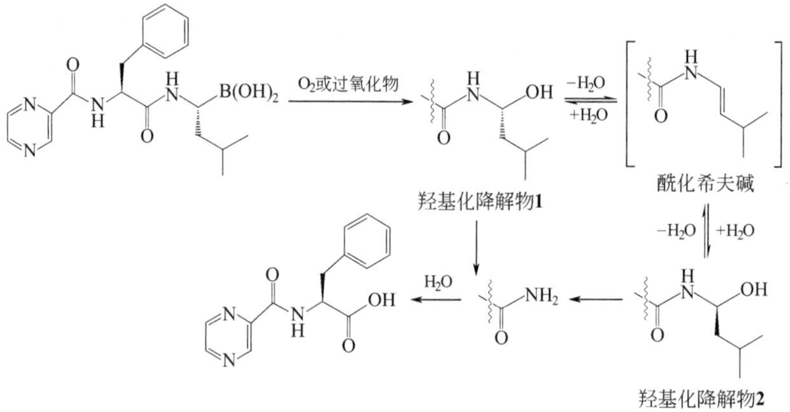

$$(3.57)$$

然而在药物代谢研究中，Latutti 等人观测到了两个过氧化物中间体，后者可转化为上述的两个羟基化降解产物[220]。而且他们还观察到了另外两个重要事实：其一，羟基化降解产物的氧原子全部来自于氧气而非水分子（分别以同位素标记的 $^{18}O_2$ 和 $H_2^{18}O$ 实验可知），这排除了希夫碱引起消旋化的机理。其二，以 $FeSO_4$ 强降解硼替佐米（bortezomib）溶液所得到的降解杂质谱与体内产生的代谢物分布非常相似。这些结果足以说明其化学降解与体内代谢经历了相似的降解途径，基于所有这些实验中观测到的现象，我们可以提出反应式（3.58）所示的化学降解机理。

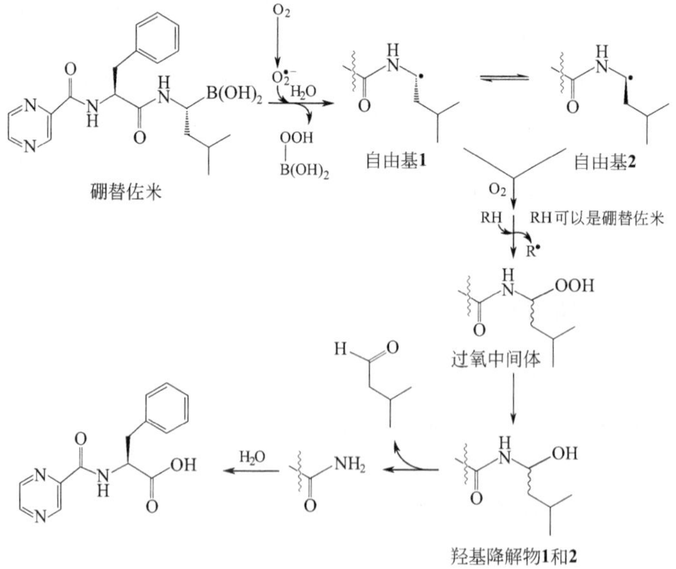

$$(3.58)$$

两个研究小组都观测到了相当多的羟基化降解物 **2**（hydroxyl degradant 2），

表明硼替佐米的主要降解是氧化，而这个氧化过程可以由自由基机理得到合理的解释，并且这个自由基机理也能够解释硼替佐米（bortezomib）产生的大量消旋化。曾有报道，烷基硼酸酯既可发生非自由基介导（或称极性）的氧化反应，也可发生自由基介导的氧化反应[221]，在非自由基（极性）氧化降解机理中，烷基保持了其原始构型。而在反应式（3.58）所示的自由基机理下，硼替佐米可充当 H·供体（RH），这个过程中将又产生一个自由基 1（radical 1）。值得一提的是，Wu 等人的制剂处方前研究[219]发现，加入维生素 C 或 EDTA 会促进硼替佐米（bortezomib）的氧化，这有可能又是一个由尤顿弗兰德反应（参见 3.2.1 小节）引发的自氧化降解的一个案例。

参考文献

[1] Lumberg W O. （ed）, *Autoxidation and Antioxidants*, John Wiley & Sons, 1961, Vol. 1, p. 2.

[2] Willstatter R, Stoll A. *Justus Liebigs Ann. Chem.*, 1911, **387**, 317.

[3] Willstatter R, Stoll A. in *Untersuchungen uber Chlorophyll*, Springer, Berlin, 1913.

[4] Miller D M, Buettner G R, Aust S D. *Free Rad. Biol. Med.*, 1990, **8**, 95.

[5] Eberhardt M K. *Reactive Oxygen Metabolites*, CRC Press, Boca Raton, FL, 2001.

[6] Zhu B-Z, Shan G-Q. *Chem. Res. Toxicol.*, 2009, **22**, 969.

[7] Edmonds J S, Morita M, Turner P, Skelton B W, White A H. *Steroids*, 2006, **71**, 34.

[8] Harmon P A, Biffar S, Pitzenberger S M, Reed R A. *Pharm. Res.*, 2005, **22**, 1716.

[9] Fenton H J H. *J. Chem. Soc. Trans.*, 1894, **65**, 899.

[10] Haber F, Weiss J J. *Proc. R. Soc. London*, Ser. A, 1934, **147**, 332.

[11] Udenfriend S, Clark C T, Axelrod J, Brodie B B. *J. Biol. Chem.*, 1954, **208**, 731.

[12] Reed C A. in *The Biological Chemistry of Iron*, ed. Dunford H B, Dolphin D, Raymond K M, Sieker L, Reidel D. Dordrecht, 1982, pp. 25-42.

[13] Schwarzenbach G, Heller J. *Helv. Chim. Acta*, 1951, **34**, 576.

[14] Koppenol W H, Butler J. *Adv. Free Radical Biol. Med.*, 1985, **1**, 91.

[15] Walling C. *Acc. Chem. Res.*, 1975, **8**, 125.

[16] MacFaul P A, Wayner D D M, Ingold K U. *Acc. Chem. Res.*, 1998, **31**, 159.

[17] Goldstein S, Meyerstein D, Czapski G. *Free Rad. Biol. Med.*, 1993, **15**, 435.

[18] Sawyer D T, Sobkowiak A, Matsushita T. *Acc. Chem. Res.*, 1996, **29**, 409.

[19] Pestovsky O, Stoian S, Bominaar E L, Shan X, Miinck E, Que L J, Bakac A. *Angew. Chem.*, *Int. Ed.*, 2005, **44**, 6871.

[20] England J, Martinho M, Farquhar E R, Frisch J R, Bominaar E L, Miinck E, Que L J. *Angew. Chem.*, *Int. Ed.*, 2009, **48**, 3622.

[21] Bakac A. *Inorg. Chem.*, 2010, **49**, 3584.

[22] Groves J T. *Proc. Natl. Acad. Sci. U. S. A.*, 2003, **100**, 3569.

[23] Rittle J，Green M T. *Science*，2010，**330**，933.

[24] Stadtman E R. *Free Rad. Biol. Med.*，1990，**9**，315.

[25] Stadtman E R，Oliver C N. *J. Biol. Chem.*，1991，**266**，2005.

[26] Dufield D R，Wilson G S，Glass R S，Schoneich C. *J. Pharm. Sci.*，2004，**93**，1122.

[27] Eberhardt M K. *Trends Org. Chem.*，1995，**5**，115.

[28] Kasai H，Nishimura S. *Nucleic Acids Res.*，1984，**12**，2137.

[29] Li M，Carlson S，Kinzer J A，Perpall H J. *Biochem. Biophys. Res. Commun.*，2003，**312**，316.

[30] Engelmann M D，Bobier R T，Hiatt T，Cheng IF. *BioMetals*，2003，**16**，519.

[31] Schwarzenbach G，Heller J. *Helv. Chim. Acta*，1951，**34**，1889.

[32] Bottari E，Anderegg G. *Helv. Chim. Acta*，1967，**50**，2349.

[33] Buettner G H. *Arch. Biochem. Biophys.*，1993，**300**，535.

[34] Ko K M，Yick P K，Poon M K T，Ip S P. *Mol. Cell. Biochem.*，1994，**141**，65.

[35] Aguiar A，Ferraz A. *Chemosphere*，2007，**66**，947.

[36] Biaglow J E，Kachur AV. *Radiat. Res.*，1997，**148**，181.

[37] Alderman B W，Ratliff A E，Wirgau J I. *Inorg. Chim. Acta*，2009，**362**，1787.

[38] Hong J，Lee E，Carter J C，Masse J A，Oksanen D A. *Pharm. Dev. Technol.*，2004，**9**，171.

[39] McGinity J W，Patel T R，Naqvi A H. *Drug Dev. Commun.*，1976，**2**，505.

[40] Huang T，Garceau M E，Gao P. *J. Pharm. Biomed. Anal.*，2003，**31**，1203.

[41] Wasylaschuk W R，Harmon P A，Wagner G，Harman A B，Templeton A C，Xu H，Reed R A. *J. Pharm. Sci.*，2007，**96**，106.

[42] AntonovskiiV L，Khursan S L. *Russ. Chem. Rev.*，2003，**72**，939.

[43] Harmon P A，Kosuda K，Nelson E，Mowery M，Reed R A. *J. Pharm. Sci.*，2006，**95**，2014.

[44] Bard A J，Faulkner L R. in *Electrochemical Methods-Fundamentals and Applications*，John Wiley and Sons，New York，1980.

[45] Koppenol W H. *FEBS Lett.*，1990，**264**，165.

[46] Ingold K U. *Acc. Chem. Res.*，1969，**2**，1.

[47] Howard J A，Ingold K U. *Can. J. Chem.*，1967，**45**，793.

[48] Russell G A. *J. Am. Chem. Soc.*，1957，**79**，3871.

[49] Burton G W，Ingold K U. *J. Am. Chem. Soc.*，1981，**103**，6472.

[50] Waterman K C，Adami R C，Alsante K M，Hong J，Landis M S，Lombardo F，Roberts C J. *Pharm. Dev. Technol.*，2002，**7**，1.

[51] *Handbook of Chemistry and Physics*，75th edn，CRC Press，Boca Raton，FL. 1995.

[52] Jonsson M. *J. Phys. Chem.*，1996，**100**，6814.

[53] Sebbar N，Bozzelli J W，Bockhorn H. *J. Phys. Chem.* A，2004，**108**，8353.

[54] McMillen D F，Golden D. M. *Ann. Rev. Phys. Chem.*，1982，**33**，493.

[55] Cruickshank F R，Benson S W. *J. Phys. Chem.*，1969，**73**，733.

[56] Cruickshank F R，Benson S W. *Int. J. Chem. Kinet.*，1969，**1**，381.

[57] Nip W S，Paraskevopoulos G. *J. Chem. Phys.*，1979，**71**，2170.

[58] Russell G A. *J. Am. Chem. Soc.*，1955，**78**，1035.

[59] Norton C J，Dormish F L，Reuter M J，Seppi N F，Beazley P M. *Ind. Eng. Chem. Prod. Res. Dev.*，1972，**11**，27.

[60] Freyaldenhoven M A，Lehman P A，Franz T J，Lloyd R V，Samokyszyn V M. *Chem. Res. Toxicol.*，1998，**11**，102.

[61] Arafat A M，Mathew S K，Akintobi S O，Zavitsas A A. *Helv. Chim. Acta*，2006，**89**，2226.

[62] Capp C W，Hawkins E G E. *J. Chem. Soc.*，1955，4106.

[63] Toney C J，Friedli F E，Frank P J. *J. Am. Oil Chem. Soc.*，1994，**71**，793.

[64] Thiel W R. *Coord. Chem. Rev.*，2003，**245**，95.

[65] Zhu Z，Espenson J H. *J. Org. Chem.*，1995，**60**，1326.

[66] Szczepek W J，Kosmacinska B，Bielejewska A，Luniewski W，Skarzynski M，Rozmarynowskaa D. *J. Pharm. Biomed. Anal.*，2007，**43**，1682.

[67] Freed A L，Strohmeyer H E，Mahjour M，SadineniV，Reid D L，Kingsmill C A. *Int. J. Pharm.*，2008，**357**，180.

[68] Drago R S，Mateus A L M L，Patton D. *J. Org. Chem.*，1996，**61**，5693.

[69] Payne G B，Deming P H，Williams P H. *J. Org. Chem.*，1961，**26**，659.

[70] Sawaki Y，Ogata Y. *Bull. Chem. Soc. Japan*，1981，**54**，793.

[71] Hovorka S W，Hageman M J，Schoneich C. *Pharm. Res.*，2002，**19**，538.

[72] Balagam B，Richardson D E. *Inorg. Chem.*，2008，**47**，1173.

[73] Bach R D，Glukhovtsev M N，Gonzalez C. *J. Am. Chem. Soc.*，1998，**120**，9902.

[74] Yao H，Richardson D E. *J. Am. Chem. Soc.*，2000，**122**，3220.

[75] Weitz E，Scheffer A. *Chem. Ber.*，1921，**54**，2327.

[76] Bunton C A，Minkoff G J. *J. Chem. Soc.*，1949，665.

[77] Sosnovsky G，Zaret E H. in *Organic Peroxides*，ed. Swern D.，Wiley，New York，1970，Vol. 1，p. 517.

[78] Skibida IP，Sakharov A M. *Catal. Today*，1996，187.

[79] Russell G A. *J. Am. Chem. Soc.*，1954，**76**，1595.

[80] Russell G A，Bemis A G. *J. Am. Chem. Soc.*，1966，**88**，5491.

[81] Barton D H R，Jones D W. *J. Chem. Soc.*，1965，3563.

[82] Li M，Chen B，Monteiro S，Rustum A M. *Tetrahedron Lett.*，2009，**50**，4575.

[83] Hansen J，Bundgaard H. *Int. J. Pharmaceut.*，1980，**6**，307.

[84] Bejan EV，Font-Sanchis E，Scaiano J C. *Org. Lett.*，2001，**3**，4059.

[85] Pan C，Liu F，Ji Q，Wang W，Drinkwater D，Vivilecchia R. *J. Pharm. Biomed. Anal.*，2006，**40**，581.

[86] Mohan A，Hariharan M，Vikraman E，Subbaiah G，Venkataraman B R，Saravanan D. *J. Pharm. Biomed. Anal.*，2008，**47**，183.

[87] *United States Pharmacopoeia 30*，United States Pharmacopoeial Convention，Rockville，MD，p. 1802.

[88] Proksa B. *J. Pharm. Biomed. Anal.*，1999，**20**，179.

[89] Farsam H，Eiger S，Lameh J，Rezvani A，Gibson B W，Sadee W. *Pharm. Res.*，1990，**7**，1205.

[90] Kelly S S，Glynn P M，Madden S J，Grayson D H. *J. Pharm. Sci.*，2003，**92**，485.

[91] Kamel A M，Zandi K S，Massefski W W. *J. Pharm. Biomed. Anal.*，2003，**31**，1211.

[92] Stong J D，Pivnichny JV，Mrozik H，Waksmunski F S. *J. Pharm. Sci*，1992，**81**，1000.

[93] Wang Q，Stong J D，Demontigny P，Ballard J M，Murphy J S，Shim J -S K，Faulkner A J. *J. Pharm. Sci.*，1996，**85**，446.

[94] Javernik S，Kreft S，Strukelj B，Vrecer F. *Pharmazie*，2001，**56**，738.

[95] Smith G B，DiMichele L，Colwell L F，Jr，Dezeny G C，Douglas A W，Reamer R A，Verhoeven T R. *Tetrahedron Lett.*，1993，**49**，4447.

[96] Tomar R S，Joseph T J，Murthy A S R，Yadav DV，Subbaiah G，Krishna Reddy KV S R. *J. Pharm. Biomed. Anal.*，2004，**36**，231.

[97] Huang M L，Peer A V，Robert W，Coster R D，Heykants D V M J，Jonkman A A I. *Pharm. Drug Dispos.*，1993，**54**，257.

[98] Enever R P，Wan Li Po A，Shotton E. *J. Pharm. Sci.*，1979，**68**，169.

[99] Enever R P，Wan Li Po A，Millard B J，Shotton E. *J. Pharm. Sci.*，1975，**64**，1497.

[100] Callen G，Chorghade M S，Lee E C，Nilsen P G，Petersen H，Rustum A. *Heterocycles*，1994，**39**，293.

[101] Zhang X，Foote C S. *J. Am. Chem. Soc.*，1993，**115**，8867.

[102] Li M，Conrad B，Maus R G，Pitzenberger S M，Subramanian R，Fang X，Kinzer J A，Perpall H J. *Tetrahedron Lett.*，2005，**46**，3533.

[103] Boccardi G，Deleuze C，Gachon M，Palmisano G，Vergnaud J P. *J. Pharm. Sci.*，1992，**81**，183.

[104] http：//drugbank. wishartlab. com (last accessed March 2011).

[105] Wang X，Li M，Rustum A M. *Rapid Commun. Mass Spectrom.*，2010，**24**，2805.

[106] Li X，Blondino F E，Hindle M，Soine W H，Byron P R. *Int. J. Pharm.*，2005，**303**，113.

[107] Karki S B，Dinnocenzo J P. *Xenobiotica*，1995，**25**，711.

[108] Karki S B，Dinnocenzo J P，Jones J P，Korzekwa K R. *J. Am. Chem. Soc.*，1995，**117**，3657.

[109] Matsumoto H，Fukumoto M，Ogamo A. *Jpn. J. Forensic Toxicol.*，1998，**16**，164.

[110] Zhao Z Z，Qin X -Z，Wu A，Yuan Y. *J. Pharm. Sci.*，2004，**93**，1957.

[111] Dong J，Karki S B，Parikh M，Riggs J C，Huang L. *Drug Dev. Ind. Pharm.*，posted online on January 23，2012.

[112] Ramanathan R，Su A -D，Alvarz N，Blumenkrantz N，Chowdhury S K，Patrick J E. *Anal. Chem.*，2000，**72**，1352.

[113] Chowdhury S K，Alton K B. *Anal. Chem.*，2005，**77**，3676.

[114] Cope A C，Foster T T，Towle P H. *J. Am. Chem. Soc.*，1949，**71**，3929.

[115] Ma S，Chowdhury S K，Alton K B. *Anal. Chem.*，2005，**77**，3676.

[116] Meisenhemimer J. *Chem. Ber.*，1919，**52**，1667.

[117] De La Mare H E. *J. Org. Chem.*，1960，**25**，2114.

[118] Beckwith A L J，Eichinger P H，Mooney B A，Prager R H. *Aust. J. Chem.*，1983，**36**，719.

[119] Földi Z，Földi T，Földi A. *Chem. Ind.*，1955，1297.

[120] Belgaied J -E，Trabelsi H. *J. Pharm. Biomed. Anal.*，2003，**33**，991.

[121] Emmons W D. *J. Am. Chem. Soc.*，1957，**79**，5528.

[122] Ibne-Rasa K M，Edwards J O. *J. Am. Chem. Soc.*，1962，**84**，763.

[123] Challis B C，Butler A R. in *The Chemistry of the Amino Group*，ed. Patai S. Wiley and Sons，London，1968，pp. 320-338.

[124] Rosenblatt D H，Burrows E P. in *Supplement F：The Chemistry of Amino，Nitroso，and Nitro Compounds and Their Derivatives，Part 2*，ed. Patai S. Wiley and Sons，Chichester，1982，pp. 1085-1149.

[125] Fields J D，Kropp P J. *J. Org. Chem.*，2000，**65**，5937.

[126] Zonta C，Cazzola E，Mba M，Licinia G. *Adv. Synth. Catal.*，2008，**350**，2503.

[127] Shi H -C，Li Y. *J. Mol. Catal. A：Chem.*，2007，**271**，32.

[128] Zheng J，Rustum A M. *J. Pharm. Biomed. Anal.*，2010，**51**，146.

[129] Keana J F W. *Chem. Rev.*，1978，**78**，37.

[130] Jahnke W，Rudisser S，Zurini M. *J. Am. Chem. Soc.*，2001，**123**，3149.

[131] Semmelhack M F，Chou C S，Cortes D A. *J. Am. Chem. Soc.*，1983，**105**，4492.

[132] Leanna M R，Sowin T J，Morton H E. *Tetrahedron Lett.*，1992，**33**，5029.

[133] Malhotra S K，Hostynek J J，Lundin A F. *J. Am. Chem. Soc.*，1968，**90**，6565.

[134] Modena G，Todesco P E. *J. Chem. Soc.*，1962，4920.

[135] Chu J W，Trout B L. *J. Am. Chem. Soc.*，2004，**126**，900.

[136] Krow G R. in *Organic Reactions*，Vol. 43，ed. Paquette L A et al.，John Wiley & Sons，1993，pp. 251-798.

[137] Di Furia F，Modena G. *Pure Appl. Chem.*，1982，**54**，1853.

[138] Miller B L，Williams T D，Schoneich C. *J. Am. Chem.，Soc.*，1996，**118**，11014.

[139] Miller B L，Kuczera K，Schoneich C. *J. Am. Chem. Soc.*，1998，**120**，3345.

[140] Asmus K -D. in *Sulfur-centered Reactive Intermediates in Chemistry and Biology*，ed. ChatgilialogluC. and Asmus K. -D.，NATO ASI Series 197，Plenum Press，New York，1990，pp. 155-172.

[141] Schoneich C，Aced A，Asmus K -D. *J. Am. Chem. Soc.*，1993，**115**，11376.

[142] Bobrowski K，Hug G L，Pogocki D，Marciniak B，Schoneich C. *J. Phys. Chem. B*，2007，**111**，9608.

[143] Schoneich C. *Biochim. Biophys. Acta*，2005，**1703**，111.

[144] Fourre I，Bergès J. *J. Phys. Chem. A*，2004，**108**，898.

[145] Huang M L，Rauk A. *J. Phys. Chem. A*，2004，**108**，6222.

[146] Brunelle P，Rauk A. *J. Phys. Chem. A*，2004，**108**，11032.

[147] Schoneich C. *Arch. Biochem. Biophys.*，2002，**397**，370.

[148] Rauk A，Armstrong D A，Fairlie D P. *J. Am. Chem. Soc.*，2000，**122**，9761.

[149] Glass R S. *Top. Curr. Chem.*，1999，**205**，1.

[150] Nelson E D，Harmon P A，Szymanik R C，Teresk M G，Li L，Seburg R A，Reed R A. *J. Pharm. Sci.*，2006，**95**，1527.

[151] Al Omari M M，Zoubi R M，Hasan E I，Khader T Z，Badwan A A. *J. Pharm. Biomed. Anal.*，2007，**45**，465.

[152] Rosenberg H A，Dougherty J T，Mayron D，Baldinus J G. *Am. J. Hosp. Pharm.*，1980，**37**，390.

[153] Walker S E，Paton T W，Fabian T M，Liu C C，Coates P E. *Am. J. Hosp. Pharm.*，1981，**38**，881.

[154] Bavin P M G，Post A，Zarembo J E. in *Analytical Profiles of Drug Substances*，ed. Florey K. Academic Press，Orlando，1984，Vol. 13，pp. 127-183.

[155] Mihaly G W，Drummer O H，Marshall A，Smallwood R A，Louis W J. *J. Pharm. Sci.*，1980，**69**，1155.

[156] Beaulieu N，Lacroix P A，Sears R W，Lovering E G. *J. Pharm. Sci.*，1988，**77**，889.

[157] Puz M J，Johnson B A，Murphy B J. *Pharm. Dev. Technol.*，2005，**1**，115.

[158] Caplar V，Rendic S，Kajfez F，Hofman H，Kuftinec J，Blazevic N. *Acta Pharm. Jugosl.*，1982，**32**，125.

[159] Connors K A，Amidon G L，Stella V J. *Chemical Stability of Pharmaceuticals: A handbook for pharmacists.* John Wiley & Sons，New York，2nd edn，1986.

[160] Benrahmoune M，Therond P，Abedinzadeh Z. *Free Radicals Biol. Med.*，2000，**29**，775.

[161] Gu L，Chiang H -S，Becker A. *Int. J. Pharm.*，1988，**41**，95.

[162] Mao B，Abrahim A，Ge Z，Ellison D K，Hartman R，Prabhu S V，Reamer R A，Wyvratt J. *J. Pharm. Biomed. Anal.*，2002，**28**，1101.

[163] Reddy L R，Corey E J. *Tetrahedron Lett.*，2005，**46**，927.

[164] Bundgaard H，Hansen J. *Arch. Pharm. Chemi.*，*Sci. Ed.*，1980，**8**，187.

[165] Chulski T，Forist A A. *J. Am. Pharm. Assoc.*，*Sci. Ed.*，1958，**47**，553.

[166] Conrow R E，Dillow G W，Bian L，Xue L，Papadopoulou O，Baker J K，Scott B S. *J. Org. Chem.*，2002，**67**，6835.

[167] Awang D V C，Vincent A，Matsui F. *J. Pharm. Sci.*，1973，**62**，1673.

[168] Williams H E，Loades V C，Claybourn M，Murphy D M. *Anal. Chem.*，2006，**78**，604.

[169] *Handbook of Chemistry and Physics*，ed. Weast R. C.，61st edn，CRC Press，Boca Raton，FL，pp. 1980-1981.

[170] Blanksby S J，Ramond T M，Davico G E，Nimlos M R，Kato S，Bierbaum V M，Lineberger W C，Ellison G B，Okumura M. *J. Am. Chem. Soc.*，2001，**123**，9585.

[171] Johnson D M，Gu L C. in *Encyclopedia of Pharmaceutical Technology*，ed. Swarbrick J，Boylan J C. Marcel Dekker，New York，1988，Volume 1，pp. 415-449.

[172] Sheldon R A，Kochi J K. *Metal-Catalyzed Oxidations of Organic Compounds*，Academic Press，New York，1981，p. 359.

[173] Matsumoto M，Kobayashi H，Hotta Y. *J. Org. Chem.*，1984，**49**，4740.

[174] Brenner G，Roberts F E，Hoinowski A，Budavari J，Powell B，Hinkley D，Schoenewaldt E. *Angew. Chem.*，*Int. Ed.*，1969，**8**，975.

[175] Lin C -T，Perrier P，Clay G G，Sutton P A，Byrn S. R. *J. Org. Chem.*，1982，**47**，2978.

[176] Kibbe A H. *Handbook of Pharmaceutical Excipients*，American Pharmaceutical Association，2000，pp. 41-43.

[177] Korcek S，Chenier J H B，Howard J A，Ingold K U. *Can. J. Chem.*，1972，**50**，2285.

[178] Levina A B，Trusov S R，*Obshchei Z. Khimii*，1990，**60**，1932.

[179] Choudhary V R，Chaudhari P A，Narkhede V S. *Catal. Commun.*，2003，**4**，171.

[180] Abend A M，Chung L，Todd Bibart R，Brooks M，McCollum D G. *J. Pharm. Biomed. Anal.*，2004，**34**，957.

[181] Llyod W G. *J. Chem. Eng. Data*，1961，**6**，541.

[182] Hamburger R，Azaz E，Donbrow M. *Pharm. Acta Helv.*，1975，**50**，10.

[183] Donbrow M，Azaz E，Pillersdorf A. *J. Pharm. Sci.*，1978，**67**，1676.

[184] Waterman K C，Arikpo W B，Fergione M B，Graul T W，Johnson B A，MacDonald B C，Roy M C，Timpano R J. *J. Pharm. Sci.*，2008，**97**，1499.

[185] Bergh M，Shao L P，Magnusson K，Gafvert E，Nilsson J L G，Karlberg A -T. *J. Pharm. Sci.*，1999，**88**，483.

[186] Plesnicar B. in *The Chemistry of Peroxides*，ed. Patai S.，John Wiley & Sons，Chichester，UK，1983，p. 559.

[187] Renz M，Meunier B. *Eur. J. Org. Chem.*，1999，737.

[188] Nishinaga A，Rindo K，Matsuura T. *Synthesis*，1986，1038.

[189] Yuasa H，Matsuno M，Imai H. *Eur. Pat. Appl.*，EP 103099 A2，1984.

[190] Snider B G，Runge T A，Fagerness P E，Robins R H，Kaluzny B D. *Int. J. Pharm.*，1990，**66**，63.

[191] Grob C A. *Angew. Chem.*，*Int. Ed.*，1969，**8**，535.

[192] Wenkert D，Eliasson K M，Rudisill D. *J. Chem. Soc.*，*Chem. Commun.*，1983，392.

[193] Caspi E，Chang Y W，Dorfman R I. *J. Med. Pharm. Chem.*，1962，**5**，714.

[194] Pinhey J T，Schaffner K. *Aust. J. Chem.*，1968，**21**，1873.

[195] Krafft G A，Katzenellenbogen J A. *J. Am. Chem. Soc.*，1981，**103**，5459.

[196] Ahmad M S，Siddiqi A R. *Indian J. Chem.*，*Sect. B：Org. Chem. Incl. Med. Chem.*，1978，**16**，963.

[197] Levine S D. *J. Org. Chem.*，1966，**31**，3189.

[198] Brodie B B，Gillette J R. La Du B N. *Annu. Rev. Biochem.*，1958，**27**，427.

[199] Wu Y，Chen X，Gier L，Almarsson O，Ostovic D，Loper A E. *J. Pharm. Biomed. Anal.*，1999，**20**，471.

[200] Yee N K，Nummy L J，Roth G P. *Bioorg. Med. Chem. Lett.*，1996，**6**，2279.

[201] Misra H P, Fridovich I. *J. Biol. Chem.*, 1972, **247**, 3170.

[202] Connors K A, Amidon G L, Stella V J. *Chemical Stability of Pharmaceuticals: A handbook for pharmacists*, John Wiley & Sons, New York, 2nd, 1986, pp. 438-447.

[203] Li G, Zhang H, Sader F, Vadhavkar N, Njus D. *Biochemistry*, 2007, **46**, 6978.

[204] Auclair C, Paoletti C. *J. Med. Chem.*, 1981, **24**, 289.

[205] Quarry M A, Sebastian D S, Diana F. *J. Pharm. Biomed. Anal.*, 2002, **30**, 99.

[206] Yeh S -Y, Lach J L. *J. Pharm. Sci.*, 1961, **50**, 35.

[207] Uchida K, Kawakishi S. *Arch. Biochem. Biophys.*, 1990, **283**, 20.

[208] Uchida K, Kawakishi S. *FEBS Lett.*, 1993, **332**, 208.

[209] Zhao F, Ghezzo-Schoneich E, Aced G I, Hong J, Milby T, Schoneich C. *J. Biol. Chem.*, 1997, **272**, 9019.

[210] Schöneich C. *J. Pharm. Biomed. Anal.*, 2000, **21**, 1093.

[211] Lassmann G, Eriksson L A, Himo F, Lendzian F, Lubitz W. *J. Phys. Chem. A*, 1999, **103**, 1283.

[212] Oyler A R, Naldi R E, Facchine K L, Burinsky D J, Cozine M H, Dunphy R, Alves-Santana J D, Cotter M L. *Tetrahedron*, 1991, **47**, 6549.

[213] Wasserman H, Stiller K, Floyd M. *Tetrahedron Lett.*, 1968, **29**, 3277.

[214] Wasserman H H, Wolff M S, Stiller K, Saito I, Pickett J E. *Tetrahedron*, 1981, **37**, 191.

[215] Ryang H -S, Foote C S. *J. Am. Chem. Soc.*, 1979, **101**, 6683.

[216] Blunt J W, Copp B R, Hu W -P, Munro M H G, Northcote P T, Prinsep M R. *Nat. Prod. Rep.*, 2007, **24**, 31.

[217] Newman D J, Cragg G M. *J. Nat. Prod.*, 2007, **70**, 461.

[218] Kulanthaivel P, Barbuch R J, Davidson R S, Yi P, Rener G A, Mattiuz E L, Hadden C E, Goodwin L A, Ehlhardt W J. *Drug Metab. Dispos.*, 2004, **32**, 966.

[219] Wu S, Waugh W, StellaV J. *J. Pharm. Sci.*, 2000, **89**, 758.

[220] Labutti J, Parsons I, Huang R, Miwa G, Gan L -S, Daniels J S. *Chem. Res. Toxicol.*, 2006, **19**, 539.

[221] Cadot C, Dalko P I, Cossy J. *J. Org. Chem.*, 2002, **67**, 719.

第4章

各种类型的降解反应及其机理

4.1 消除反应

消除反应是这样一种反应：两个取代基从母分子上离去或称为消除。消除可通过两种机理进行，即单步反应的 E2 消除和两步反应的 E1 消除 [反应式 (4.1)]。此处的数字代表反应级数，而非消除反应所需的步骤。E1 消除时，先离去第一个基团而生成反应中间体，随后再离去第二个基团。E1 消除的第一步往往是速率限定步骤，故此反应相对于消除底物是一级反应。E2 消除中发生协同机理，常常需要碱参与反应以使得两个基团协同离去。因此，E2 消除有两个反应物参与反应，其反应级数为 2。

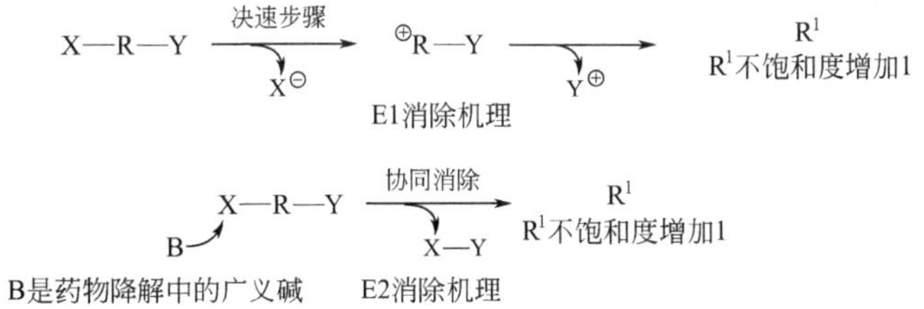

$$
X\!-\!R\!-\!Y \xrightarrow[X^{\ominus}]{\text{决速步骤}} {}^{\oplus}R\!-\!Y \xrightarrow[Y^{\oplus}]{} \begin{array}{c} R^1 \\ R^1 \text{不饱和度增加1} \end{array}
$$

E1消除机理

$$
\underset{B\nearrow}{X\!-\!R\!-\!Y} \xrightarrow[X\!-\!Y]{\text{协同消除}} \begin{array}{c} R^1 \\ R^1 \text{不饱和度增加1} \end{array}
$$

B是药物降解中的广义碱   E2消除机理

(4.1)

两种消除机理中，反应产物的不饱和度（double bond equivalency，DBE）都会增加 1，即消除反应造成了双键（原本是单键）、三键（原本是双键）或环的生成。药物降解中与药学研究最相关的消除反应是脱水反应，在制剂产品中观测到的其他消除反应还包括脱卤化氢反应（离去 HX，此处 X＝卤素，例如 Cl）和霍夫曼消除（Hofmann elimination）。脱羧反应虽然是与消除反应非常类似的降解反应，但并不属于消除反应。下几节中将分别介绍这些反应。

4.1.1 脱水反应

脱水反应可能是药物降解中最常见的消除反应。多种 D 环侧链上含有 1,3-二羟基丙酮结构的皮质类固醇类药物，诸如地塞米松（dexamethasone）、倍他米松（betamethasone）、泼尼松龙（prednisolone）和氢化可的松（cortisol），它们可发生脱水反应，尤其在酸性条件下，此反应名为 Mattox 重排（但实际上此反应不是重排反应)[1,2]。Mattox 反应的细节见反应式（4.2）：通常认为皮质类固醇分子的侧链先互变为烯醇式，然后发生脱水反应而生成一对顺反异构的醛基取代烯醇降解物。

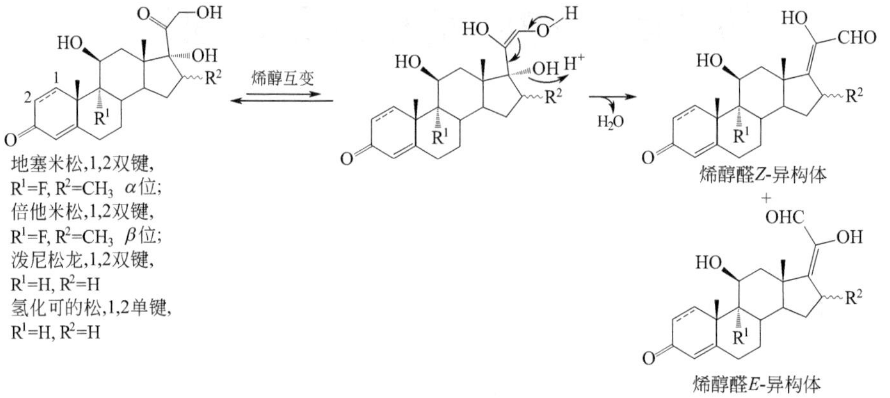

地塞米松,1,2双键,
R¹=F, R²=CH₃ α位;
倍他米松,1,2双键,
R¹=F, R²=CH₃ β位;
泼尼松龙,1,2双键,
R¹=H, R²=H
氢化可的松,1,2单键,
R¹=H, R²=H

烯醇醛Z-异构体
+
烯醇醛E-异构体

（4.2）

在倍他米松的案例中，还观察到了一种与 Mattox 重排相竞争的脱水反应，即 17 位的羟基与相邻的 16 位的氢发生消除，生成¹⁶Δ-倍他米松（¹⁶Δ-betamethasone)[3]。强降解中使用不同的酸或溶剂似乎可以改变脱水产物的最终比例：当在二氧六环中使用 HCl 时，生成了相当一部分¹⁶Δ-倍他米松；而在乙腈、水的混合溶液中用硫酸强降解，则没能检测出此降解杂质[4]。详细反应见反应式（4.3）。

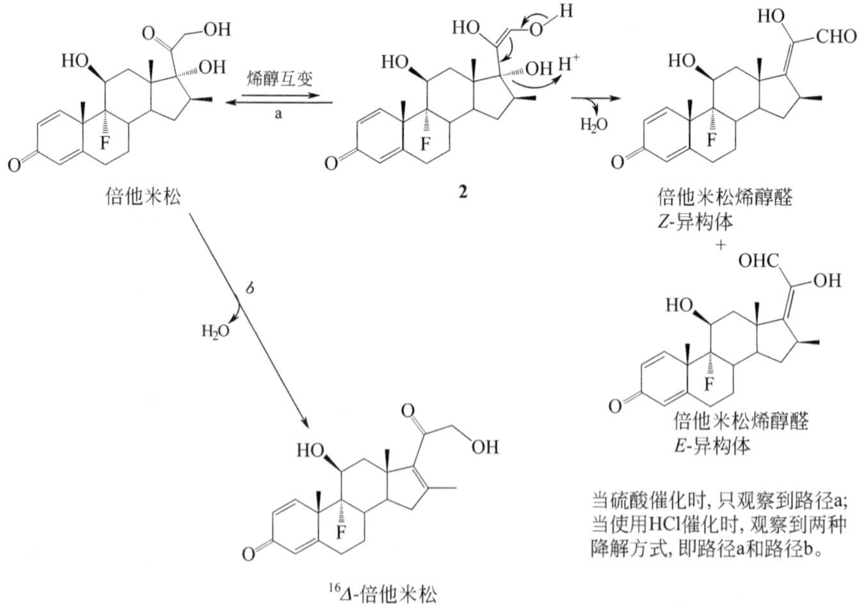

倍他米松

2

倍他米松烯醇醛
Z-异构体
+
倍他米松烯醇醛
E-异构体

¹⁶Δ-倍他米松

当硫酸催化时，只观察到路径a;
当使用HCl催化时，观察到两种
降解方式，即路径a和路径b。

（4.3）

倍他米松、9,11-环氧化物和地塞米松的 17,21-二酯同样能发生类似于 Mattox 重排的消除反应，此时的离去基团是酸酐的等价物[4,5]，此种 Mattox 重排反应的变种需要碱或亲核试剂的催化［反应式（4.4）］。经典的 Mattox 重排反应[1,2]与上述二酯的 Mattox 变种反应[5]可能都是通过 E2 消除机理协同进行的。

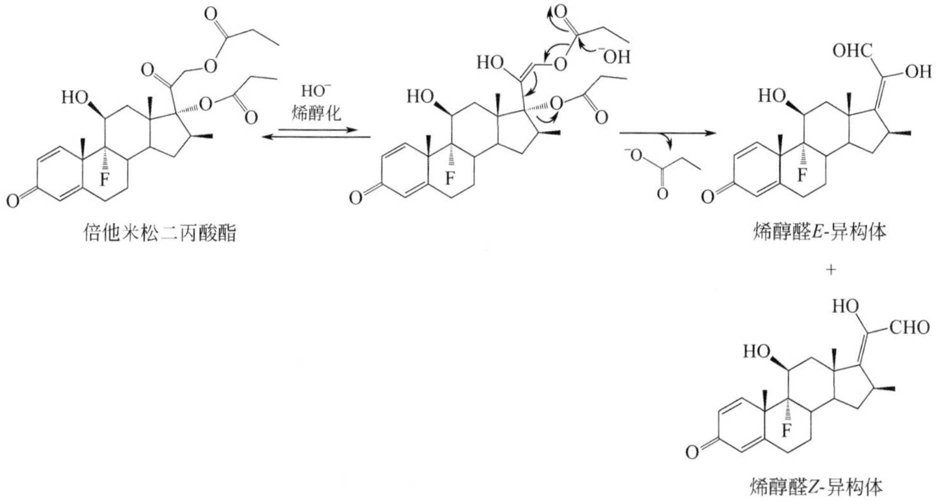

倍他米松二丙酸酯 HO⁻ 烯醇化 烯醇醛E-异构体 + 烯醇醛Z-异构体

$$(4.4)$$

在倍他米松二丙酸酯（betamethasone dipropionate）的一些制剂产品中发现了倍他米松烯醇醛（betamethasone enol aldehyde）降解产物，在其液体剂型中尤其明显[6-8]。

像二苯哌丙醇（pridinol）这样含有二苯烷基甲醇结构的药物分子，可以预计脱水反应至少是一个潜在的降解途径，确实，Bianchini 等人以 0.1mol/L HCl 溶液在室温放置 6d 来强降解二苯哌丙醇，约有 0.3% 的脱水产物生成[9]；他们还确定了此脱水反应是一级反应，其活化能为 25.5kcal/mol。此消除反应可能是经历 E1 机理，因为经此机理而初始形成的碳正离子可被两个苯环所稳定［反应式（4.5）］。

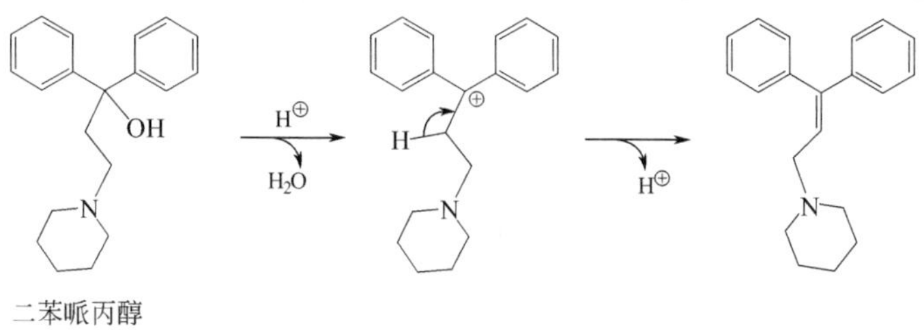

二苯哌丙醇

$$(4.5)$$

含有多个羟基的药物分子的两个羟基之间可能会发生分子内脱水引起的缩合反应，大环内酯类抗生素中的重要一员红霉素（erythromycin）就含有多个羟基，红霉素 A（erythromycin A）是其主要组分，已知此物在水溶液中容易降解，尤其在酸性溶液中。根据 Atkins[10] 和 Cachet[11] 等人的研究，红霉素 A 一旦溶解于酸性至中性的溶液中，将迅速生成两个脱水产物：红霉素 A 烯醇醚（erythromycin A enol ether）和脱水红霉素 A（anhydroerythromycin A）。Cachet 等人[11] 则提出了另一种不同于 Atkins[10] 原来提出的降解机理［反应式（4.6）］。

$$\text{红霉素A} \rightleftharpoons \text{红霉素A (erythromycin A)烯醇醚}$$
$$\downarrow$$
$$\text{脱水红霉素A}$$

Cachet等人所提出的机理

$$\text{红霉素A} \longrightarrow \text{红霉素A 烯醇醚} \longrightarrow \text{脱水红霉素A}$$

Atkins等人所提出的机理

(4.6)

Cachet 等人提出的新机理中，红霉素 A 直接降解产生脱水产物脱水红霉素 A；Atkins 等人原先的机理则提出了一个分步先后降解的途径。新机理有以下事实作为依据：在水溶液中，红霉素 A 烯醇醚可迅速转化成为红霉素 A，且新机理所推导出的动力学模型与实验数据拟合得更好[11]。在上述两个小组的研究中，都没能确定降解产物和相关化合物的构型和立体化学。从 20 世纪 90 年代中期开始才有人弥补这些缺陷，Alam 等人利用 2D NMR 确定了红霉素 A 烯醇醚的构型和立体化学[12]，而 Hassanzadeh 等人综合运用 2D NMR、X 射线晶体学和计算机模拟成功确定了脱水红霉素 A 的立体化学[13]。综合这些人发表的关键研究成果[10-13]，可总结出红霉素 A 降解行为的全貌，见反应式（4.7）。

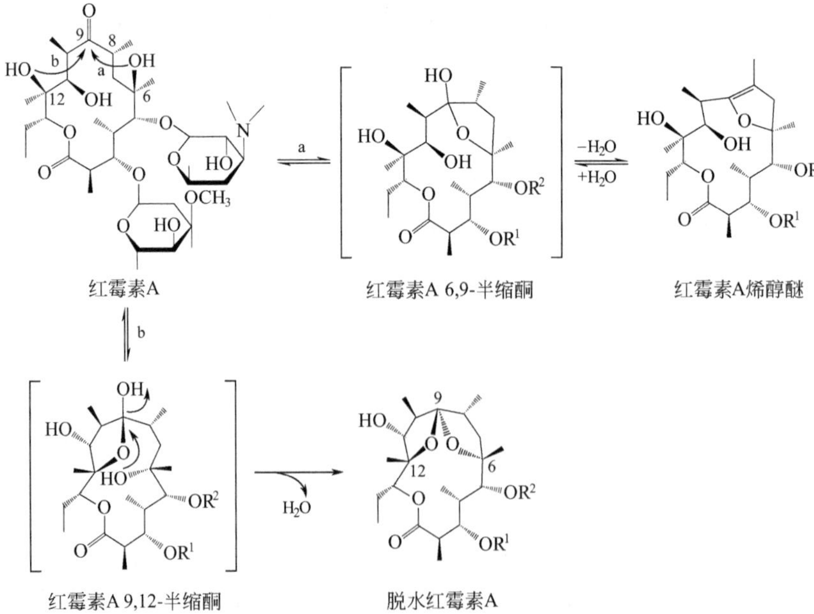

红霉素A   红霉素A 6,9-半缩酮   红霉素A烯醇醚

红霉素A 9,12-半缩酮   脱水红霉素A

(4.7)

反应式（4.7）中所示的两条降解途径中的任何一条，很明显都是以某个半缩酮（6,9-或 9,12-半缩酮）为短暂的反应中间体，该半缩酮分别由 6 位或 12 位羟基进攻 9 位羰基而生成。值得注意的是，红霉素 A 烯醇醚的中间体，红霉素 A 6,9-半缩酮，有时会被错误地称作红霉素 A 烯醇醚。根据 Barber 等人[14]所做的溶液稳定性研究，在室温下的中性溶液中，红霉素 A 的 9-酮自然形式与其无生物活性的烯醇醚形式的比例为 5:2。

最畅销的抗生素药之一的阿奇霉素（azithromycin）是对红霉素（erythromycin）进行结构改造而得到的，9 位的羰基被换成了甲基取代的氮原子，由于 9 位的羰基是反应式（4.7）中所示的形成两个降解产物的关键，在结构改性后这个基团不再存在时，阿奇霉素在酸溶液中的稳定性得到了显著提高：其主要降解途径变成了二脱氧甲基己糖（cladinose）糖基连接大环内酯上 3 位的醚键水解，而这个水解非常缓慢[15]。

另一种常见的脱水反应是分子内成酰胺或成酯，这分别在同分子中的氨基与羧基或羟基与羧基之间形成，从而在降解物中形成一个新的环。不少基于二肽或二肽类似物的药物就倾向于发生这种反应而生成一类可以统称为二酮哌嗪（diketopiperazines，DKP）的降解物。鉴于此类降解物均为环状化合物，故这类降解将作为 4.6 小节的一部分而进行讨论。

4.1.2 脱卤化氢反应

广泛使用的抗炎药物糠酸莫米他松（mometasone furoate）是一个皮质类固醇类的前药，其结构中含有的 9α-氯和 11β-羟基容易发生脱卤化氢反应。两个研究小组研究了糠酸莫米他松在模拟肺液中的稳定性，模拟肺液为含有多种盐、pH＝7.4 的缓冲溶液[16,17]，他们都发现糠酸莫米他松在 37℃ 会很快地发生脱卤化氢反应生成糠酸莫米他松 9,11-环氧化降解物（mometasone furoate 9,11-epoxide）。Sahasranaman 等人测得此降解反应的半衰期为 1.3h[17]，脱卤化氢的反应速率随溶液的 pH 升高而提高。此药物分子容易发生脱卤化氢反应且这个反应对 pH 的依赖性应该可归结为下列因素：首先，9α-氯和 11β-羟基这两个反应基团处于反式构象，有利于发生 E2 消除；其次，氯离子是较为良好的离去基团；再次，在高 pH 范围内，11-羟基的亲核性增强❶。

Sahasranaman 等人还发现降解产物 9,11-环氧化降解物的 20 位亚甲基可与糠酸的羰基发生缩合反应而生成新的脱水产物[17]，符合此连续降解途径的动力学模型见反应式（4.8）。

---

❶ 原文错误 9-hydroxyl group——译者注。

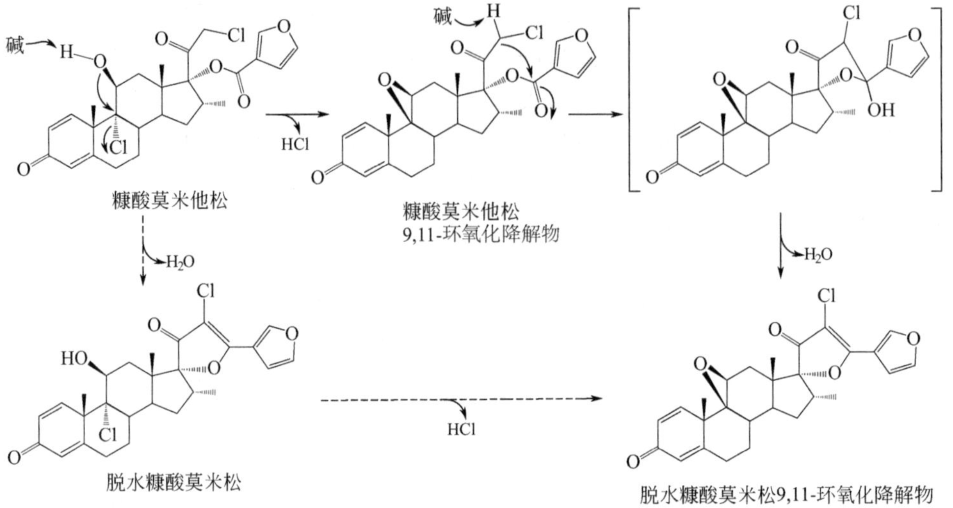

$$(4.8)$$

Teng 等人的稳定性研究发现有少量脱水糠酸莫米松（dehydrated mometasone furoate）的生成，故此，也不能排除另一条降解途径［反应式(4.8)虚线箭头所示］对最终降解产物的生成有小部分的贡献。前一种降解途径占主要，这似乎表明甾体母核发生环氧化形成 9,11-环氧键后导致的甾环母核构型改变，可能会使得下一步的缩合更容易进行。

其他一些皮质类固醇药物，比如莫米他松［mometasone，是其前药糠酸莫米他松的前体］、倍氯米松（beclomethasone）和氯可托龙（clocortolone），分子中也存在 9α-氯和 11β-羟基结构，因此容易发生同样的脱卤化氢反应[5]，液体制剂尤其明显[18]。另外，含有 9α-氟和 11β-羟基结构的皮质类固醇药物分子，比如倍他米松（betamethasone）、地塞米松（dexamethasone）、曲安奈德（triamcinolone）和去羟米松（desoximetasone）（见图 4.1），发生相应的脱氟化氢反应要略难一些，这是因为氟离子比氯离子更难离去。

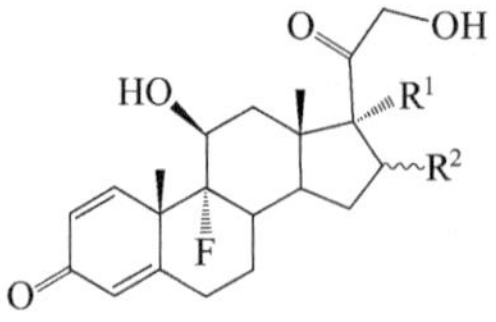

倍他米松，R^1=OH,R^2=甲基 β 位
地塞米松，R^1=OH,R^2=甲基 α 位
曲安奈德，R^1=OH,R^2=OH α 位
去羟米松，R^1=H,R^2=甲基 β 位

图 4.1 倍他米松（betamethasone）、地塞米松（dexamethasone）、曲安奈德（triamcinolone）和去羟米松（desoximetasone）的结构式

4.1.3 霍夫曼（Hofmann）消除

霍夫曼（Hofmann）消除反应，又称霍夫曼降解或彻底甲基化反应，此反应使用碘甲烷将胺转化为相应的季铵盐，然后热解消除含氨基的结构而生成烯烃。在药物降解化学中，涉及霍夫曼消除的只有那些药物分子中含有季铵盐结构的分子，比如临床上广泛使用的骨骼肌松弛剂阿曲库铵（atracurium）及其 *1R-cis*，*1R'-cis* 异构体，顺阿曲库铵（cisatracurium）。这两个药物分子是对称的：两个结构相同的季铵盐单元由一个双酯键作为空间连接臂而组装在一起。阿曲库铵是在其前体劳地铵（laudexium）的基础上开发出来的，在设计这个药物时，作为空间连接臂的双酯键被特意设计成容易在体内降解，从而其起作用的持续时间较短[19]；相比之下，劳地铵由于不易代谢，而使其作用的持续时间较长。在体内的降解是通过季铵盐结构的霍夫曼消除而取得的；不幸的是，在缓冲溶液中也会发生此种降解反应，见反应式（4.9）。

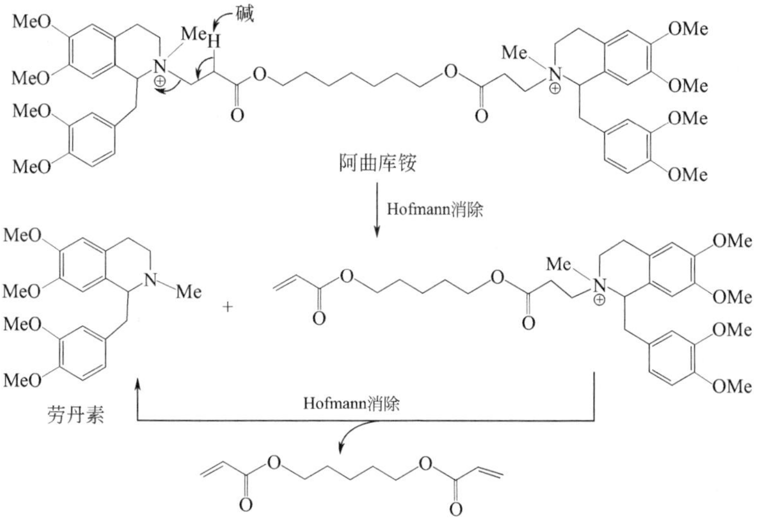

$$(4.9)$$

pH 升高，阿曲库铵的降解速率变大，这与上述机理中羰基 α 位的活性亚甲基脱质子化触发霍夫曼消除相符合[20]。

另一个由霍夫曼消除而引发的药物降解的例子可见于培南类药物家族中的一个在研药物，此药物分子含有一个侧链，这个侧链在 β-内酰胺键断裂时与母核断裂，从而最大程度降低了原药潜在的产生免疫反应的副作用[21]。此药物的侧链含有一个双季铵盐结构，无论是在固体或溶液状态都可发生霍夫曼消除以及相关的降解 [反应式（4.10）][22,23]。

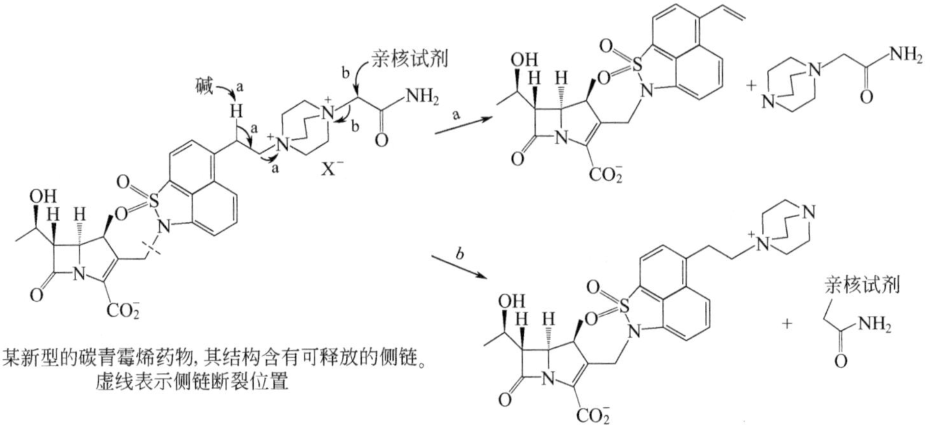

$$(4.10)$$

某新型的碳青霉烯药物, 其结构含有可释放的侧链。虚线表示侧链断裂位置

如前所述, 触发霍夫曼消除的一个关键因素是季铵盐的 β 位需要存在活性亚甲基, 此例亦然。触发霍夫曼消除的第二个因素是离去基团的性质: 叔胺是一个较良好的离去基团。反应式 (4.10) 路径 b 中, 由于缺少 β-亚甲基, 因而不会发生霍夫曼消除。然而亲核试剂进攻 α-亚甲基可导致乙酰胺基团的去除, 后面这个降解路径 b 在此药物的盐酸盐 (X=Cl) 的强降解中被观察到了, 然而其苯磺酸盐却没有发生此种降解[22]。这说明路径 b 中, 进攻的亲核试剂可能是氯离子, 毕竟其亲核性比苯磺酸更强。

4.1.4 其他零星的消除反应

羰基化合物若含有 β 杂原子（比如氧、氮、硫）, 可发生消除反应, 其机理为逆亲核共轭加成, 有时又称逆麦克 (retro-Michael) 反应, 此种降解反应将在 4.3 小节中讨论。

4.2 脱羧反应

一般来说, 含有羧基的化合物若非 β 位含有活化基团, 不会轻易发生脱羧反应, 除非在较为苛刻的条件下。在脱羧反应的过渡态形成过程中, 羧基 α 位开始产生负电荷, 而羧基的氢开始产生正电荷。若要使得脱羧反应过程能够继续进行, α 位的负电荷需要被 β 位的活化基团中和或解除, 同时, 产生的正电荷也需要被捕获, 从而使得过渡态能够稳定。这就解释了 β 位为双键的羧基化合物容易发生脱羧的原因, 因为根据反应式 (4.11) 所示的协同机理, 双键培育了稳定的六元环状过渡态, 经这个过渡态, α 位的负电荷能够与羧基的质子重新会合。

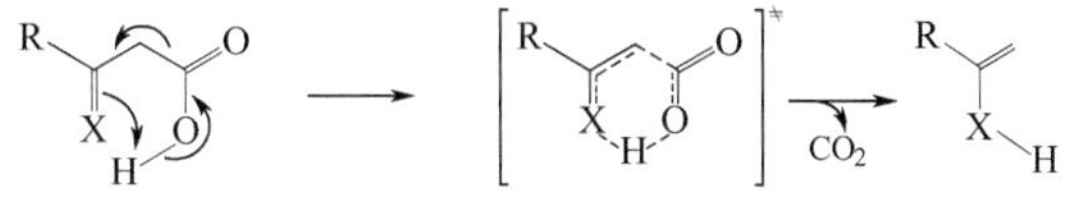

$$(4.11)$$

X可以是取代的碳原子或者杂原子

　　许多非甾体类抗炎药（non-steroidal anti-inflammatory drugs，NSAID）都含有羧基，比如用于治疗结核病和炎症性肠疾病的非甾体类抗炎药，4-氨基水杨酸（4-aminosalicylic acid）受热时会发生脱羧反应生成 CO_2 和 3-氨基苯酚（3-aminophenol）[24]。此药物分子可互变异构为 β-酮式，后者则很容易经上文讨论过的协同机理发生脱羧反应，反应式（4.12）展示了这个先互变异构随后发生脱羧的过程。

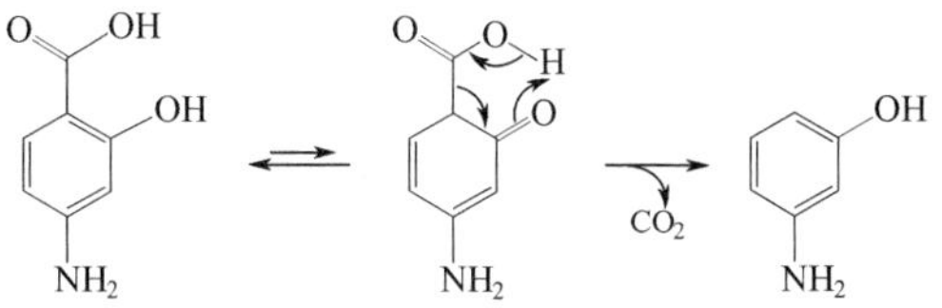

$$(4.12)$$

4-氨基水杨酸

　　二氟尼柳（diflunisal），或称 4-(2,4-二氟苯基) 水杨酸 [4-(2,4-difluorophenyl) salicylic acid]，图 4.2，与 4-氨基水杨酸有结构相似之处，同样包含 β-酚羟基，因此也容易经异构化而发生脱羧反应[25]。

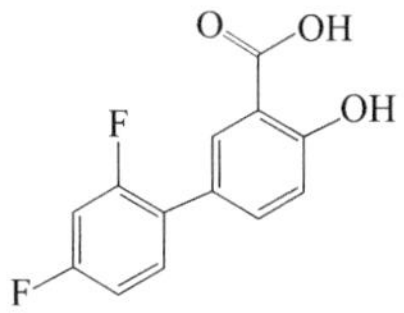

二氟尼柳

图 4.2　二氟尼柳的结构式

　　另外，另一个非甾体类抗炎药 5-氨基水杨酸（5-aminosalicylic acid），虽然与 4-氨基水杨酸结构相关却不容易发生脱羧反应；实际上，此药物分子主要发生氧化降解[25]，这是因为 5-氨基水杨酸含有对氨基苯酚结构，可自氧化生成带取代基的 1,4-醌亚胺（1,4-quinoneimine）中间体（对于自氧化的具体讨论请参见第 3 章 "氧化降解"）。此中间体至少有两种进一步降解的途径：①亚胺水解生成龙胆酸（gentisic acid）；②与另一个 API（active pharmaceutical ingredient，活性药物成分）分子发生 Michael 类型的加成反应生成二聚体，而二聚体可继续和 1,4-醌亚胺中间体发生反应生成低聚物，见反应式（4.13）。

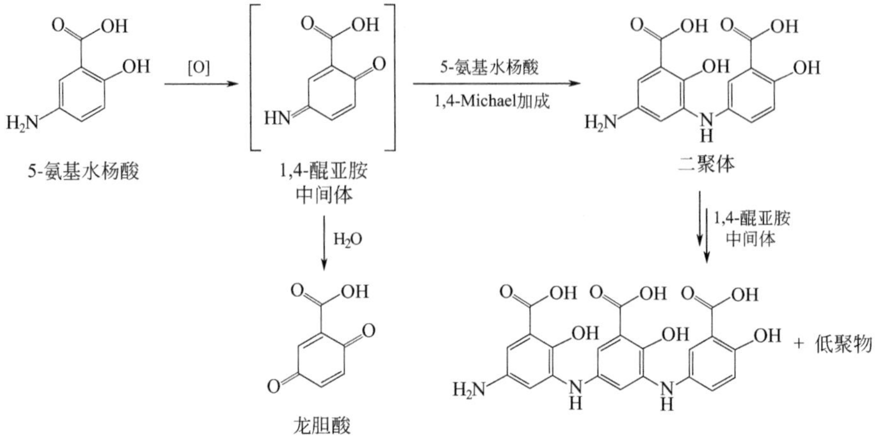

$$(4.13)$$

　　如上所述，具有 β 双键作为活化基团的含羧基化合物相对容易发生脱羧反应，其他一些结构处于 β 位，例如 β 位的环氧基团或 β 位有易离去基团，也同样能起到如同反应式（4.11）所示的稳定环状过渡态的作用，因此，若某个含羧基的药物分子初步降解产生了此类结构后，则可能导致药物的脱羧成为该药物的降解途径之一。比如，另一个非甾体类抗炎药吲哚美辛（indomethacin）的氧化降解，研究表明该药物的氧化经历了初始的吲哚环的 2,3-双键的环氧化[26]，随后环氧化的中间体发生反应式（4.14）所示的脱羧反应[27]。

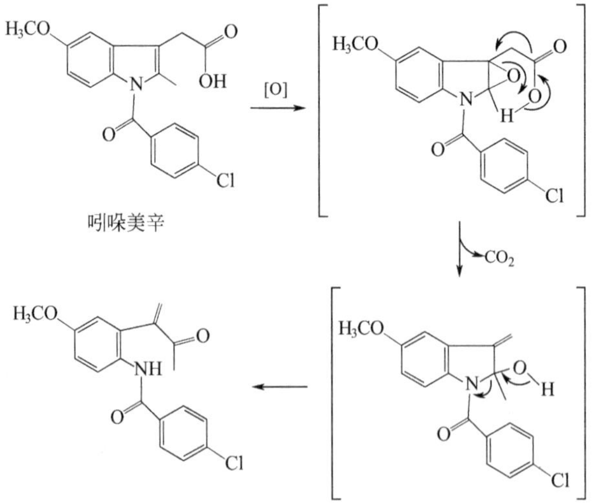

$$(4.14)$$

　　依托度酸（etodolac）是另一个非甾体类抗炎药，同样含有吲哚环，在其羧基的 β 位有一个醚键。根据 Lee 等人的稳定性研究，依托度酸在中性和酸性强降解条件下容易发生脱羧反应[28]。原作者还提出了几种可能情况，包括反应式 (4.15) 中的路径 a 和 b：路径 a 中，脱羧之前的关键中间体可能是一个处于吲哚环 α 位、羧基 β 位的碳正离子，后者由于醚键的质子化以及随后形成的羟基的离去而形成。

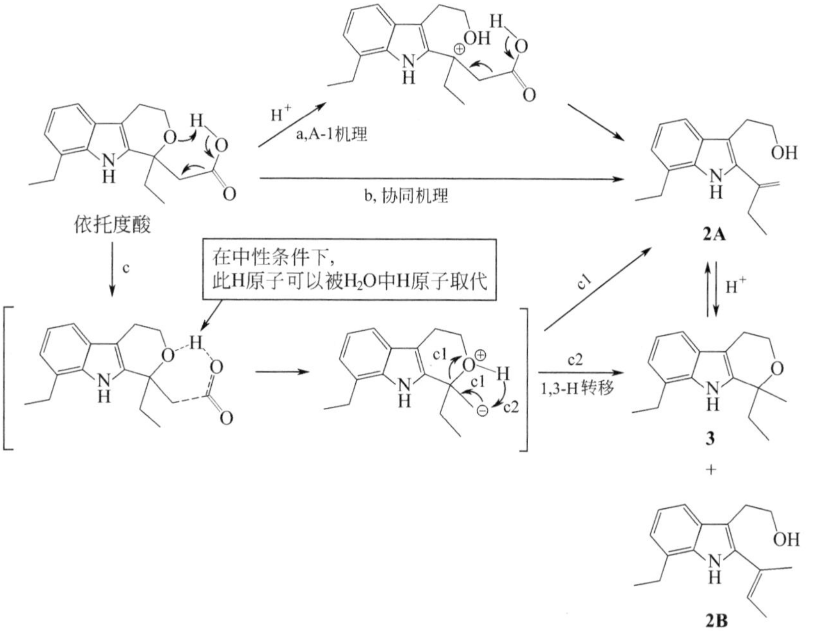

(4.15)

由于吲哚环的稳定化作用，碳正离子一旦形成，脱羧反应就很容易发生而生成脱羧产物（**2A**）。此外脱羧和醚键断裂（以羟基形式离去）同时进行的协同机理，即路径 b 也有可能存在，路径 b 亦生成 **2A**，随后 **2A** 的酸化导致 **3** 和 **2B** 的生成。

根据 Lee 等人所做的酸性和中性条件下降解产物的分布情况，笔者认为还很有可能存在第三条降解路径（路径 c），在此机理中，脱羧应经历稳定化的六元环状过渡态而生成 1,3-偶极中间体。中性条件下，生成 **2A** 的路径 c1 应占主导。根据他们的实验结果[28]，中性条件性下，降解总量低于 10% 时，**2A** 是最主要的降解产物。酸性条件下，则会优先发生 1,3-质子迁移。另一种可能是酸性条件下碳负离子被邻近的质子快速猝灭，而氧原子上的质子也会释放出来，这个过程等同于一个 1,3-质子位移。以上这两种推测与酸性条件下的强降解情况符合，即当总降解量低于 50% 时，**3** 是主要的降解产物。

许多含羧基的非甾体类抗炎药还能发生光催化的脱羧反应，此种光化学脱羧的机理与上述机理不同，将在第 6 章 "光化学降解" 中做具体介绍。

4.3 亲核共轭加成及其逆反应

亲核共轭加成是一种在有机合成中有用的、亲核试剂与 α,β-不饱和羰基化合物及其相关化合物之间的反应；亲核试剂可以是烯醇负离子、胺、醇或硫醇，而硝基、氰基、亚砜或砜，也代替羰基。若亲核试剂为烯醇负离子，此亲核共轭加成反应则名为麦克加成（Michael addition）。故此，亲核共轭加成有时也被称作是"Michael 型反应或 Michael 型加成"，其反应机理见反应式（4.16）。

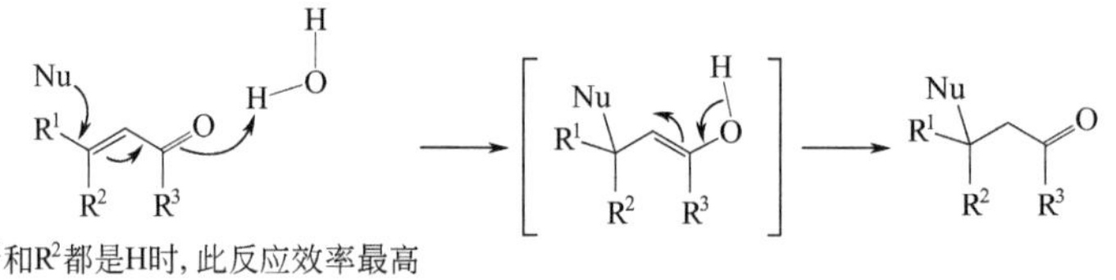

$$\tag{4.16}$$

当 R^1 和 R^2 都是H时，此反应效率最高

由于 α,β-不饱和羰基化合物往往是亲电性的，可具有潜在的基因诱变性[29]，因此只有为数不多的药物分子具有这种结构。用于治疗高血压和充血性心脏衰竭的利尿剂依他尼酸（ethacrynic acid）就含有 α,β-不饱和羰基结构。有意思的是，此结构是依他尼酸药效的关键。而另一个同类药物替尼酸（ticrynafen）却不含有此结构。有一种假设认为依他尼酸是一个前药，在体内代谢中，与谷胱甘肽发生亲核共轭加成后代谢生成的半胱氨酸加成产物才是真正的活性形式[30]。但是此假设受到 Koechel 的质疑[31]，这基于如下事实：不但在体外代谢中依他尼酸与半胱氨酸的反应（即通过上述的亲核共轭加成）速度极快[32]，而且在某些特定体外条件下其逆反应（逆亲核共轭加成）也非常快[33,34]。这些观测结果说明依他尼酸与其半胱氨酸加成物可互相转化，但是无法排除这样一种可能性：即加成物的作用是将依他尼酸转运到活性部位后释放。上述转化过程见反应式（4.17）。

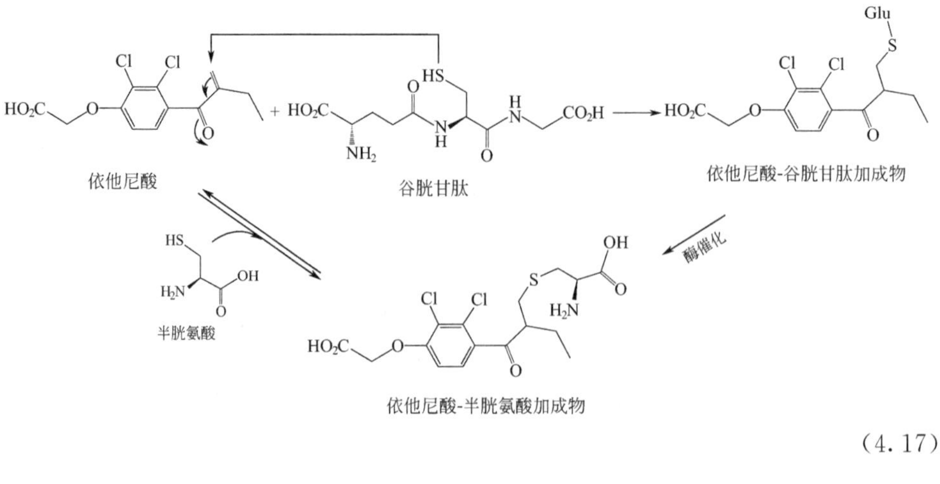

依他尼酸　　谷胱甘肽　　依他尼酸-谷胱甘肽加成物

半胱氨酸　　依他尼酸-半胱氨酸加成物

$$\tag{4.17}$$

在依他尼酸的水溶液稳定性研究中也观测到了相同类型的亲核共轭加成反应：水分子、铵根或氨分子可加成到药物分子上[35]。在前一个案例中，所生成的 β-羟基降解物通过逆羟醛缩合机理和随后的麦克加成（与另一个依他尼酸分子加成）进一步降解生成额外的两个降解产物，详见反应式（4.18）。

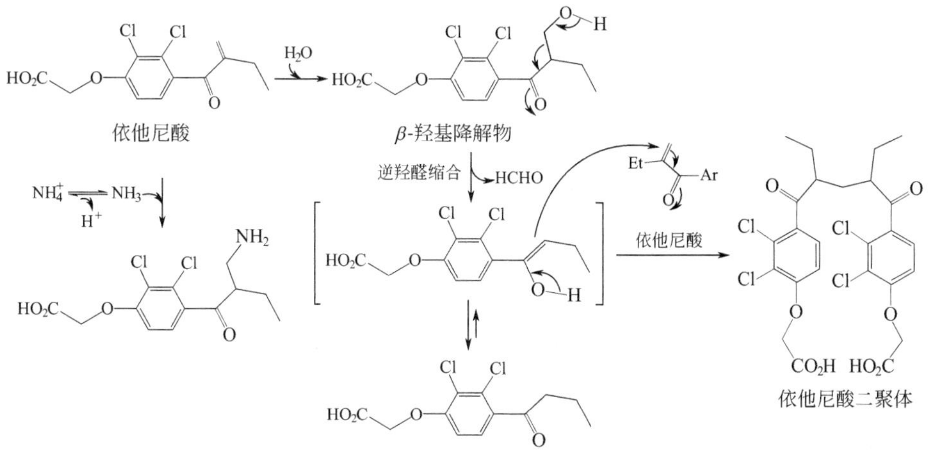

$$(4.18)$$

马来酸（maleic acid）是一个 α,β-不饱和二元羧酸，常常用来与碱性药物成盐。若药物中存在伯胺或仲胺药物分子，则可能与马来酸发生亲核共轭加成，例如多种抗感冒药中含有盐酸去氧肾上腺素（phenylephrine hydrochloride）、扑尔敏（chlorpheniramine maleate）或右溴苯那敏（dexbrompheniramine maleate）。Marin 等人[36]和 Wong 等人[37]分别发现了一个由马来酸根与苯肾上腺素（phenylephrine，一个仲胺）经亲核共轭加成反应产生的主要降解产物，后一个研究小组还准确地确定了此降解产物的结构。详见反应式（4.19）。

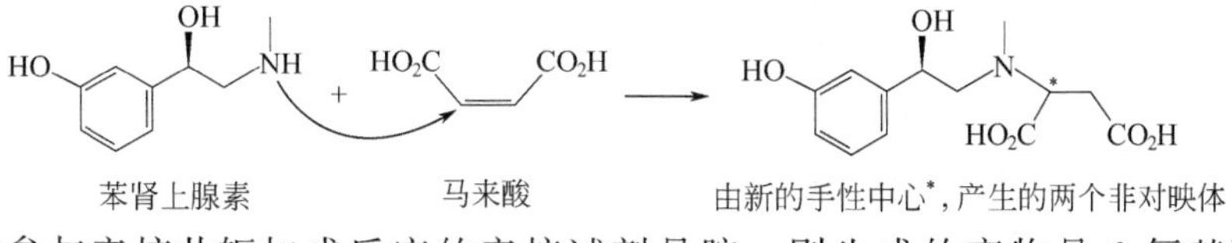

$$(4.19)$$

若参与亲核共轭加成反应的亲核试剂是胺，则生成的产物是 β-氨基酮，此化合物也称为 Mannich 碱，这是因为此种结构也可以通过 Mannich 反应来合成。Mannich 反应在有机合成中用途很广，它是一个三组分反应：伯胺或仲胺、不可烯醇化的醛以及烯醇负离子。β-氨基酮容易发生逆亲核共轭加成反应而降解，这也是消除反应的一种，例如，肌肉松弛剂乙哌立松（eperisone）和托哌酮（tolperisone）都是 Mannich 碱，在强降解和常温贮藏条件下，两者都会发生逆亲核共轭加成反应而降解［反应式（4.20）］[38,39]，降解在中性或碱性条件发生，且降解速率随 pH 升高而加快，这与上述阐述的机理相符。反应式（4.20）中所示的达克罗宁（dyclonine）是另一具有 β-氨基酮结构的药物，可通过同样的逆亲核共轭加成机理而降解[40]。

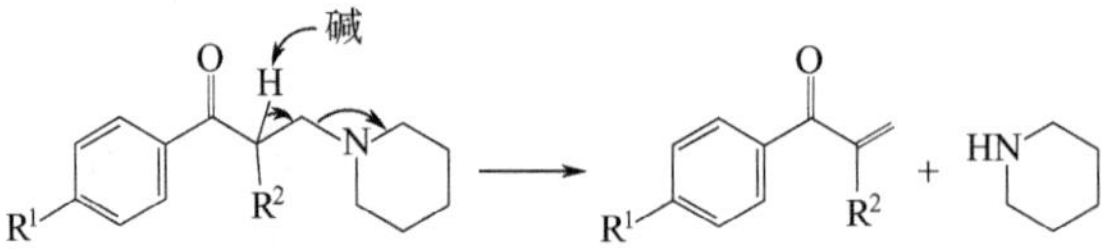

(4.20)

乙哌立松,R¹=乙基,R²=甲基
托哌酮,R¹=甲基,R²=甲基
达克罗宁,R¹=正丁氧基,R²=H

4.4 羟醛缩合及其逆反应

4.4.1 羟醛缩合

羟醛缩合是一个重要的有机反应,由烯醇或烯醇负离子与非共轭醛/酮发生反应,由于烯醇和烯醇负离子由酮/醛产生,故此不但两个同样的酮/醛分子间可以发生羟醛缩合,两个不同的醛/酮分子之间也可以,详见反应式(4.21)。

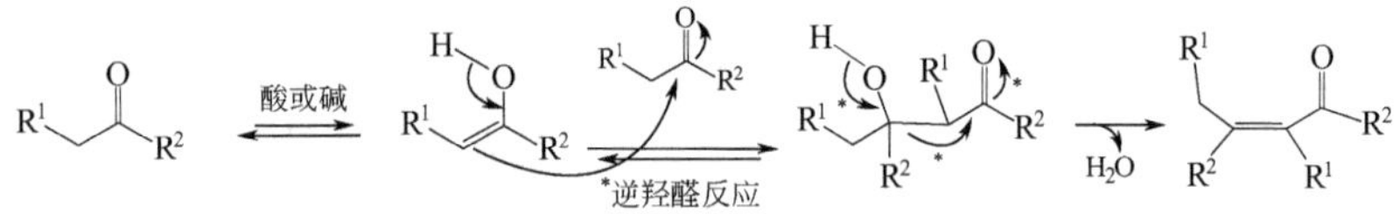

(4.21)

R²可以是烷基或者H　若强碱条件下,将会产生烯醇离子　β-羟基酮化合物
而非此处所示的烯醇结构

此反应可受酸或碱催化,会生成 β-羟基酮(或称 aldol)中间体,后者一般会脱水生成更稳定的最终产物 α,β-不饱和醛/酮。

虽然在有机合成中很有用,但羟醛缩合在药物降解中却并不怎么常见,尤其是相同的两个羰基化合物之间的缩合更是少见。有一个例子是兽用抗生素泰乐菌素(tylosin),此药物由发酵生产,其主要组分泰乐菌素 A(tylosin A)和多数其他相关的大环内酯类化合物一样,其内酯母核上含有醛基。Fish 和 Carr 对其进行了稳定性研究,在一个 pH=9 的液体制剂配方中观测到了一个主要降解产物[41]。该降解被归结为与药物分子间的羟醛缩合有关,但并没有给出降解产物的具体结构。然而可以想象得到,缩合发生于醛基与另一个泰乐菌素分子中的、处于醛基 α 位的亚甲基上形成的烯醇/烯醇负离子之间(图 4.3)。

氟哌啶醇(haloperidol)是丁酰苯类抗精神分裂药,它含有与苯环共轭的羰基。在与乳糖的相容性研究中发现,它会与 5-羟甲基糠醛[furanaldehyde,5-(hydroxymethyl)-2-furaldehyde,5-HMF][42]发生羟醛缩合反应,5-HMF 是多种糖类包括乳糖中常见的一个杂质[43,44]。此降解反应见反应式(4.22)。

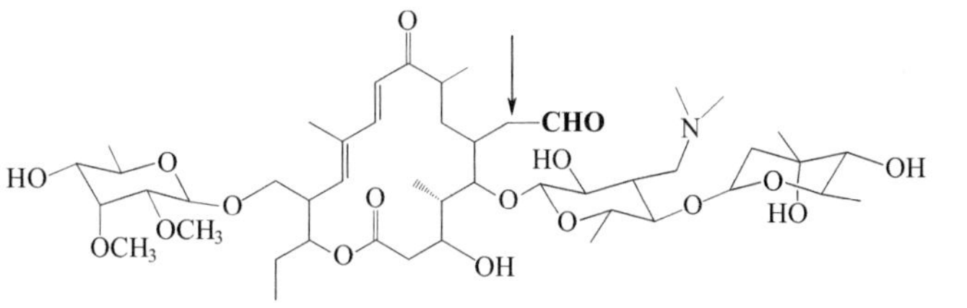

泰乐菌素A(箭头表示烯醇/烯醇离子产生的位置)

图 4.3 泰乐菌素 A（tylosin A）

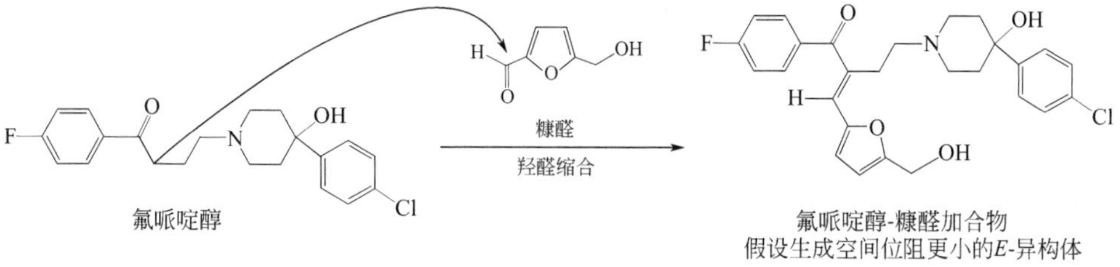

氟哌啶醇

糠醛
羟醛缩合

氟哌啶醇-糠醛加合物
假设生成空间位阻更小的E-异构体

(4.22)

　　齐拉西酮（ziprasidone）是另一种抗精神分裂药，它含有内酰胺而非酮官能团，Hong 等人在制剂研究中使用了多种环糊精及其衍生物，他们发现在液体剂型或冻干粉中都有羟醛缩合参与的降解物生成[45]，至于降解的机理则是处于内酰胺羰基 α 位的亚甲基先被氧化而形成一个新的羰基，由于邻位酰胺羰基的激活效应使得此新羰基的反应活性比一般的羰基要高，于是此氧化降解产物可以和制剂中的另一个齐拉西酮分子发生羟醛缩合。最终的降解产物为 E 式，如反应式（4.23）所示。

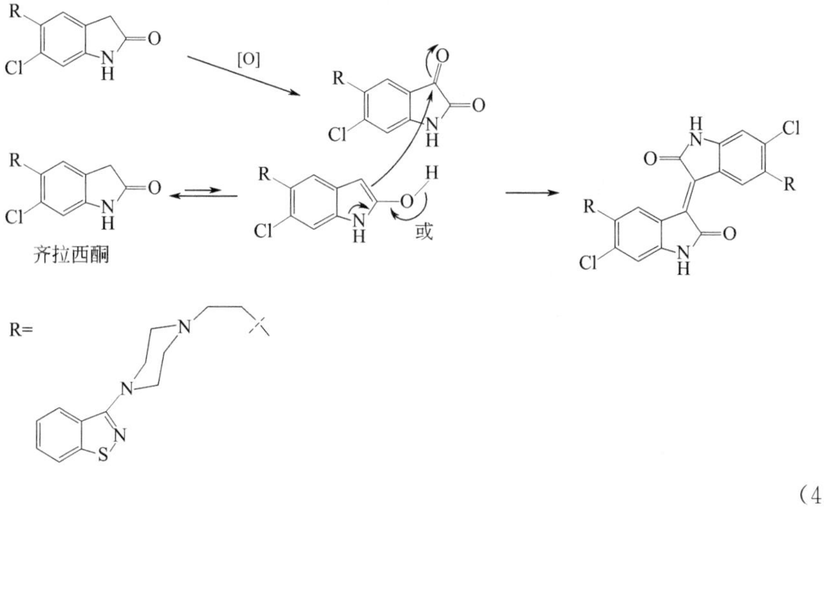

齐拉西酮

R=

(4.23)

4.4.2 逆羟醛缩合

上文已经介绍过，若存在 α-氢，羟醛缩合中生成的 β-羟基酮中间体一般会发生脱水反应；另外，它也可能分解而给出缩合前的那两个分子，即逆羟醛缩合反应。因此，含有 β-羟基酮结构的药物分子或降解中间体也能通过逆羟醛缩合反应途径而发生降解。这已经有好几个案例报道了，例如，D 环侧链中含有 1,3-二羟基丙酮结构的某些皮质类固醇药物，比如泼尼松龙（prednisolone）[46]、氢化可的松（hydrocortisone）[47]和倍他米松（betamethasone）[3]，在无氧条件下可形成相应的皮质类固醇 17-酮（corticosteroid 17-ketone），这个降解过程被归结为药物分子互变异构为 β-羟基酮后发生了逆羟醛缩合反应，如反应式（4.24）所示[48,49]。当氧气存在时，皮质类固醇 17-酮还可能由其他含有 β-羟基酮结构的氧化降解产物生成[50]。

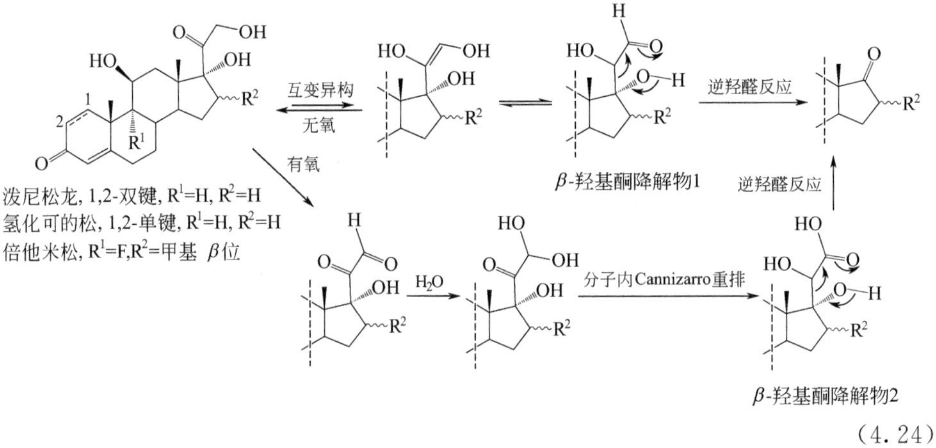

(4.24)

姜不但是广泛使用的调料，尤其是在亚洲烹饪中，而且自古以来，它还是一种民间药物。由姜油树脂中分离出的 6-姜酚（6-gingerol）是其辛辣气味的主要来源，其分子中含有 β-羟基酮结构，因此它容易发生逆羟醛缩合反应而生成姜酮（zingerone）[反应式（4.25）][51]。

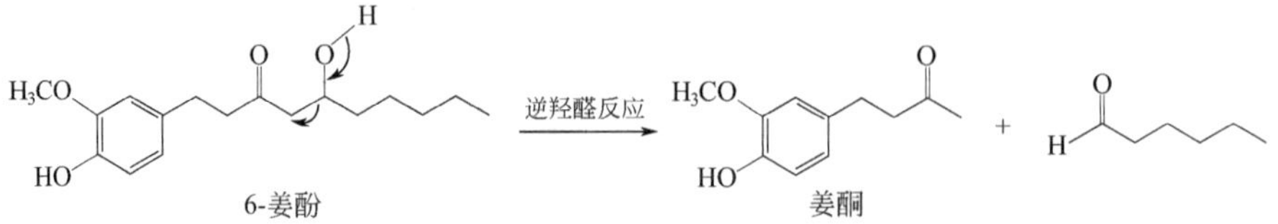

(4.25)

4.5 异构化和重排反应

异构化反应是指某种分子改变自身的组成结构，成为具有相同分子式的另一个化学物质的过程。重排反应是指分子的碳骨架发生重排而生成异构体的有机化学反应。基于上述定义，重排反应可看作是异构化反应的一个子集，但有时重排反应的定义则更为广泛，此时重排产物不是反应物的异构体，而只是其分子式与原分子大部分相似。大量的化学转化都可以归类于异构化和重排反应，我们将在以下各小节中讨论。

4.5.1 互变异构

互变异构是许多化学转化过程或机理的关键步骤，包含多种异构化降解途径，例如羟醛缩合中涉及的烯醇/烯醇负离子的形成、亚胺-烯胺的互变异构。互变异构体，特别是那些反应中间体，一般是无法被分离或利用色谱手段观测到的。然而在某些案例中，当互变异构体之间的能垒足够大时则有可能使互变异构体分离，例如士瑞泊（cefpodoxime proxetil）在固体或溶液状态下的主要降解产物是六元环母核上的双键移位而生成的互变异构体［反应式（4.26）］[52]。

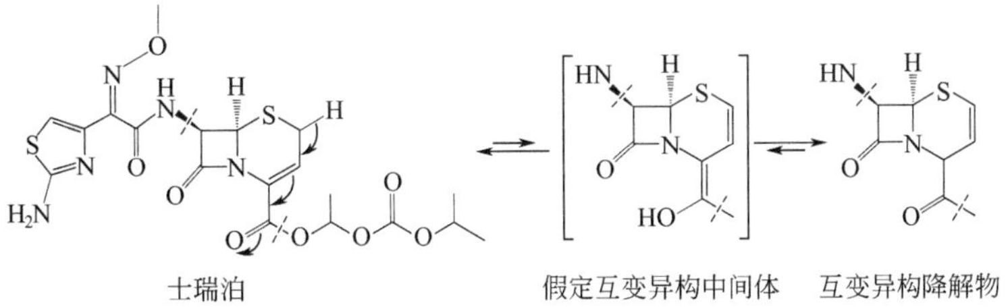

士瑞泊　　　　　　　　假定互变异构中间体　互变异构降解物 (4.26)

在溶液中，随着 pH 的降低，其异构化反应速度相应提高。如式（4.26）所示，此异构化似乎是经历了烯醇中间体。

4.5.2 消旋化

外消旋混合物是一对对映异构体的混合物，而消旋化则是指某个旋光化合物转变为其对映异构体的化学转化过程。对于药物降解而言，通常只有含有单一手性中心的药物分子的消旋化降解才有意义，这是因为如果药物分子含有多个手性中心，其中单个手性中心的构型翻转只会形成非对应异构体，此过程名为差向异构化，我们将在下一节中讨论。

帕潘立酮（paliperidone）又名 9-羟基利培酮（9-hydroxyrisperidone），是利培酮（risperidone）的体内活性代谢产物。羟基化使得帕潘立酮的 9 位成为手性中心。尽管帕潘立酮的两种对映体具有类似的药理活性，但它们与血浆蛋白结合的亲和力却不相同[53]。Danel 等人对帕潘立酮的构型稳定性进行了研究，结果发现，药物分子在酸性和碱性条件下都会发生外消旋化，但在酸性条件下外消旋化的速度更快[54]。由 H/D 同位素交换和核磁共振分析研究后发现，消旋化经历亚胺/烯胺互变异构化 [反应式（4.27）]。在生理条件下，未观察到任何外消旋化。

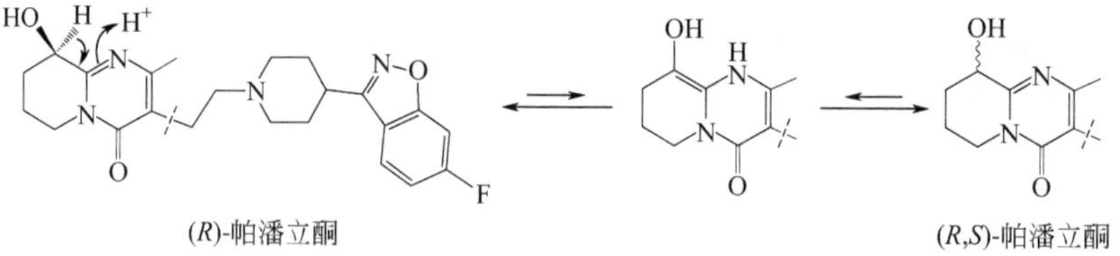

(R)-帕潘立酮   (R,S)-帕潘立酮

$$(4.27)$$

肾上腺素（epinephrine）又名 adrenaline，是常用于治疗心跳骤停和心律不齐的急救药物。此药一般通过静脉内注射给药，从化学上讲它是一个儿茶酚胺（catecholamine），为了抑制其极容易发生的自氧化反应，在制剂中通常要加入具有抗氧化能力的辅料，如焦亚硫酸钠。在一个液体制剂中，发现肾上腺素会与焦亚硫酸钠反应生成硫酸酯，随后通过形成碳正离子而经历 S_N1 机理发生消旋化 [反应式（4.28）][55]。

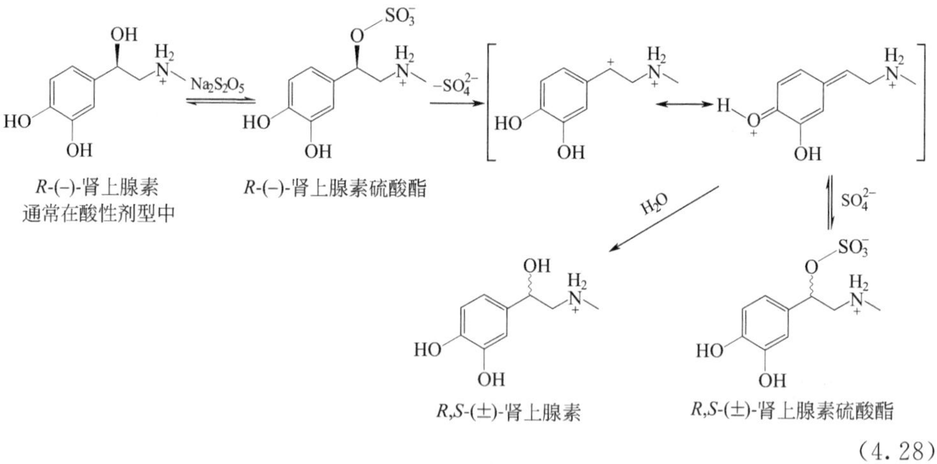

R-(-)-肾上腺素 R-(-)-肾上腺素硫酸酯

R,S-(±)-肾上腺素 R,S-(±)-肾上腺素硫酸酯

$$(4.28)$$

这个 S_N1 机理之所以成为可能，或许是由于以下两个因素的组合：第一，硫酸根是一个很好的离去基团❶；第二，所形成的碳正离子与茶酚中的苯环共轭而得以稳定。消旋化生成的 D-肾上腺素（D-epinephrine）（或称 S-epinephrine）没有任何生物活性。

---

❶ 原英文版中的 sulfonate 有误，应该是 sulfate。

4.5.3 差向异构化

差向异构化是具有多个手性中心的化合物才有的反应，所谓差向异构体是指两个异构体的多个手性中心中只有一个手性中心的构型有所不同。抗癌剂依托泊苷（etoposide）是一种半合成而得的鬼臼毒素（epipodophyllotoxin）衍生物，含有多个手性中心，其中位于内酯羰基 α 位的手性中心在 pH 大于 4 时会发生烯醇化，进而发生消旋化[56,57]。反应式（4.29）展示了这个由烯醇化介导的差向异构化反应的机理。

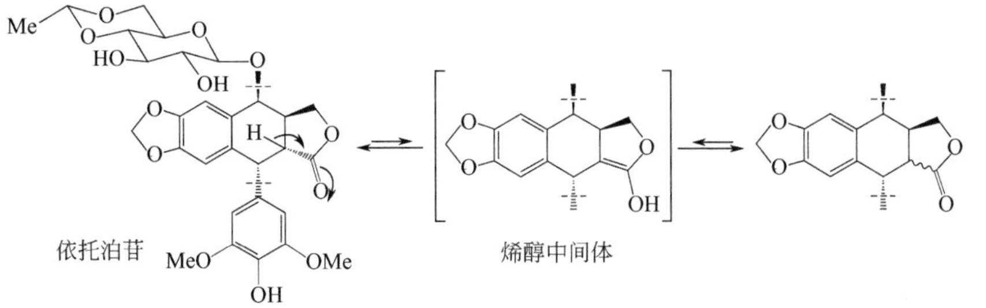

$$(4.29)$$

4.5.4 顺反异构化

肟以及肟醚都是药物设计和优化中常用的砌块，含有这些结构的药物分子中肟的双键很容易发生顺反异构（*cis-trans* 或称 *syn-anti* isomerization）。此异构化反应是可逆的，反式异构体（*E*-异构体）更稳定些，通常是主要的存在形式。此异构化反应可通过两个彼此竞争的路径进行，如反应式（4.30）所示：第一条路径是氮上孤对电子的翻转；而第二条路径则是在酸性或碱性介质中被催化的、经历肟/亚硝基互变的异构化[58]。

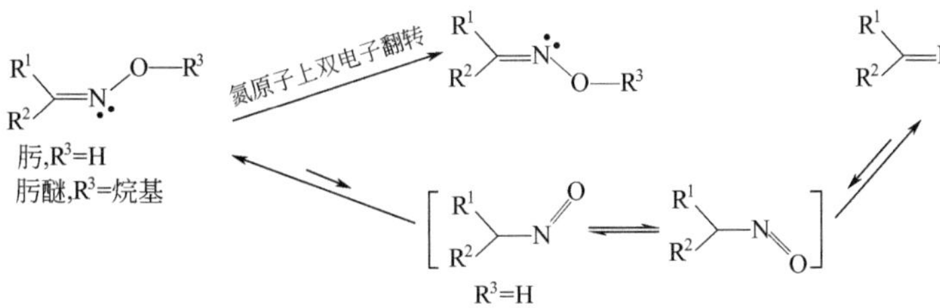

$$(4.30)$$

图 4.4 为罗红霉素（roxithromycin）的结构式，它是红霉素（erythromycin）的一个肟醚衍生物。pH 小于 5 时，它可以发生顺反异构化，生成活性较弱的 Z-异构体[59]。在特定的 pH 下，罗红霉素（*E*-异构体）与其 Z-异构体的比例似乎是一个定值。当 pH 处于 1 和 3 之间时，其异构化降解反应呈现假一级动力学特征，它的反应

速率以及 Z/E 异构体的比例随着 pH 下降而相应增大。

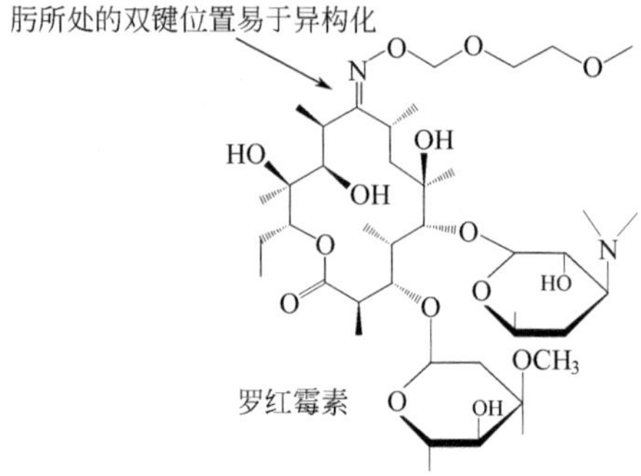

图 4.4　罗红霉素结构式

相当多的头孢类抗生素，比如头孢地尼（cefdinir）、头孢克肟（cefixime）、头孢泊肟（cefpodoxime）、头孢唑肟（ceftizoxime）和头孢甲肟（cefmenoxime），其分子中都包含肟/肟醚结构，因此都有可能经历上述机理而发生顺反异构化。

含有多个共轭双键的化合物能够发生光化学以及非光化学的顺反异构化，由于光化学异构化将在第 6 章"光化学降解"中详细讨论，本小节只介绍光化学范畴之外的这类异构化反应。

Ro-26-9228 是维生素 D 的衍生物，其结构类似骨化三醇，而后者是维生素 D 激素形态的活性形式。与骨化三醇一样[60]，Ro-26-9228 也会发生构象异构和顺反异构化[61]。如反应式（4.31）所示，Ro-26-9228 的顺反异构化是通过 E/Z 构象互变平衡中处于少数的 Z-构象异构体的 [1,7] -H 转移而发生的。

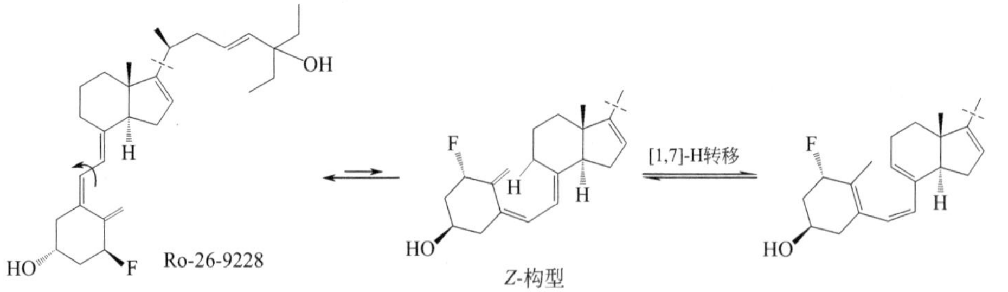

(4.31)

若分子中存在碳-碳双键与碳-杂原子双键共轭，则也容易发生几何异构化，例如，另一个头孢类抗生素头孢布烯（ceftibuten），相比于绝大部分同类抗生素，其 C7 位侧链的结构独特，不再含有经典的肟/肟醚结构，而是代之以碳-碳双键，此碳-碳双键同时与 7 位酰胺的羰基和氨基噻唑环构成共轭。实验发现，在酸性或碱性溶液中，此碳-碳双键会发生顺反异构化反应[62]，但在原研究中没有提及异构化反应的详细机理。然而根据头孢布烯的结构可以推测，碳-碳双键 α 位的亚甲基可以发生去质子化，从而促发互变异构而产生异构化降解，如反应式（4.32）所示。

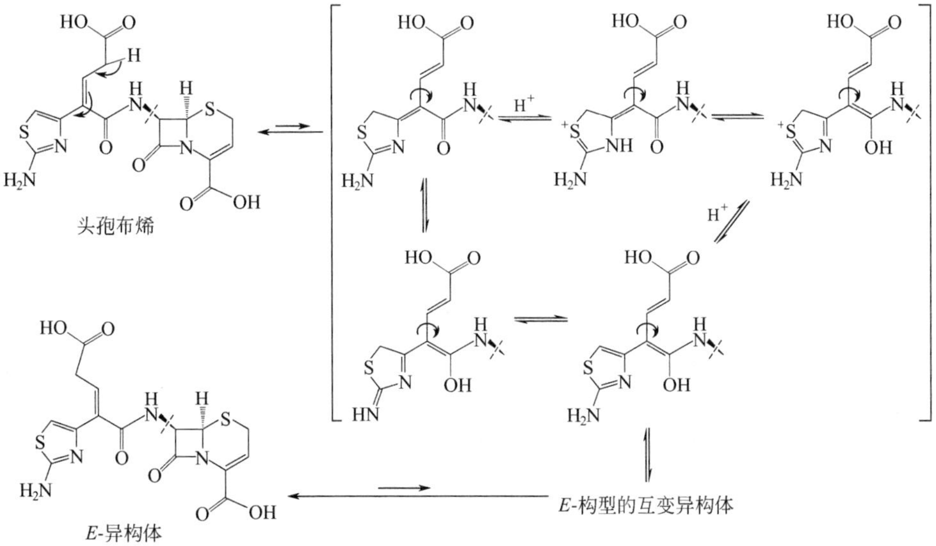

$$(4.32)$$

此机理似乎与原作者的实验结果相符，例如原作者也研究了好几个头孢布烯类似物的异构化行为并与头孢布烯进行比较，这些类似物是将头孢布烯中的氨基噻唑环替换为其他杂原子更少的芳香环（比如苯环）之后而产生的。研究发现，在酸性条件下，所有类似物的异构化反应速率大幅降低，这可能是由于这些类似物无法形成像头孢布烯那样数目众多的互变异构体，使得它们在酸性条件下比头孢布烯更难发生异构化反应。

4.5.5　N,O-酰基迁移

环孢菌素 A（cyclosporin A）是一种免疫抑制药物，广泛用于接受过器官或组织移植的患者，它是一个环状的十一肽，其中有一个非寻常的氨基酸残基，其侧链上有一个羟基。在酸性条件下，此羟基可进攻邻位缬氨酸残基的羰基，由此造成的 N,O-酰基迁移导致了异构环孢菌素 A（isocyclosporin A）的生成［反应式（4.33）］[63,64]。

对于这个异构化可能引起的此药物在胃中的降解已经做过评估[64]，根据该药物在 37℃、pH＝1～3 时的半衰期估算，通过胃后仅有 1%～2% 的药物可能发生分解。

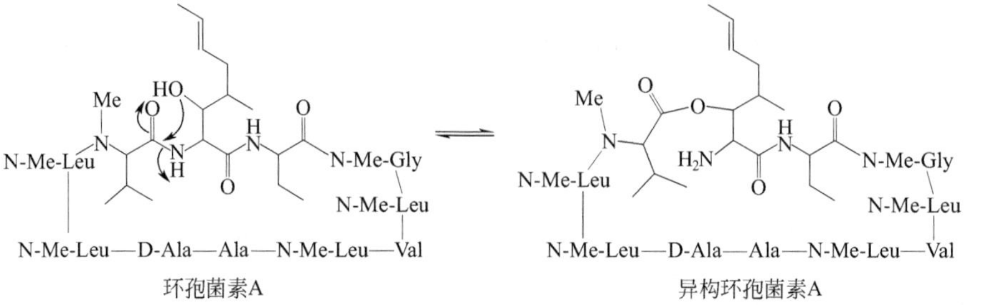

（4.33）

还有另一个发生 N,O-酰基迁移的药物降解的实例，在开发一种水溶性喜树碱（camptothecin）衍生物，喜树碱-20-（S）-甘氨酸酯 [camptothecin-20-(S)-glycinate][65] 的过程中发现：这个案例中酰基是从氧原子迁移到氮原子，这与前面的例子正好相反。在 pH＝7.4、37℃时，喜树碱-20-（S）-甘氨酸酯会迅速分解，其半衰期约为 30min。而另一个不含 α-氨基的类似物，喜树碱-20-（S）-乙酸酯，则在相同的条件下，历经 3h 仍然未发现有分解的迹象。20-（S）-甘氨酸酯的不稳定性正是因为 N,O-酰基迁移，进而导致一系列降解 [反应式（4.34）]。

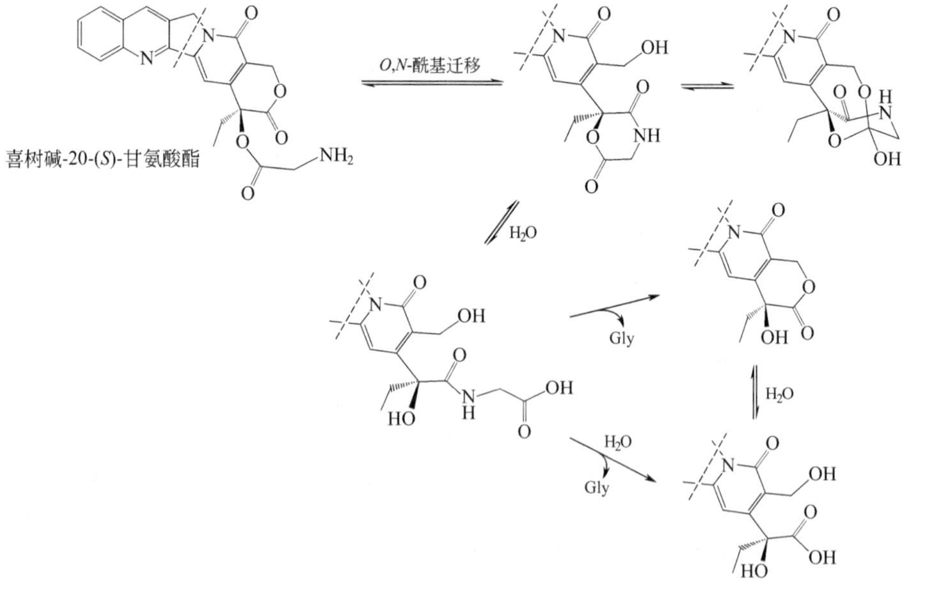

（4.34）

4.5.6 扩环重排

人们很早就发现含有 17-羟基-20-酮 (17-hydroxy-20-keto) 结构的皮质类固醇药物分子在金属离子 (路易斯酸)、碱或其他因素影响下，其 D 环很容易发生扩环反应，即 D-homoannulation[66]，在此之后的数十年中有众多的研究，想要探明此重排反应的机理[67-69]。Dekker 和 Beijnen 研究了波尼松龙 (prednisolone)、地塞米松 (dexamethasone) 和倍他米松 (betamethasone) 在弱碱性 (pH=8.3)、升温条件下的降解行为，他们发现扩环重排产物是波尼松龙和地塞米松最主要的三种降解产物之一 [反应式 (4.35)][70]。

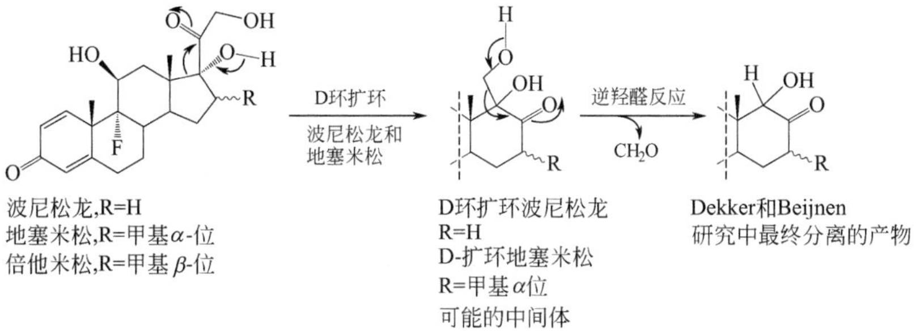

波尼松龙,R=H
地塞米松,R=甲基α-位
倍他米松,R=甲基β-位

D环扩环波尼松龙
R=H
D-扩环地塞米松
R=甲基α位
可能的中间体

Dekker和Beijnen
研究中最终分离的产物

$$(4.35)$$

在这些研究中，原作者仅鉴别了反应式 (4.35) 中所示的两个最终降解产物。基于现有知识可知，波尼松龙和地塞米松发生 D 环扩环，要先形成相应的扩环产物 [即反应式 (4.35) 所示的两个反应中间体]，由于原作者的实验温度相对较高 (100℃)，可以推测这两个初始形成的 D 环扩环中间体很容易发生逆羟醛缩合反应，故而分离得到上述的最终降解产物。

另外，在相同的 pH 和温度下，未能发现倍他米松的 D 环扩环降解产物[77]。这些观察到的、有意思的现象表明这三个分子在 16 位的取代基的细微差异可引起降解产物分布相当大的差别。

若金属离子 (路易斯酸) 作为催化剂，有人提出 D 环扩环将经历一个螯合过渡态而进行，如反应式 (4.36) 所示，金属离子与 17-羟基、20-酮构成螯合物[72]。

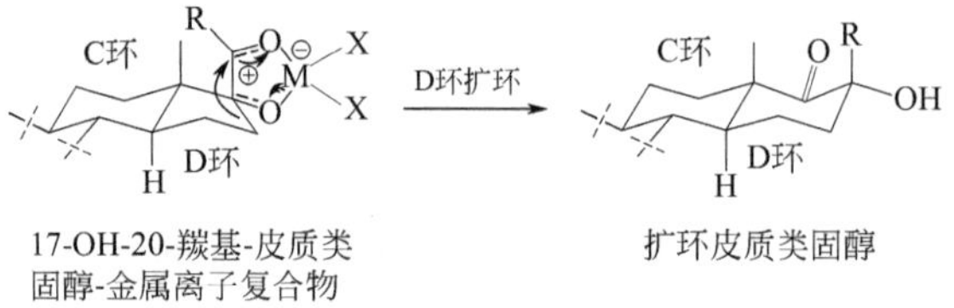

$$(4.36)$$

17-OH-20-羰基-皮质类
固醇-金属离子复合物   扩环皮质类固醇

由于螯合作用的存在，17-羟基和20-酮这两个基团被限制在顺式构象，这使得烷基迁移时必须立体专一地进攻17-酮基团[69]，故此在金属离子催化的D环扩环过程中，只有一个非对映异构体降解物生成。

氟羟泼尼松龙（triamcinolone）是另一个皮质类固醇类药物，它与泼尼松龙（prednisolone）的唯一区别在于其16α位多了一个羟基。由于该16α-羟基的存在，并且处于20位羰基的β位，氟羟泼尼松龙显得更容易发生扩环，这与此前观察到的16,17-二羟基-20-酮（16,17-dihydroxy-20-keto）比17-羟基-20-酮（17-hydroxy-20-keto）结构更容易发生扩环重排的现象吻合[68]。此外碱催化条件下，氟羟泼尼松龙的扩环重排反应似乎经历了不同机理。由 Delaney 等人的研究[73]可知，这个扩环重排始于逆羟醛缩合反应，生成16-醛基、17,20-二羟基-烯醇。此17,20-二羟基-烯醇可从两个方向分别进攻16-醛基，从而生成两个差向异构的降解产物：顺式-二羟基（cis-dihydroxy-）和反式-二羟基扩环氟羟泼尼松龙（trans-dihydroxy-homotriamcinolone），如反应式（4.37）路径 a 所示。当氟羟泼尼松龙的 D-环扩张是由金属离子催化时，按反应式（4.36）所展示的经历金属离子络合过渡态的重排机理（17-羟基-20-酮与金属离子螯合），可以解释此时为何会生成立体专一的顺式-二羟基扩环氟羟泼尼松龙，见反应式（4.37）路径 b。

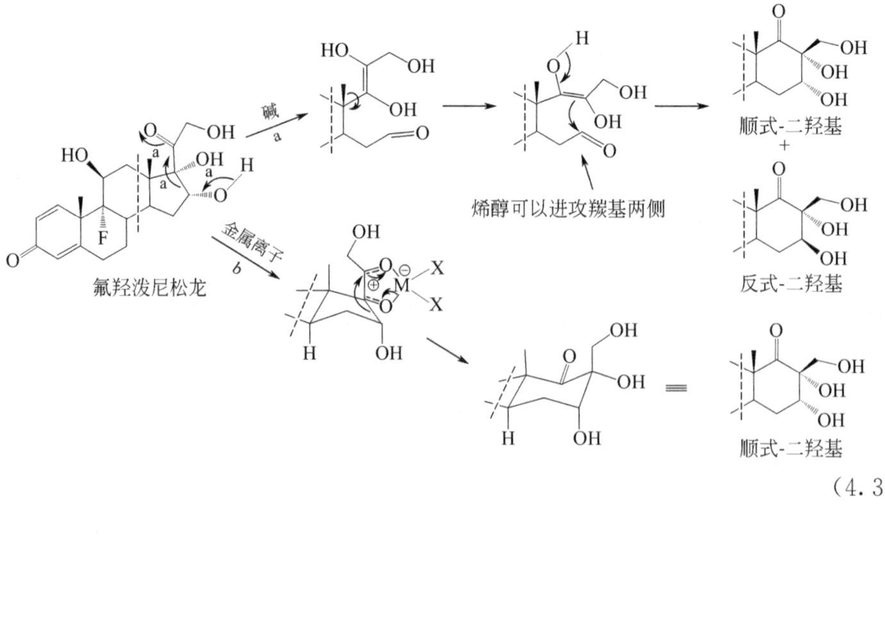

烯醇可以进攻羰基两侧

氟羟泼尼松龙

顺式-二羟基
+
反式-二羟基

顺式-二羟基

$$(4.37)$$

含有 17,21-二羟基丙酮侧链的皮质类固醇类药物往往会在其 21 位羟基上酯化为磷酸酯，以提高其水溶性从而制成注射剂型。这些药，比如波尼松龙磷酸酯（prednisolone phosphate）[74] 和倍他米松磷酸酯（betamethasone phosphate）[75]，依然可以发生 D 环扩环，且磷酸酯结构有可能使得重排反应更容易发生，见反应式（4.38）[75]。以倍他米松磷酸钠为例，扩环重排生成三个显著的降解产物，即 BSP 异构体 1、2、3。

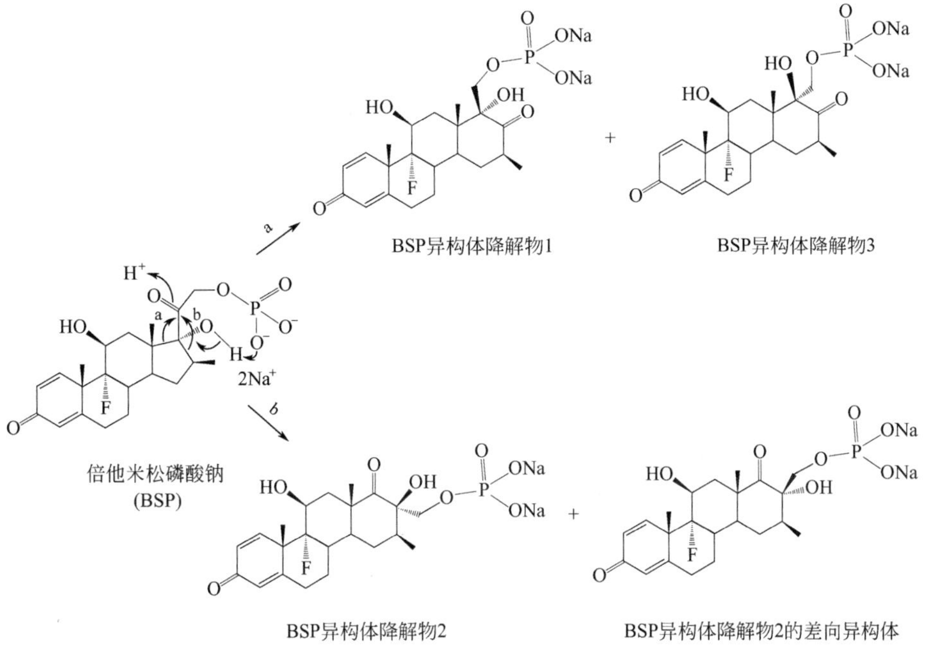

BSP异构体降解物1   BSP异构体降解物3

倍他米松磷酸钠
(BSP)

BSP异构体降解物2   BSP异构体降解物2的差向异构体

$$(4.38)$$

糖肽类抗生素万古霉素（vancomycin）一般用于治疗革兰阳性菌引起的极度严重感染[76]，且往往是最后之选。虽然这个药物具有从 20 世纪 50 年代开始便应用于临床的历史，但直到 20 世纪 80 年代才确定了它的准确结构和降解机理[77]，其主要降解如下：首先天冬酰胺环化（脱酰胺基反应）形成丁二酰亚胺中间体；随后后者水解生成次要降解产物 CDP-I-m。此外经上述降解反应的第一步之后，分子的大环因增加了一个 CH₂ 而扩大，这使得原本碍于空间位阻无法自由旋转的氯代苯酚环变得可随意旋转了，这个过程产生主要降解产物 CDP-I-M，详见反应式（4.39）。

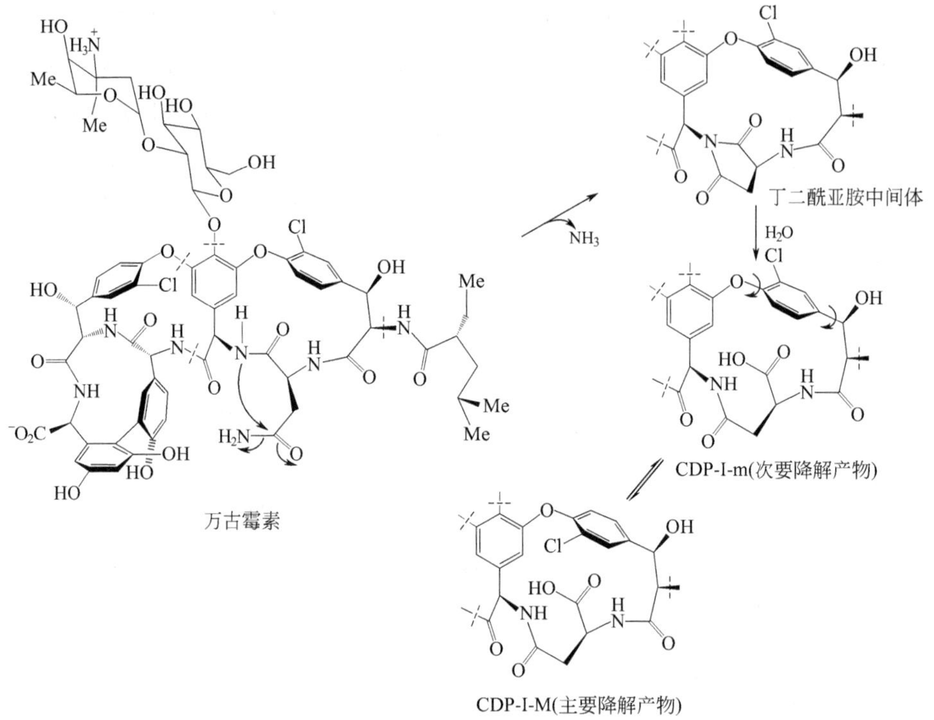

$$(4.39)$$

　　这一转化过程仍然被称作是"重排"，纵使万古霉素（vancomycin）的分子式发生了改变（尽管这个变化不大：氨基被替换为羟基）。上面的反应式显示其降解反应的关键步骤是天冬氨酸残基的"重排反应"，在含有天冬酰胺或天冬氨酸残基的蛋白和多肽药物中，由此重排反应引起的降解（一般称作脱酰胺反应）是这类药物的主要降解途径之一，这类降解将在第 7 章"生物药的化学降解"中详细讨论。

4.5.7　分子内坎尼扎罗（Cannizzaro）重排

　　对于 D 环侧链上含有 1,3-二羟基丙酮结构的皮质类固醇药物分子，比如本章曾经讨论过的那些皮质类固醇，这类药物的绝大多数降解行为都与此结构有关。我们已经展示了此降解过程涉及多种机理，例如，脱水反应、氧化反应以及逆羟醛缩合反应等，其中的一种降解机理是坎尼扎罗（Cannizzaro）反应。当某些初始降解产物的 D 环侧链上具有 α-酮基-醛结构时，则会经此机理发生进一步的降解[78]，例如倍他米松的脱水降解产物，倍他米松烯醇醛（betamethasone enol aldehyde）（参见 4.1.1 小节），有两个位置异构体，即 E-和 Z-烯醇醛，二者都可被重新水合而生成烯醇醛水合物（enol aldehyde hydrate）[75]。而后者可发生坎尼扎罗重排反应，产生另外四个倍他米松的同分异构降解物[71,75]，此降解途径总结于反应式（4.40）中。

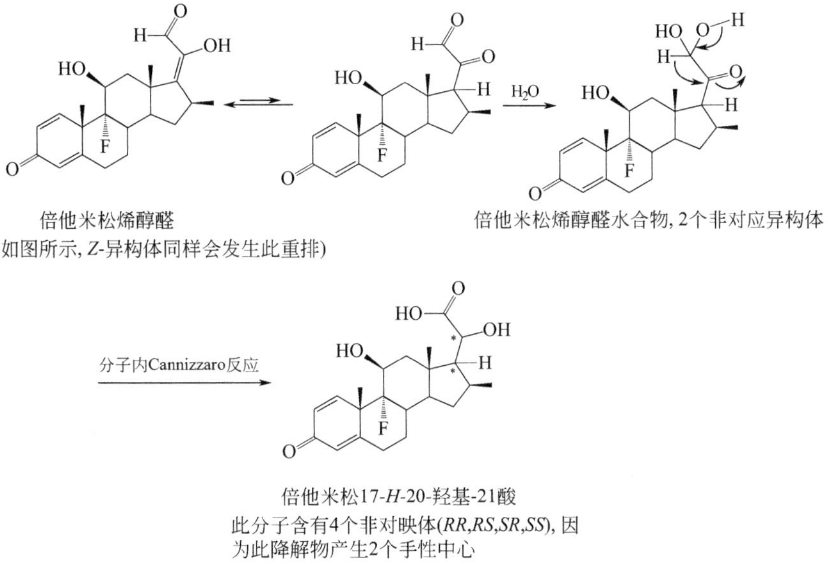

倍他米松烯醇醛
(*E*-异构体如图所示,*Z*-异构体同样会发生此重排)

倍他米松烯醇醛水合物,2个非对应异构体

分子内Cannizzaro反应

倍他米松17-*H*-20-羟基-21酸
此分子含有4个非对映体(*RR,RS,SR,SS*), 因
为此降解物产生2个手性中心

(4.40)

4.6　环化反应

4.6.1　二酮哌嗪（DKP）的形成

有相当一部分小分子药物是二肽或二肽拟似物，若其氮端未加保护，则氨基可与碳端的羧基反应，生成二酮哌嗪环（diketopiperazine，DKP），见反应式（4.41）。碳端为脯氨酸残基的二肽药物分子尤其容易发生此环化反应[79]，这可能是因为脯氨酸残基的存在使得二肽的构象更容易发生环化。

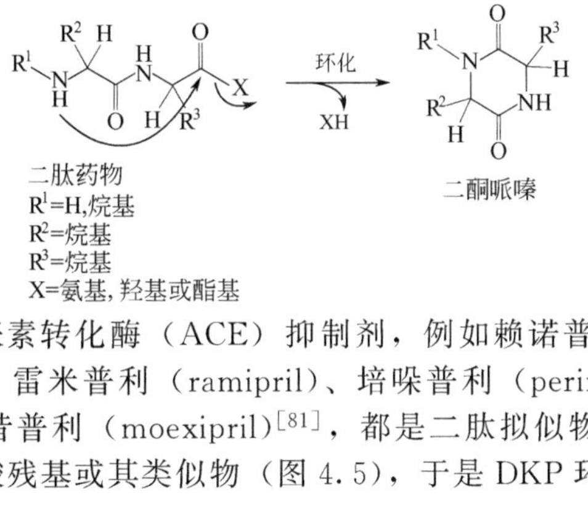

二肽药物
R^1=H,烷基
R^2=烷基
R^3=烷基
X=氨基,羟基或酯基

环化
XH

二酮哌嗪

(4.41)

好几个血管紧张素转化酶（ACE）抑制剂，例如赖诺普利（lisinopril）、依那普利（enalapril）、雷米普利（ramipril）、培哚普利（perindopril）、喹那普利（quinapril）[80]和莫昔普利（moexipril）[81]，都是二肽拟似物，且其氮端皆未保护，而碳端为脯氨酸残基或其类似物（图 4.5），于是 DKP 环化成为这些药物的

常见且显著的降解途径，酸或碱可催化 DKP 的环化过程[82,83]。

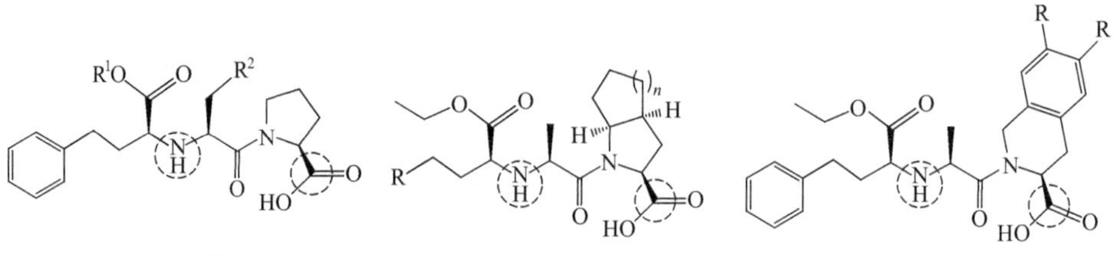

赖诺普利，R¹=R =H,R²=——(CH₂)₃NH₂
依那普利，R¹=乙基,R²=H

雷米普利，R=苯基,*n*=1
培哚普利，R=甲基,*n*=2

喹那普利，R=H
莫昔普利，R=甲氧基

图 4.5　可发生 DKP 环化的 ACE 抑制剂的结构式（虚线圈出了环化涉及的基团）

4.6.2　其他环化反应

二肽基肽酶Ⅳ（dipeptidyl peptidase-4，DPP-4）抑制剂，地格列汀（denagliptin），正被开发用于治疗 2 型糖尿病，其分子结构中含有伯胺和氰基。在地格列汀原料药和制剂开发的稳定性研究中发现，氨基可进攻分子内的氰基生成环脒[反应式(4.42)][84]。

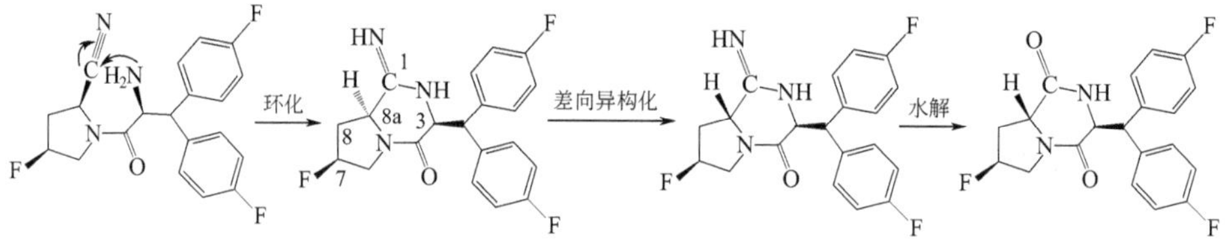

地格列汀

(3*S*,7*S*,8*aS*)-脒

(3*S*,7*S*,8*aR*)脒

(3*S*,7*S*,8*aR*)DKP

$$(4.42)$$

初始的 (3*S*,7*S*,8*αS*)-脒降解产物[(3*S*,7*S*,8*αS*)-amidine]在其 8α 位产生差向异构化而生成次级降解产物 3*S*,7*S*,8*R*-异构体（3*S*,7*S*,8*αR*-isomer），这个过程可能是经历了亚胺-烯胺互变异构化，这个次级降解产物可水解而得到 DKP 降解产物。

4.7　二聚/低聚

在本节中，二聚降解被广泛定义为两分子的药物分子发生化学结合，它可以包括多种类型，例如 M＋M＝2M，M＋M＝2M－m 和 M＋X＋M＝M-X-M，其中 M 代表药物分子，m 则为二聚过程中离去的片段，而 X 是交联剂，通常来自于辅料或其杂质。

药物的二聚或低聚降解可以有多种机理，这种降解更容易在高浓度液体制剂中出现。在本书以前的章节中讨论过的不少案例包含二聚或低聚降解：例如，由氧化偶联生成的吗啡二聚体（假吗啡）（3.5.9 小节），齐拉西酮（ziprasidone）经氧化以及随后的羟醛缩合而生成的二聚体（4.4.1 小节），以及经硫醇基氧化偶联形成的卡托普利（captopril）二聚体（3.5.6 小节）。同样，含有半胱氨酸残基的多肽/蛋白类药物也可以如同卡托普利一样发生上述氧化偶联反应，形成二聚体和低聚物。这个主题将在第 7 章中详细讨论。

氯沙坦钾（losartan potassium）是个首创的血管紧张素 Ⅱ 受体拮抗剂，其药力强劲，临床上用于治疗高血压。它含有一个四氮唑环，后者是羧基的电子等排物。四氮唑环上带有的负电荷具有亲核性，且此负电荷可以通过互变而处于五元环中的每一个氮原子上。其结果是四氮唑环可亲核攻击另一个氯沙坦分子咪唑环上的羟甲基，从而生成两个主要的二聚降解产物。显然这个羟基应该以水分子的形式离去，在酸性条件下尤其容易 [反应式（4.43）][85,86]。

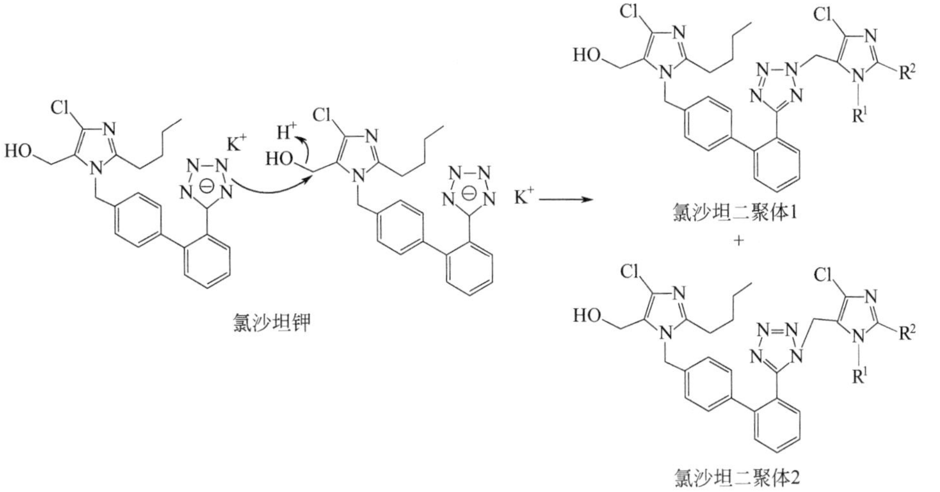

氯沙坦二聚体1

+

氯沙坦二聚体2

氯沙坦钾

$$(4.43)$$

所有的 β-内酰胺类抗生素如青霉素类、头孢类和碳青霉烯类，其内酰胺键皆处于张力较大的四元环上，因此很容易被亲核攻击，若进攻的亲核试剂为水，则发生水解降解，这已经在第 2 章中讨论过。若进攻的亲核试剂是另一个抗生素分子的氨基，则称为分子间的氨解，此时会生成二聚和低聚降解产物，在高浓度的制剂产品中尤其显著。例如青霉素类的氨苄西林（ampicillin）和阿莫西林（amoxicillin），其分子中都存在伯氨基，此氨基可以攻击另一个抗生素分子的四元内酰胺环，形成二聚体和低聚体[87-89]，见反应式（4.44）。

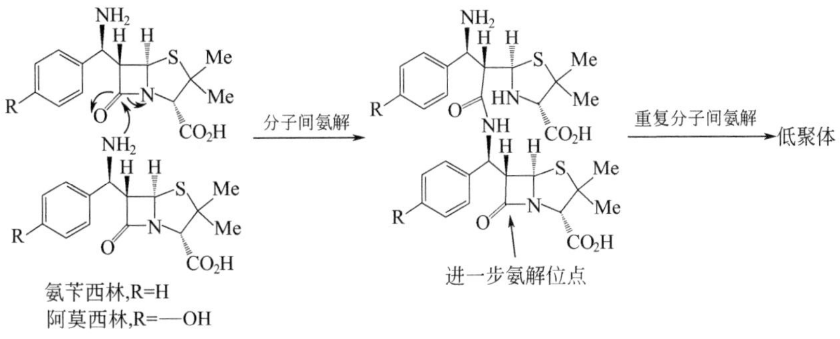

氨苄西林,R=H
阿莫西林,R=——OH

分子间氨解

进一步氨解位点

重复分子间氨解

低聚体

$$(4.44)$$

厄他培南（ertapenem）是一种人工合成的广谱 β-内酰胺类抗生素，属于碳青霉烯类，其分子中含有仲氨基，故它也会发生类似的氨解二聚降解。氨解时，四元内酰胺环一旦打开，原本禁锢在五元环中的烯胺结构可互变异构为相应的亚胺，这将产生两个可互相转化的二聚体降解产物（二聚体Ⅰ和Ⅱ）[90]，见反应式（4.45）。

此外，还发现厄他培南（ertapenem）的苯甲酸基团也能进攻内酰胺环使之开环，生成酸酐中间体，此中间体进一步发生重排反应，重排中酰基迁移形成具有更稳定的苯甲酰胺键的厄他培南二聚体Ⅲ（ertapenem dimer Ⅲ）。最后，另外两个厄他培南二聚体降解产物（dimer-H_2O a 和 dimer-H_2O b）也可能通过仲氨基和另一分子厄他培南（ertapenem）的羧基形成两分子间的酰胺键而生成。

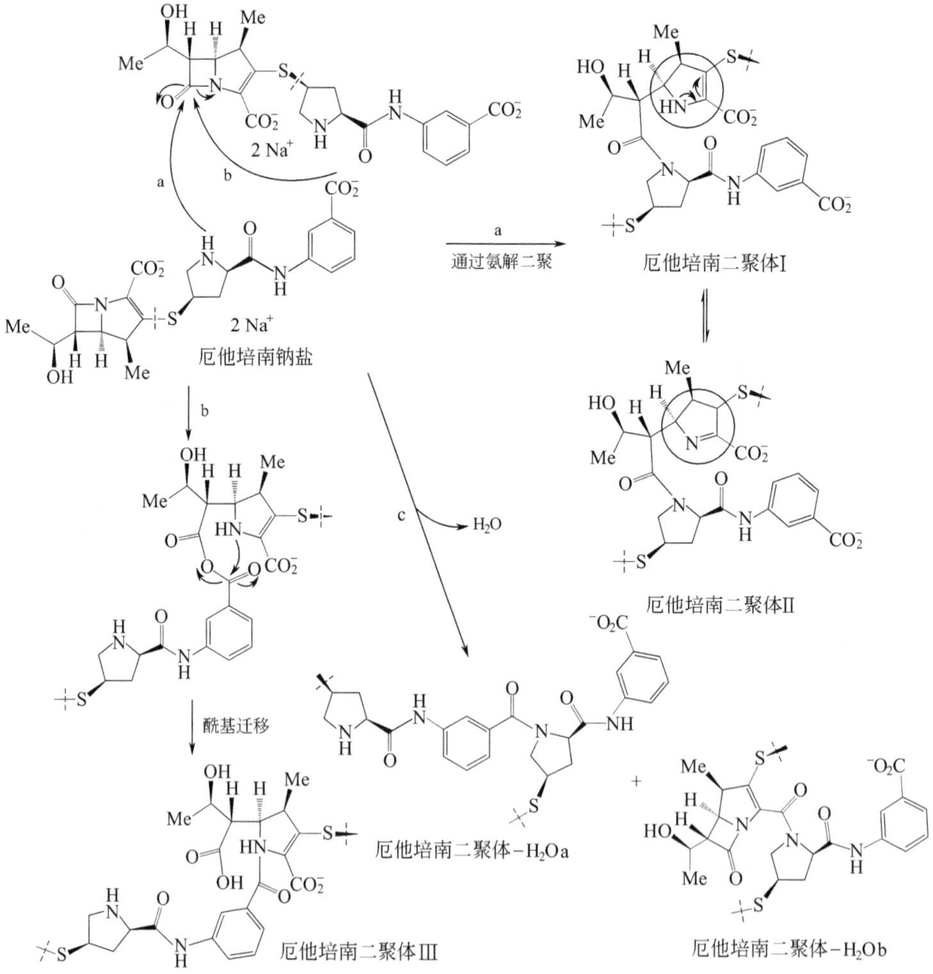

$$(4.45)$$

比阿培南（biapenem）也是碳青霉烯类抗生素，所不同的是，它不含有氨基，因此，它不会发生上述的直接二聚反应。然而在酸性、碱性并且升温条件下，四元内酰胺环上的羧基可攻击另一个比阿培南分子的内酰胺环，而产生二聚酸酐中间体。此酸酐中间体可发生酰基迁移重排为二聚体 A（dimer A）[91]。至此，该降解途径类似于厄他培南的羧基和内酰胺环之间的反应 [反应式（4.45），路径 b]。二聚体 A 五元环上的羧基，可攻击残存的内酰胺环，触发再一次的开环、酰基迁移，最终产生含有一个稠合的 DKP 环的异构二聚体 B（isomeric dimer B）。此外，比阿培南的内酰胺环水解可产生另外一对异构降解产物：杂质 Ⅰ 和杂质 Ⅱ。上述讨论的比阿培南整个降解路径总结于反应式（4.46），其中比阿培南降解产物的命名与原论文保持一致[91]。

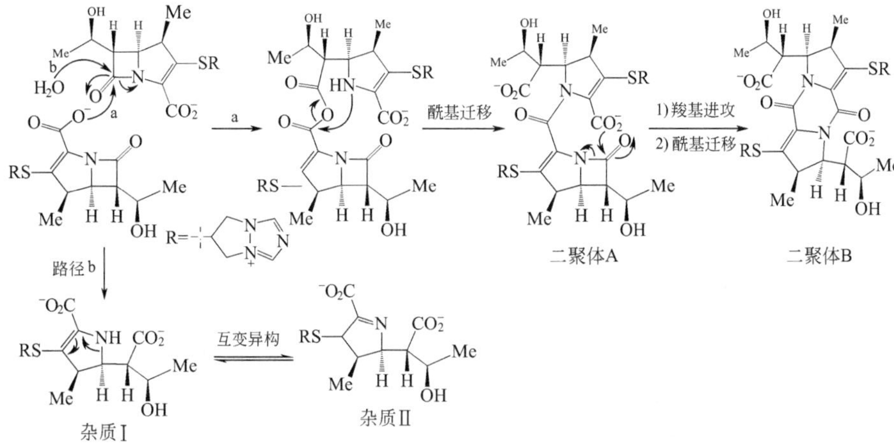

$$(4.46)$$

亚胺培南（imipenem）是第一个碳青霉烯类抗生素，曾在第 2 章 "水解降解" 中讨论过，它也能经上述机理生成相应的 DKP 二聚体[92]。

上述的二聚化降解案例中，有些属于 M＋M＝2M 型（如氨苄西林、阿莫西林、厄他培南、比阿培南、亚胺培南）；有些则属于 M＋M＝2M－m（如氯沙坦）。但有些时候，可通过交联剂 X 而发生 M＋X＋M＝M-X-M 类型的二聚降解，而甲醛是常见的交联剂。

在某些药物的合成中，会使用甲醛为合成子。例如，常用的利尿剂氢氯噻嗪（hydrochlorothiazide），就是由 5-氯-2,4-二磺酰苯胺（5-chloro-2,4-disulfamylaniline）和甲醛反应制备的。然而在此步合成中，甲醛会导致副产物氢氯噻嗪二聚体的生成。此外，人们发现氢氯噻嗪降解时会发生逆反应再次释放出甲醛，因此，氢氯噻嗪二聚体也可能是降解产物。由 Franolic[93] 和 Fang 等人[94] 对此杂质分别进行的两项研究差不多同时发表，借助二维 NMR 谱，准确地确定了该杂质的结构[94]。以上讨论的氢氯噻嗪的工艺与降解化学小结在反应式（4.47）中。

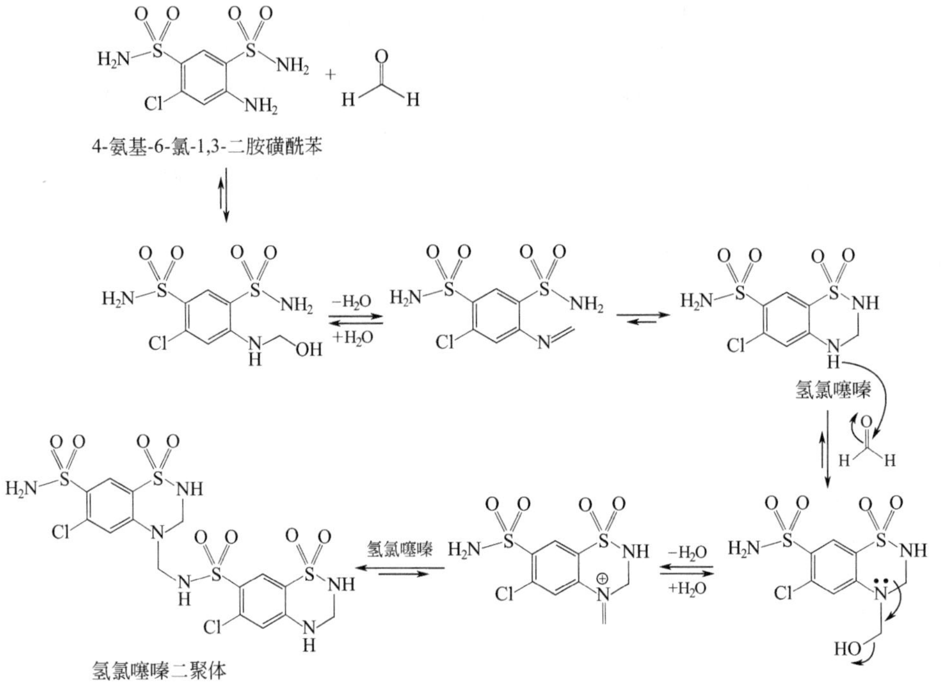

$$(4.47)$$

在上述途径中，反应的关键是顺次形成的两个亲电试剂，即亚胺和亚胺离子，进而发生相应的亲核攻击。在第一步关键反应中，分子内的磺酰胺基团攻击亚胺中间体。在第二步关键反应中，氢氯噻嗪与另一分子的甲醛缩合产生中间体亚胺离子，另一分子氢氯噻嗪上未取代的磺酰胺基团攻击亚胺离子而生成二聚体。

甲醛也是一些药物辅料中存在的杂质，例如聚乙二醇（PEG）和聚山梨醇酯，它们都容易发生自氧化，在此过程中可产生多种氧化降解产物，其中就有甲醛[95]。因此，使用这些辅料的制剂产品中，可能出现两分子 API 通过甲醛或亚甲基键连的二聚降解产物。例如候选药物 O^6-苄基鸟嘌呤（O^6-benzylguanine）（NSC-637037）已被证明具有抗癌功效，在一个采用 PEG400 水溶液的实验性制剂配方的稳定性研究中发现，它的主要降解物为亚甲基桥连的二聚体[96]。此降解最有可能是生成了亚胺中间体，然后另一分子的苄基鸟嘌呤亲核攻击此亚胺中间体，如反应式（4.48）所示。

某些药物分子中含有活化的芳香环，它们可与甲醛发生亲电取代反应，因此也有可能生成由甲醛桥连的二聚体。例如，一个基于蝴蝶霉素（rebeccamycin）的吲哚并咔唑（indolocarbazole）衍生物［反应式（4.49）］，是一种具有抗癌功效的拓扑异构酶 I 抑制剂，现已进入 III 期临床试验，其分子中含有两个稠合的6-羟基吲哚环。其实验性制剂配方是含有高浓度 API 的 PEG 水溶液，研究中观测到了它的两个二聚降解产物，由亚甲基连接两个 API 分子的5-羟基吲哚环而

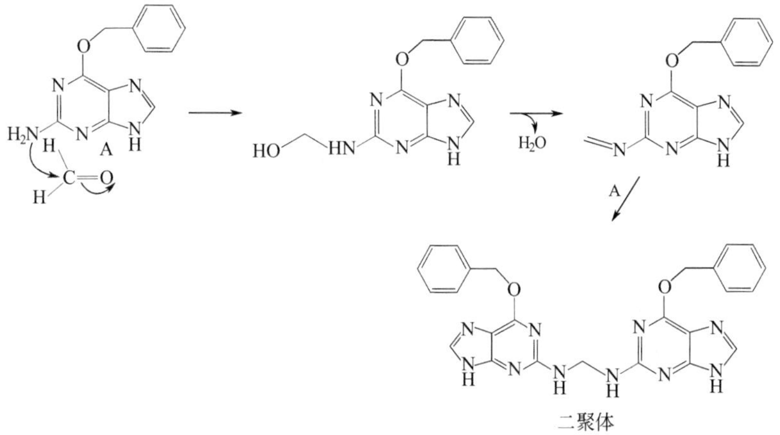

$$(4.48)$$

二聚体

形成，并借助 LC-MS、LC-MS/MS 和 NMR（1D 和 2D）进行了完整的结构表征[97]。这两个二聚体降解产物的形成应经历了 Lederer-Manasse 羟烷基化机理，如反应式（4.49）所示。

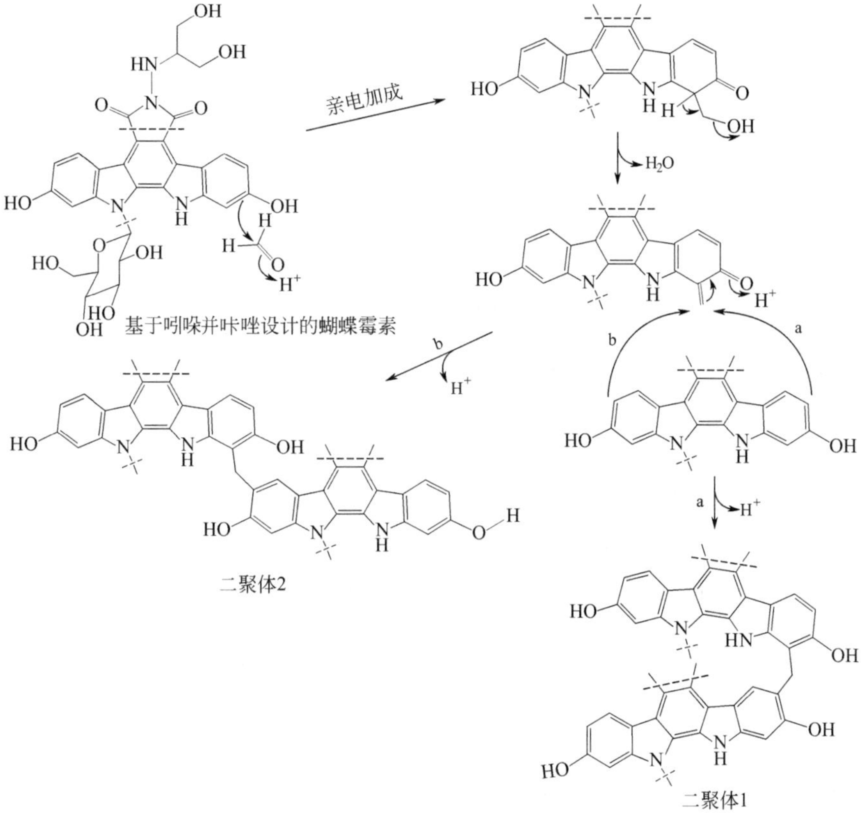

$$(4.49)$$

4.8 其他零星降解机理

4.8.1 狄尔斯-阿尔德（Diels-Alder）反应

虽然在有机合成中 Diels-Alder 反应应用广泛，但在药物分子的降解中并不怎么常见。

有一个罕见的例子，利尿剂依他尼酸（ethacrynic acid）结构中含有 α,β-不饱和羰基，其降解行为在 4.3 小节已经讨论过。此结构使得依他尼酸还容易发生 4+2Diels-Alder 加成[98]，见反应式（4.50），而这将生成另一种不同于 4.3 小节所述的二聚体降解产物。

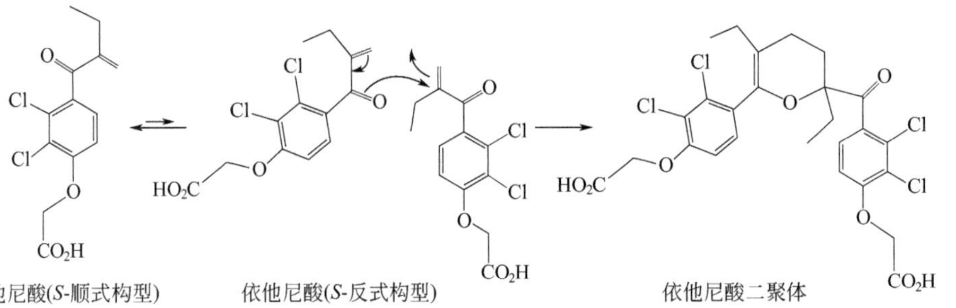

依他尼酸(S-顺式构型)　　　依他尼酸(S-反式构型)　　　　依他尼酸二聚体

$$(4.50)$$

4.8.2 还原或歧化反应导致的降解

正如我们在第 3 章"氧化降解"中广泛讨论的那样，药物分子通过各种氧化途径发生的氧化降解是药物稳定性研究中最常观察到的两种降解方式之一（另一种是水解降解）。这是可以理解的，因为在绝大多数情况下，氧气是最根本的氧化剂。然而，通常情况下，经还原反应发生的药物降解则是罕见的，毕竟体系中一般缺少还原剂来完成还原降解。因此当本书作者偶然看到下面这篇论文时非常惊讶：在模拟肠液（pH＝6.8，50mmol/L 磷酸盐缓冲液）中，雷贝拉唑钠（rabeprazole sodium）发生了还原降解[99]。本书作者仔细地查看了论文中呈现的实验结果，认为所谓雷贝拉唑（一个含亚砜基团的质子泵抑制剂）的"还原降解"可能是一个通过歧化反应的药物降解案例，在这样的案例中，当一分子的雷贝拉唑被还原为其还原降解产物，即雷贝拉唑硫醚（rabeprazole thioether）之时（原作者也观测到了这个降解物），另一分子的雷贝拉唑很有可能被氧化成了雷贝拉唑砜（rabeprazole sulfone）。论文中给出了相应的色谱图，较后流出的峰是雷贝拉唑硫醚，它随着时间的推移而出现并不断增加。此峰出现并增加时，出现了两个较早被洗脱的峰，两个峰紧随死体积之后，一大一小，且会随着雷贝拉唑硫醚峰的增加而相应增加，且这两个峰的总面积明显地会与硫醚的峰面积同步增长。由此看来，这两个峰可能就是雷贝拉唑砜和一个相关的氧化降解产物，在原作者的研究中它们很可能被忽视了，毕竟在高效液相色谱的分析中，这两个杂质紧随着死时间之后出峰。

此外，雷贝拉唑是一个亚砜，相应的硫醚降解产物的保留时间远远大于雷贝拉唑，而相应的硫砜极性更大，因此在 HPLC 分析中，雷贝拉唑砜完全有可能紧随死体积被洗脱下来。雷贝拉唑可能的歧化降解途径如反应式（4.51）所示。

雷贝拉唑钠　　　　　　　　　雷贝拉唑硫醚　　　　雷贝拉唑砜

$$(4.51)$$

参考文献

[1] Mattox V R. *J. Am. Chem. Soc.*，1952，**74**，4340.

[2] Lewbart M L，Mattox V R. *J. Org. Chem.*，1964，**29**，513.

[3] Hidaka T，Huruumi S，Tamaki S，Shiraishi M，Minato H. *Yakugaku Zasshi*，1980，**100**，72.

[4] Li M，Chen B，Lin M，Chan T-M，Fu X，Rustum A. *Tetrahedron Lett*，2007，**48**，3901.

[5] Chen B，Li M，Lin M，Tumambac G，Rustum A. *Steroids*，2009，**74**，30.

[6] Li M，Chen B，Lin M，Rustum A. *Am. Pharm. Rev.*，2008，**1**，98.

[7] Shou M，Galinada W A，Wei Y-C，Tang Q，Markovich R J，Rustum A M. *J. Pharm. Biomed. Anal.*，2009，**50**，356.

[8] Kaur P，Wilmer G，Wei Y-C，Rustum A M. *Chromatographia*，2010，**71**，805.

[9] Bianchini R M，Castellano P M，Kaufman T S. *J. Pharm. Biomed. Anal.*，2008，**48**，1151.

[10] Atkins P J，Herbert T O，Jones N B. *Int. J. Pharm.*，1986，**30**，199.

[11] Cachet T，Van den Mooter G，Hauchecorne R，Vinckier C，Hoogmartens J. *Int. J. Pharm.*，1989，**55**，59.

[12] Alam P，Buxton P C，Parkinson J A，Barber J. *J. Chem. Soc. Perkin Trans. 2*，1995，1163.

[13] Hassanzadeh A，Helliwellb M，Barber J. *Org. Biomol. Chem.*，2006，**4**，1014.

[14] Barber J，Gyi J I，Lian L，Morris G A，Pye D A，Sutherland J K. *J. Chem. Soc. Perkin Trans.*，1991，**2**，1489.

[15] Fiese E F，Steffen S H. *J. Antimicrob. Chemother.*，1990，**25**（Suppl. A），39.

[16] Teng X W，Cutler D C，Davies N M. *Int. J. Pharm.*，2003，**259**，129.

[17] Sahasranaman S，Issar M，Toth G，Horvath G，Hochhaus G. *Pharmazie*，2004，**59**，367.

[18] Nikcevic I，Sajonz P，Li M，Markovich R，Rustum A. *Challenges in the Analytical Method Development for Drug Product Containing a Steroid Active Pharmaceutical Ingredient*，presentation at Pittcon 2011，Session number，600-4.

[19] Stenlake J B，Waigh R D，Dewar G H. *Eur J. Med. Chem.*，1981，**16**，515.

[20] Welch R M，Brown A，Ravitch J，Dahl R. *Clin. Pharmacol. Ther.*，1995，**58**，132.

[21] Humphrey G R，Miller R A，Pye P J，Rossen K，Reamer R A，Maliakal A，Ceglia S S，Grabowski E J J，Volante R P，Reider P J. *J. Am. Chem. Soc.*，1999，**121**，11261.

[22] Almarsson Ö，Seburg R A，Godshall D，Tsai E W，Kaufman M J. *Tetrahedron*，2000，**56**，6877.

[23] Zhao Z，Qin X-Z，Reed R A. *J. Pharm. Biomed. Anal.*，2002，**29**，173.

[24] Jivani S G，StellaV G. *J. Pharm. Sci.*，1985，**74**，1274.

[25] Palsmeier R K，Radzik D M，Lunte C E. *Pharm. Res.*，1992，**9**，933.

[26] Zhang X，Foote C S. *J. Am. Chem. Soc.*，1993，**115**，8867.

[27] Li M，Conrad B，Maus R G，Pitzenberger S M，Subramanian R，Fang X，Kinzer J A，Perpall H J，*Tetrahedron Lett.*，2005，**46**，3533.

[28] Lee Y L，Padula J，Lee H. *J. Pharm. Sci.*，1988，**77**，81.

[29] Kalgutkar A S，Gardner I，Obach R S，Shaffer C L，Callegari E，Henne K R，Mutlib A E，Dalvie D K，Lee J S，Nakai Y，O'Donnell J P，Boer J，Harriman S P. *Curr. Drug Metab.*，2005，**6**，161.

[30] Burg M，Green N. *Kidney Int.*，1973，**4**，301.

[31] Koechel D A. *Ann. Rev. Pharmacol. Toxicol.*，1981，**21**，265.

[32] Duggan D E，Noll R M. *Arch. Biochem. Biophys.*，1965，**109**，388.

[33] Koechel D A，Cafruny E J. *J. Med. Chem.*，1973，**16**，1147.

[34] Koechel D A，Cafruny E J. *J. Pharmacol. Exp. Ther.*，1975，**192**，179.

[35] Yarwood R J，Moore W D，Collett J H. *J. Pharm. Sci.*，1985，**74**，220.

[36] Marin A，Espada A，Vidal P，Barbas C. *Anal. Chem.*，2005，**77**，471.

[37] Wong J，Wiseman L，Al-Mamoon S，Cooper T，Zhang L-K，Chan T-M. *Anal. Chem.*，2006，**78**，7891.

[38] Ding L，Wang X，Yang Z，Chen Y. *J. Pharm. Biomed. Anal.*，2008，**46**，282.

[39] Orgovan G，Tihanyi K，Noszal B. *J. Pharm. Biomed. Anal.*，2009，**50**，718.

[40] Liang C-Y，Yang Y，Khadim M A，Banker G S，Kumar V. *J. Pharm. Sci.*，1995，**84**，1141.

[41] Fish B J，Carr G P R. *J. Chromatogr.*，1986，**353**，39.

[42] Janicki C A，Ko C Y. *Anal. Profiles Drug Subst.*，1980，**9**，341.

[43] Fors S. in *The Maillard Reaction in Foods and Nutrition*，ed. Waller G R，Feather M S. ACS Symposium Series，Vol. 215，American Chemical Society，Chapter 12，pp. 185-286.

［44］ Jun M，Shao Y，Ho C-T，Koetter U，Lech S. *J. Agric. Food Chem.* ，2003，**51**，6340.

［45］ Hong J，Shah J C，McGonagle M D. *J. Pharm. Sci.* ，2011，**100**，2703.

［46］ Guttman D E，Meister F D. *J. Am. Pharm. Assoc. Sci. Ed.* ，1958，**47**，773.

［47］ Hansen J，Bundgaard H. *Int. J. Pharm.* ，1980，**6**，307.

［48］ Wendler H S. in *Molecular Rearrangements*，*Part Two*，ed. Mayo P. Interscience，New York，1967，pp. 1067-1075.

［49］ Florey K. in *Analytical Profiles of Drug Substances*，*Vol.* 12，ed. Florey K. Academic Press，New York，1983，p. 277-324.

［50］ Li M，Chen B，Monteiro S，Rustum A M. *Tetrahedron Lett.* ，2009，**50**，4575.

［51］ Young H-Y，Chiang C-T，Huang Y-L，Pan F P，Chen G-L. *J. Food Drug Anal.* ，2002，**10**，149.

［52］ Fukutsu N，Kawasaki T，Saito K，Nakazawa H. *J. Chromatogr. A*，2006，**1129**，153.

［53］ INVEGA®，Scientific discussion，European Medicines Agency；http：//www. ema. europa. eu/docs/en _ GB/document _ library/EPAR _ -*Scientific* Discussion/human/000746/WC500034928. pdf.

［54］ Danel C，Azaroual N，Brunel A，Lannoy D，Odou P，Décaudin B，Vermeersch G，Bonte J-P，Vaccher C. *Tetrahedron：Asymmetry*，2009，**20**，1125.

［55］ Stepensky D，Chorny M，Dabour Z，Schumacher I. *J. Pharm. Sci.* ，2004，**93**，969.

［56］ Strife R J，Jardine I，Colvin M. *J. Chromatogr.* ，1980，**182**，211.

［57］ Beijnen J H，Holthuis J J M，Kerkdijk H G，van der Houwen O A G J，Paalman A C A，Bult A，Underberg W J M. *Int. J. Pharm.* ，1988，**41**，169.

［58］ Dugave C，Demange L. *Chem. Rev.* ，2003，**103**，2475.

［59］ Zhang S，Xing J，Zhong D. *J. Pharm. Sci.* ，2004，**93**，1300.

［60］ Okamura W H，Midland M M，Hammond M W，Abd Rahman N，Dormanen M C，Nemere I，Norman A W. *J. Steroid Biochem. Mol. Biol*，1995，**53**，603.

［61］ Brandl M，Wu X Y，Liu Y，Pease J，Holper M，Hooijmaaijer E，Lu Y，Wu P. *J. Pharm. Sci.* ，2003，**92**，1981.

［62］ Hashimoto N，Hirano K. *J. Pharm. Sci.* ，1998，**87**，1091.

［63］ Ruegger A，Kuhn M，Lichti H，Loosli H-R，Huguenin R，Quiquerez C，Von Wartburg A. *Rifai. Helv. Chim. Acta*，1976，**59**，1075.

［64］ Friis G J，Bundgaard H. *Int. J. Pharm.* ，1992，**82**，79.

［65］ Liu X，Zhang J，Song L，Lynn B C，Burke T G. *J. Pharm. Biomed. Anal.* ，2004，**35**，1113.

［66］ Ruzicka L，Meldahi H F. *Helv. Chim Acta*，1938，**21**，1760.

［67］ Kirk D N，Hartshorn M P. *Steroid Reaction Mechanisms*，Elsevier，Amsterdam，1969，pp. 294-301.

［68］ Wendler N L. in *Molecular Rearrangements*，ed. de Mayo P. Interscience，New York，1964，Vol. 2，pp. 1099-1101；pp. 1114-1121.

［69］ Kirk D N，McHugh C R. *J. Chem. Soc. Perkin Trans 1*，1978，**1**，73.

［70］ Dekker D，Beijnen J H. Pharm. Weekbl. ，*Sci. Ed.* ，1980，**2**，112.

［71］ Dekker D，Beijnen J H. *Acta Pharm. Suec.* ，1981，**18**，185.

[72] Liguori A，Perri F，Siciliano C. *Steroids*，2006，**71**，1091.

[73] Delaney E J，Sherrill R G，PalaniswamyV，Sedergran T C，Taylor S P. *Steroids*，1994，**59**，196.

[74] Beijnen J H，Dekker D. Pharm. Weekbl.，*Sci. Ed.*，1984，**6**，1.

[75] Li M，Wang X，Chen B，Chan T-M，Rustum A. *J. Pharm. Sci.*，2009，**98**，894.

[76] Rotschafer J C，Crossley K，Zaske D E，Mead K，Sawchuck R J，Solem L D. *Antimicrob. Agents Chemother.*，1982，**22**，391.

[77] Harris C M，Kopecka H，Harris T M. *J. Am. Chem. Soc.*，1983，**105**，6915.

[78] Lewbart M L，MattoxV R. *J. Org. Chem.*，1963，**28**，1779.

[79] Steinberg S M，Bada J L. *J. Org. Chem.*，1983，**48**，2295.

[80] Roy B N，Singh G P，Godbole H M，Nehate S P. *Indian J. Pharm. Sci*，2009，**71**，395.

[81] Strickley R G，Visor G C，Lin L-H，Gu L. *Pharm. Res.*，1989，**6**，971.

[82] Sepetov N F，Krymsky M A，Ovchinnikov MV，Bespalova Z D，Isakova O L，Soueek M，Lebl M. *Pept. Res.*，1991，**4**，308.

[83] Beyermann M，Bienert M，Niedrich H，Carpino L A，Sadat-Aalace D. *J. Org. Chem.*，1990，**55**，721.

[84] Josh B K，Ramsey B，Johnson B，Patterson D E，Powers J，Facchine K L，Osterhout M，Leblanc M P，Bryant-Mills R，Copley R C B，Sides S L. *J. Pharm. Sci.*，2010，**99**，3030.

[85] McCarthy K E，Wang Q，Tsai E W，Gilbert R E，Ip D P，Brooks M A. *J. Pharm. Biomed. Anal.*，1998，**17**，671.

[86] Zhao Z，Wang Q，Tsai E，Qin X，Ip D. *J. Pharm. Biomed. Anal.*，1999，**20**，129.

[87] Bundgaard H. *Acta Pharm. Suec.*，1976，**13**，9.

[88] Bundgaard H. *Acta Pharm Suec.*，1977，**14**，47.

[89] Lu C Y，Feng C H. *J. Sep. Sci*，2007，**30**，329.

[90] Sajonz P，Natishan T K，Wu Y，Williams J M，Pipik B，DiMichele L，Novak T，Pitzenberger S，Dubost D，Almarsson O. *J. Liq. Chro-matogr. Relat. Technol.*，2001，**24**，2999.

[91] Xia M，Hang T-J，Zhang F，Li X-M，Xu X-Y. *J. Pharm. Biomed. Anal.*，2009，**49**，937.

[92] Ratcliffe R W，Wildonger K J，Di Michele L，Douglas A W，Hajdu R，Goegelman R T，Springer J P，Hirshfield J. *J. Org. Chem.*，1989，**54**，653.

[93] Franolic J D，Lehr G J，Barry T L，Petzinger G. *J. Pharm. Biomed. Anal.*，2001，**26**，651.

[94] Fang X，Bibart R T，Mayr S，Yin W，Harmon P A，McCafferty J F，Tyrrell R J，Reed R A. *J. Pharm. Sci.*，2001，**90**，1800.

[95] Waterman K C，Arikpo W B，Fergione M B，Graul T W，Johnson B A，MacDonald B C，Roy M C，Timpano R J. *J. Pharm. Sci.*，2008，**97**，1499.

[96] Bindra D S，Williams T D，StellaV J. *Pharm. Res.*，1994，**11**，1060.

［97］ Sato Y，Breslin D，Kitada H，Minagawa W，Nomoto T，Qin X-Z，Karki S B. *Int. J. Pharm.*，2010，**390**，128.

［98］ Yarwood R J，Phillips A J，Dickinson N A，Collett J H. *Drug Dev. Ind. Pharm.*，1983，**9**，35.

［99］ Rena S，Park M-J，Sah H，Lee B-J. *Int. J. Pharm.*，2008，**350**，197.

第 5 章

药物与辅料的相互作用以及加合物的形成

在制剂产品的药物降解中，有大量的案例涉及药物分子与辅料的相互作用，本章将讨论一些具有代表性的案例，在这些案例中，辅料以及与辅料有关（或与包装材料有关）的杂质或是参与到了降解物中（即形成了加合物），或是诱发了降解产物的形成。

5.1 药物与辅料的直接相互作用引起的降解

5.1.1 由美拉德（Maillard）反应引起的降解

美拉德反应（或译作美雅反应）是对伯胺或仲胺与还原性糖之间发生的一系列化学反应的一种过度简化的分类，其中还原性糖可以是单糖或多糖。美拉德反应具体涉及许多类型的化学反应，其首个反应始于氨基与糖的还原性末端的半缩醛羟基形成糖胺（glycosylamine），此 N-取代的醛糖胺可经历 Amadori 重排产生 α-氨基酮糖，亦产生许多其他的平行或系列反应，最终导致棕色色素的形成并产生多种挥发性化合物，这一现象也被称为"棕色化"反应，最早由 Louis-Camille Maillard 于 20 世纪 10 年代描述[1,2]。美拉德反应在食品化学中非常重要，此反应赋予食品独特的气味和味道，但也会在被烹调食物中产生有毒物质[3]。由于众多药物产品中含有伯氨基或仲氨基，同时其辅料含有还原性单糖、二糖和多糖（如葡萄糖、乳糖、淀粉），故此，常常能观察到由美拉德反应导致的药物降解。对药物化学和食品化学有意义的一些常见反应处于美拉德反应的初期阶段，这些反应列于反应式（5.1）中，其中以乳糖作为还原糖的例子。

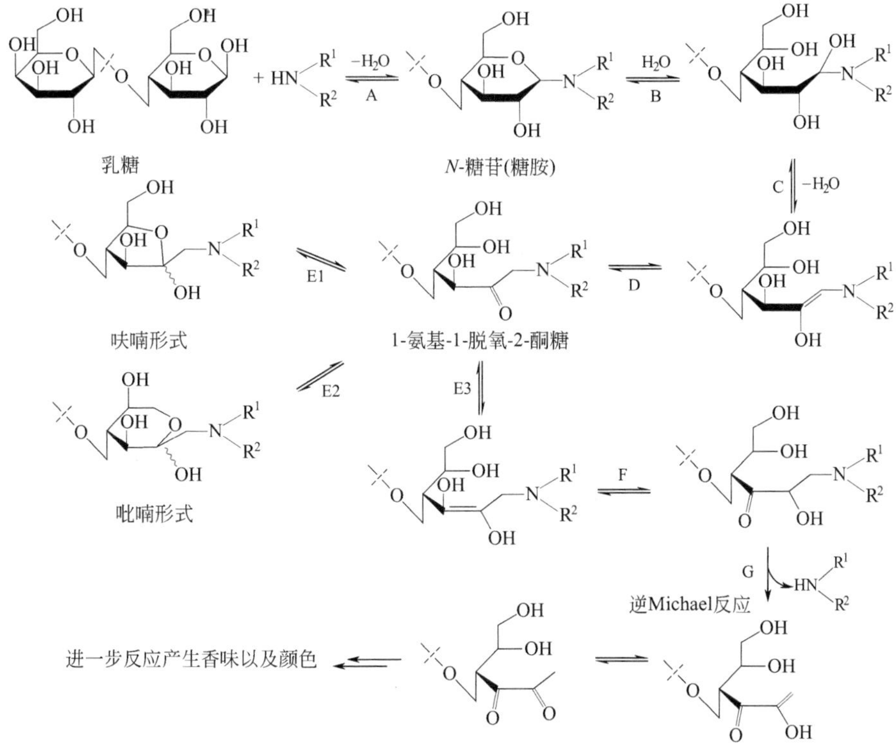

$$(5.1)$$

在步骤 A 中形成的 N-糖胺很容易发生 Amadori 重排（步骤 B～D），得到 1-氨基-1-脱氧-2-酮糖，此化合物主要以两种环状形式存在，即呋喃糖型和吡喃糖型，在水溶液中尤其显著。酮糖的 $1'$-羟基基团可进一步发生烯醇化异构，形成 β-氨基酮化合物，此化合物容易发生逆 Michael 加成反应，特别是在食品化学中，用高温条件制备食物时（如烘烤和烧烤），生成 α-二酮产物。Hartings 的研究表明[4]，含有 α-二酮基团的化合物为中间体，它们最终将导致一系列分子的形成，这些分子赋予烹饪后的食物独特的香气、风味、口感和颜色。美拉德反应的众多挥发性产物中包含一系列呋喃化合物，如 2-糠醛、5-（羟甲基)-2-糠醛（5-HMF）[5,6]。此外还观测到了其他环化产物，环化通过 C—N 键（如吡咯衍生物，其中胺类再次参与了反应）或 C—C 键（如环戊烯酮衍生物）相连[7-9]。

普瑞巴林（pregabalin）是用于治疗神经性疼痛的抗惊厥药，在其胶囊剂的长期稳定性研究中，连同普瑞巴林内酰胺（pregabalin lactam）降解物在内，共发现七个主要降解产物。这七个主要降解产物是活性药物成分（API）分别与乳糖（首要的辅料）、乳糖中其他组分（半乳糖和葡萄糖）发生美拉德反应所生成的。所有这些降解产物都具有内酰胺结构，这说明环化反应很容易发生而形成五元内酰胺环，见反应式（5.2）[10]。

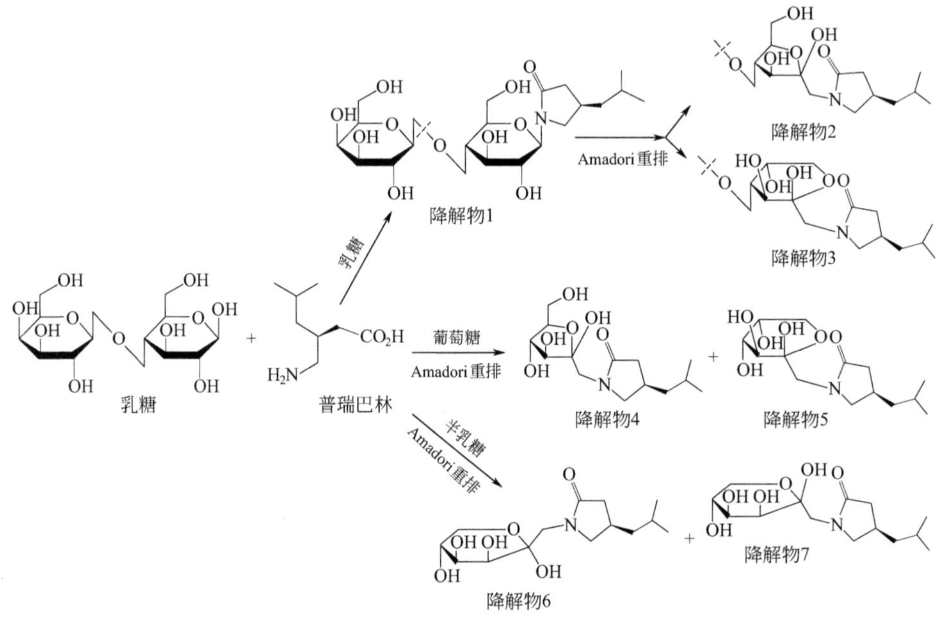

（5.2）

降解物 4 和 5 可能是 API 与葡萄糖直接反应而成，其中葡萄糖可能是乳糖中的工艺杂质或降解杂质；亦或它们也可分别由降解物 2 和 3 水解生成。降解物 6 和 7 则应该是 API 与半乳糖直接反应而成，其中的半乳糖是乳糖中的工艺或降解杂质。在本案例中，七个降解产物皆被分离出来，并以 NMR 分析，由此确定了此美拉德降解反应所产生的各种可能异构体的结构。在其他情况中，可能无法分离出单一的异构体，因为这些异构体之间往往存在很容易进行的平衡，特别是氨基酮糖与其两个环状形式之间。例如，氟西汀（fluoxetine）是经典的抗抑郁药，其分子结构中含有仲胺基团，在它的多个商业剂型的研究中发现，辅料中存在乳糖时，会形成 N-糖基胺以及 Amadori 重排生成的降解产物[11]。然而，此 Amadori 重排所生成的降解产物的结构以如下方法得以确认：将重排产物的酮羰基还原，以防止形成两种环化形式。此外，在加速稳定性实验条件下（40℃、相对温度 75%）还发现，Amadori 反应的重排产物还会发生氧化降解，生成 N-甲酰基氟西汀（N-formylfluoxetine）和一些挥发性的降解产物。整个降解化学如反应式（5.3）所示。

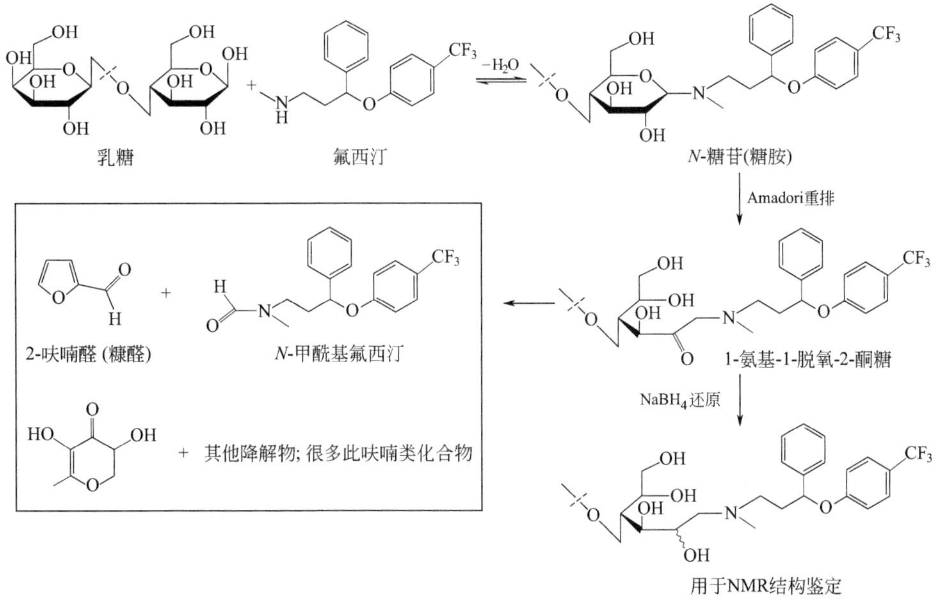

乳糖 + 氟西汀 $\xrightarrow[\ce{-H2O}]{}$ N-糖苷(糖胺)

2-呋喃醛 (糠醛) + N-甲酰基氟西汀

Amadori重排

+ 其他降解物; 很多此呋喃类化合物

1-氨基-1-脱氧-2-酮糖

NaBH₄还原

用于NMR结构鉴定

$$(5.3)$$

Amadori 重排产物发生氧化降解而生成 N-甲酰基氟西汀，但此氧化反应的确切机制尚不清楚，但是 Amadori 重排反应的产物容易发生自氧化反应是已知的事实[12]。

涉及美拉德反应的其他药物降解实例还包括氨氯地平（amlodipine）（含有伯胺基团）[13,14]和塞罗普利（ceronapril）[15]与乳糖的不相容性研究。利尿剂氢氯噻嗪（hydrochlorothiazide）分子中同时含有伯磺酰胺和仲磺酰胺基团，乳糖与此药物的美拉德反应也有报道[16]。

5.1.2 涉及酯键和酰胺键形成的药物-辅料相互作用

柠檬酸是在固体和液体制剂中常用的辅料，它具有酸性、缓冲能力，又可充当螯合剂。柠檬酸在溶液中可与其两种酸酐形式处于平衡[17]，因此，经酸酐反应而形成酰胺、酰亚胺、酯等降解产物可能是个问题，尤其在液体制剂中。用于治疗慢性炎症性肠道疾病的某实验性灌肠剂其有效成分为 5-氨基水杨酸，在制剂研究中，使用柠檬酸时，在强降解和室温贮藏条件下皆观察到了互为异构体的三个降解产物[18]，这三个降解产物是 API 与柠檬酸反应所生成的酯或酰胺，据推测，此反应以柠檬酸酐为中间体［反应式（5.4）］[19]。

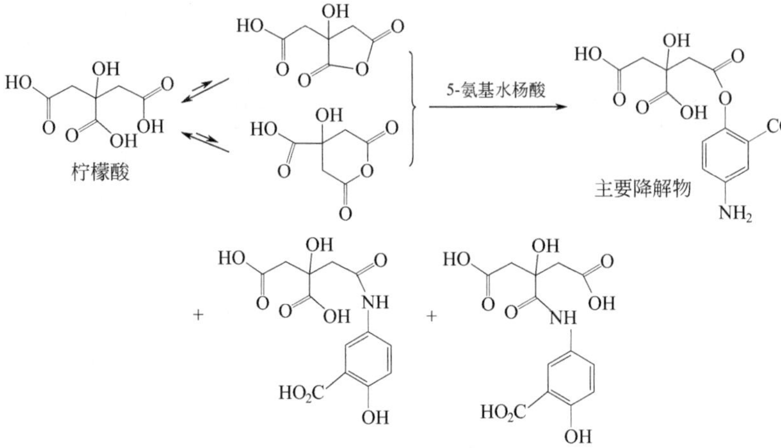

$$(5.4)$$

另一个由生成酰胺而造成的药物降解实例是催产素（oxytocin），这是一个九肽荷尔蒙，用于临床引产和防止产后出血。Poole 等人在尝试开发一种无须冷藏或"冷链"贮存的剂型研究中发现半胱氨酸残基的末端氨基与柠檬酸反应生成酰胺，形成两个降解产物。一小部分降解所得的酰胺显然会发生失水反应，产生两个相应的酰亚胺降解产物，见图 5.1[20]。

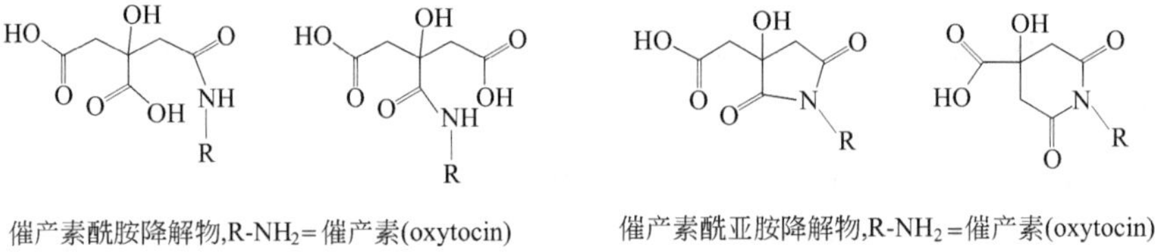

催产素酰胺降解物,R-NH$_2$=催产素(oxytocin)　　催产素酰亚胺降解物,R-NH$_2$=催产素(oxytocin)

图 5.1　催产素（oxytocin）降解产物

当胺类药物的制剂中含有无机碳酸盐时，可能会形成不稳定的氨基甲酸（与二氧化碳形成的加合产物）。1β-甲基碳青霉烯抗生素美罗培南（meropenem）的某商业化制剂中含有晶体状 API 和碳酸钠。当重新配制成注射用溶液时发现部分 API 与二氧化碳形成了共价加合物，结合多种 NMR 和质谱实验以及借助 ^{13}C 标记的碳酸钠，得以确认上述反应[21]。在第 2 章中曾讨论过，此种氨基甲酸并不稳定，除非是制剂中存在远远过量的碳酸盐时，或处于碳酸盐溶液中。当溶液一旦稀释，此加合物将迅速脱羧释出原药物分子。

5.1.3　涉及酯交换反应的药物-辅料相互作用

酯交换反应与酯的水解类似，只不过醇代替了水分子亲核进攻酯键，故此，若药物中含有酯基或羟基，且制剂中的辅料含有羟基或酯基，则二者之间可能发生酯交换反应。例如，维生素 D$_3$ 的某实验性片剂在强降解条件下（60℃、未控湿度，7 个月）发现了四个主要降解产物，这些降解产物经确认分别为维生素 D_3 和维生素原 D_3 （pre-vitamin D_3）的辛酸酯和癸酸酯。很显然，它们产生于制剂中甘油三酯相应的辛酸酯和癸酸酯组分的酯交换，见反应式（5.5）[22]。

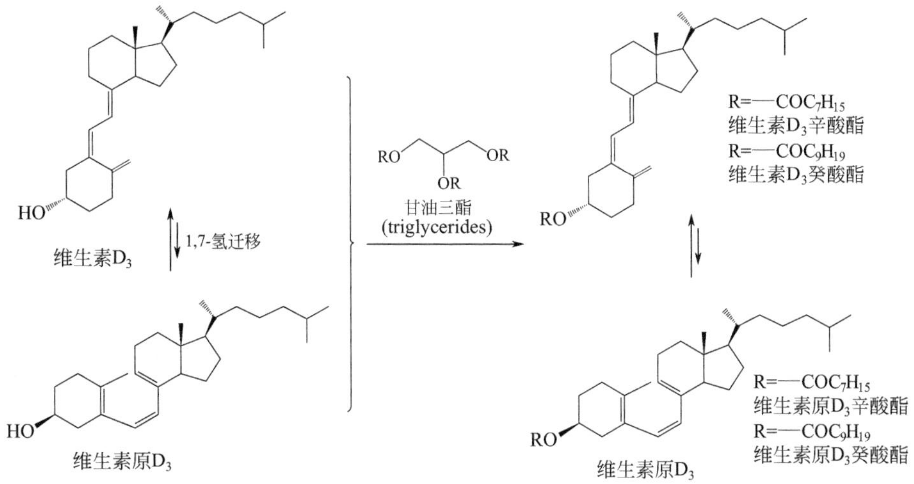

$$(5.5)$$

5.1.4 硬脂酸镁引起的降解

硬脂酸镁是一种很常见的辅料，多作为润滑剂用于固体剂型。硬脂酸镁会对药物降解行为至少从以下三个方面产生影响：首先，它是碱性的润滑剂，故可导致固体制剂中微环境的 pH 改变，因此它会改变那些易水解药物的降解行为[15]。其次，此辅料的硬脂酸根离子能与伯胺和仲胺类药物发生反应，生成相应的酰胺降解产物。诺氟沙星（norfloxacin）的片剂在强降解条件下即观察到了相应的硬脂酰胺降解产物，见图 5.2[23]。再次，镁离子可以促进药物降解。例如，二酯型前药福辛普利钠（fosinopril sodium）是一种血管紧张素转换酶（ACE）抑制剂，它的一种初步片剂配方中含有硬脂酸镁作为润滑剂，却发现镁离子可通过一种新型的重排机理诱发药物分子的降解，并进一步发生水解，见反应式（5.6）[24]。

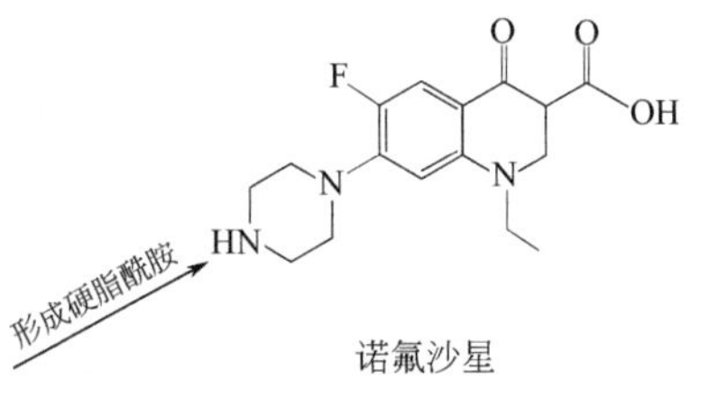

图 5.2 诺氟沙星

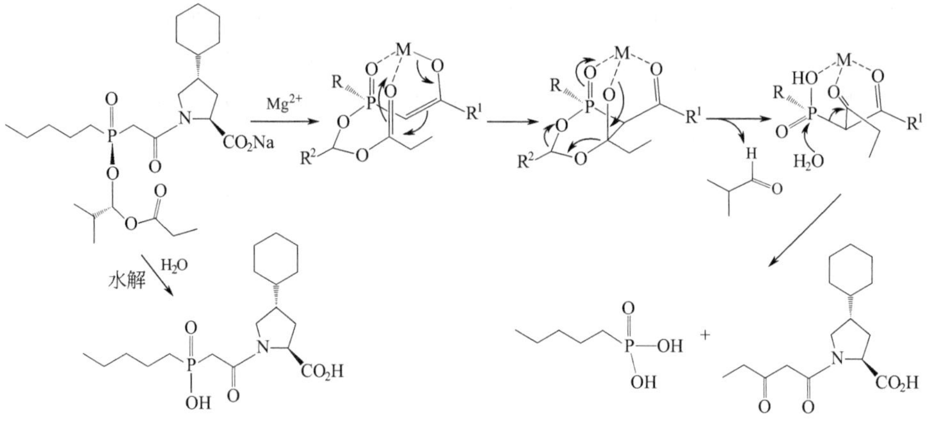

$$(5.6)$$

以乙酸镁代替硬脂酸镁，进行了相应的强降解研究，证实了镁离子在药物降解中所起到的作用。动力学分析显示，此降解反应是一个双分子反应，对镁离子而言，反应级数为一级（而非金属离子的催化作用），这是由于生成的三个降解产物会与镁离子络合，从而阻止药物分子与之再次络合。由于此重排反应的自我抑制效应，由这个新型重排路径所产生的降解产物的形成是有限的，且随着时间的推移而趋于不再形成。与此同时，由直接水解而产生的降解产物不断增加，推测为形成的酸性降解产物催化了水解降解。

5.1.5 API 与反离子、两个 API 之间的相互作用所引起的降解

多种有机酸常常用来与含氨基的药物成盐，以得到良好的性状。马来酸及其区域异构体富马酸是成盐时最常用的有机酸中的两种[25]，两者都是 α，β-共轭二酸，可作为 Michael 受体。因此当它们为碱性药物分子的反离子时，伯胺和仲胺药物的降解可以通过其氨基与这两个共轭二酸之间的 Michael 型加成反应而发生。例如在 4.3 小节中所述，在含有盐酸苯肾上腺素（phenylephrine HCl）和马来酸右旋溴苯吡胺（dexbromphenir-amine maleate）或马来酸氯苯吡胺（chlorpheniramine maleate）用于治疗普通感冒的制剂产品的开发中，苯肾上腺素是个仲胺，与马来酸发生了 Michael 型加成反应而形成了相应的加合物[26]。

两个 API 之间发生反应也可导致药物降解，其中一个实例即盐酸苯肾上腺素和阿司匹林的复方片剂[27]，其主要降解物经阿司匹林与苯肾上腺素的仲胺基团发生酰基交换反应生成，见反应式（5.7）；在更高温度下，酚羟基和醇羟基皆可酰化。

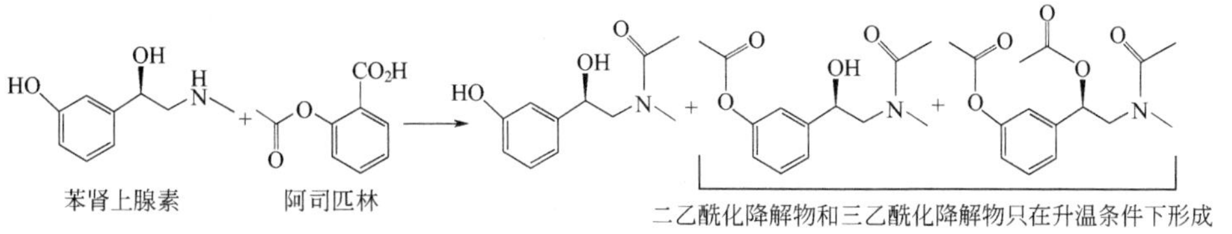

苯肾上腺素　　　阿司匹林

二乙酰化降解物和三乙酰化降解物只在升温条件下形成

(5.7)

　　另一个由 API 与反离子之间的相互作用引起药物降解的例子涉及含有 2-氨基吡啶基团的某实验性药物[28]，该研究发现，除多种氧化降解产物之外，此药物产生一种由甲醛桥连的二聚降解产物，而甲醛则是辅料（三羟甲基）氨基甲烷 [tris（hydroxymethyl）aminomethane，TRIS] 的降解产物[29]。形成这个二聚降解物的一种合理的机理如反应式（5.8）所示，此机理与原作者所述略有不同：2-氨基吡啶基团（而不只是其亚胺互变异构体）也可能直接亲核攻击甲醛，这两种情况中无论哪一种，亲核试剂均为烯胺或其等效物。

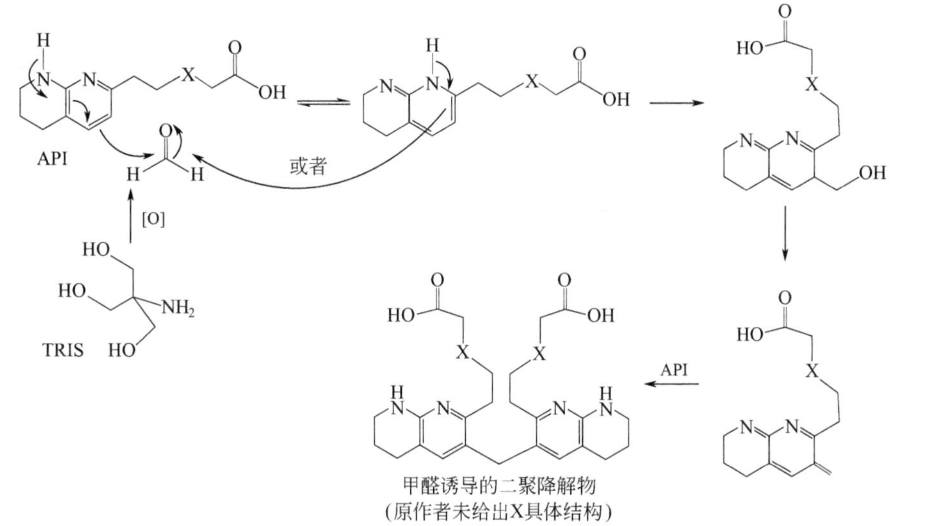

甲醛诱导的二聚降解物
（原作者未给出X具体结构）

(5.8)

5.1.6　其他药物-辅料相互作用

　　亚硫酸氢钠和偏亚硫酸氢钠常被作为防腐剂和抗氧化剂，尤其在液体制剂中广泛使用。在溶液中，两种形式间可经脱水/水解方式相互转化，但脱水/水解平衡更倾向于亚硫酸氢盐形式。4.5.2 小节中讨论了肾上腺素（epinephrine）的某液体制剂，可以通过偏亚硫酸氢根催化而形成亚硫酸加合物中间体，而导致消旋化反应[30]。苯肾上腺素（phenylephrine）的结构与肾上腺素相似，其液体制剂中也观察到了类似的降解途径[31]。其他情况下，亚硫酸氢盐或偏亚硫酸氢盐的亲核反应活性也可引起药物的降解，例如有报道称亚硫酸氢钠可引起阿司匹林的水解[32]。

在抗高血压药盐酸肼屈嗪（hydralazine HCl）的片剂稳定性研究中发现，随着时间的推移，API 的含量显著下降[33]，含量下降的原因被归结为：API 中含有强亲核性的肼基与制剂中淀粉的还原性糖单元之间的相互作用，其初始的降解产物是肼亲核攻击还原糖羰基，脱去一分子水而产生的腙。尽管结构上类似亚胺（Schiff 碱），但腙的形成通常是不可逆的，这可能是因为腙可形成多个共振式而更加稳定。此案例中形成的腙，可以进一步发生环化反应，而后经自氧化生成具有荧光的三环降解物[34]。此降解产物会有少量发生进一步的降解，脱去淀粉残基，其降解途径详见反应式（5.9）。

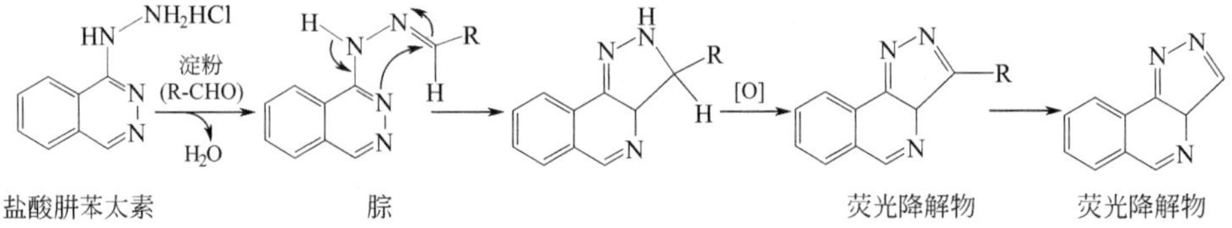

盐酸肼苯太素　　　　　　腙　　　　　　　　　荧光降解物　　　荧光降解物

$$(5.9)$$

5.2　辅料中的杂质所引起的降解

很多辅料，尤其是那些高分子辅料，常含有残留单体、低聚物等杂质，以及其他的杂质或降解产物，这些杂质和降解产物可与药物活性成分发生反应，引起药物降解。

5.2.1　过氧化氢、甲醛和甲酸引起的降解

有相当多的辅料容易发生自氧化而产生相应的杂质，例如聚乙二醇（PEG）、聚山梨醇酯、聚维酮（聚乙烯吡咯烷酮，polyvinylpyrrolidone，PVP）。由自氧化生成的杂质，最常见的有过氧化氢、甲醛和甲酸（这些杂质的生成机理请参见第 3 章）[35-38]。过氧化氢引起的氧化降解，如胺的氮氧化，在第 3 章"氧化降解"中已详细讨论；而甲醛引起的降解，如二聚，则已在第 4 章中做了讨论。在本节中，我们将讨论另一些由甲醛和甲酸引起的降解实例。

在首个戒烟药物伐尼克兰（varenicline）的某渗透泵片中发现，药物与甲酸和甲醛反应，分别形成了 N-甲酰化和 N-甲基化降解产物[39]。显然，前者是 API 与甲酸直接缩合而成，而后者的形成则可能是经历了 Eschweiller-Clarke 反应，详见反应式（5.10）。

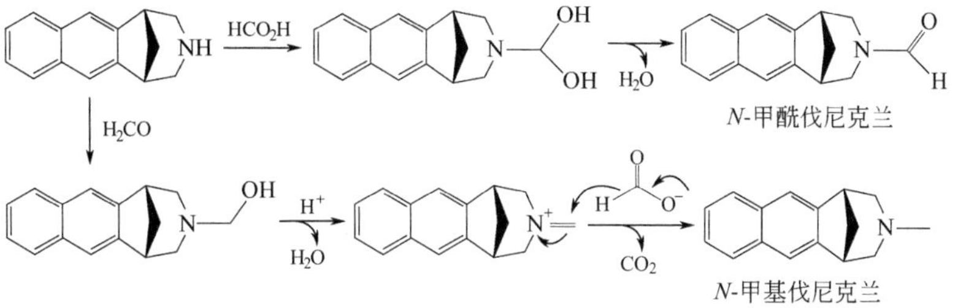

$$(5.10)$$

甲醛和甲酸这两个杂质来自于控释片的 PEG 涂层，故只要降低这两个杂质的流动性，即可尽量减少这两个降解产物的形成。这些措施包括增加 PEG 与乙酸纤维素（片剂包衣的另一个重要组分）的相容性，以及降低水分含量。

甲醛由包衣迁移至片芯的另一个相似的案例是，用于治疗高血压的非肽类血管紧张素Ⅱ受体拮抗剂厄贝沙坦（irbesartan）的低剂量型薄膜包衣片剂，其降解反应见反应式（5.11）[40]。

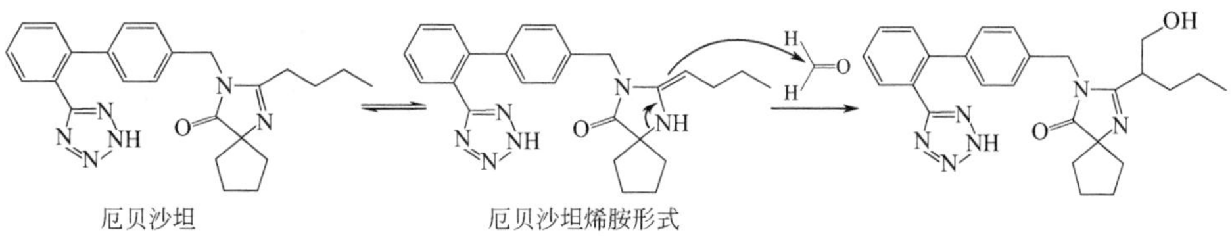

$$(5.11)$$

还有许多由甲醛所引起的药物降解的实例，这些实例中的相当一部分产生了由甲醛诱导所形成的药物分子二聚体，后者由亚甲基（源于甲醛）连接两个药物分子，这些二聚化降解的部分实例在 4.7 小节中已经讨论。甲醛还可使硬壳或软壳明胶胶囊发生交联[41,42]，从而导致活性药物成分溶出度的下降。

5.2.2 高分子辅料中的残留杂质所引起的药物降解

在盐酸度洛西汀（duloxetine hydrochloride）的某肠溶高分子包衣片剂中，含有肠溶性高分子材料，乙酸羟丙基甲基纤维素琥珀酸酯（HPMCAS）和羟丙基甲基纤维素邻苯二甲酸酯（HPMCP），研究发现 API 与残留的琥珀酸和邻苯二甲酸反应，生成相应的含琥珀酰胺键和邻苯二甲酰胺键的降解产物（图 5.3）[43]。

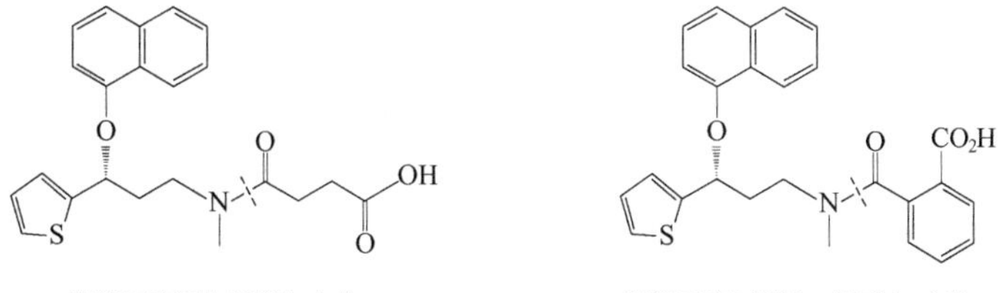

度洛西汀-琥珀酸加合物　　　　　　度洛西汀-邻苯二甲酸加合物

图 5.3　度洛西汀（duloxetine）的琥珀酸、邻苯二甲酸加成产物

这两个降解产物的形成很明显是由肠溶包衣中的残留杂质迁移到片芯所致，增加隔开包衣与片芯的物理屏障的厚度，可最大程度地降低这两个降解产物的形成。

5.3 由辅料的降解杂质所引起的药物降解

抗氧化剂是比药物更容易被氧化的一类物质，从而保护制剂中的 API 使其不被氧化降解，因此抗氧化剂优先被氧化。一般来说，抗氧化剂被氧化后的形式不与药物反应，但在少数情况下，它们却会与药物相互作用。在抗真菌药硝酸咪康唑（miconazole nitrate）的某以凡士林为基质的外用软膏剂型的制剂开发中，在加速稳定性条件下（40℃、75％RH）发现，API 与 2,6-二叔丁基-4-甲基苯酚（BHT）以 1∶1 的比例反应，形成了相应的加合物[44]。综合运用液相色谱-多级质谱联用（LC-MS^n）、有机合成、强降解以及各种一维和二维核磁共振（NMR）（包括 H-^{13}C 和 H-^{15}N）手段，使此加合物的结构得到了解析。加合物中，连接两个片段的是一根 C—N 键，这根键由咪唑环的一个氮原子与 BHT 的甲基（成键后为亚甲基）成键。作者推测降解反应的中间体为 BHT 的氧化产物——亚甲基醌（quinone methide），后者的产生经历 BHT 初始氧化而形成的 BHT 酚羟基自由基，随后发生歧化反应而得到[45,46]。而亚甲基醌是强亲电物种，可被咪康唑结构中具有亲核性的咪唑基团轻易捕获，见反应式（5.12）。

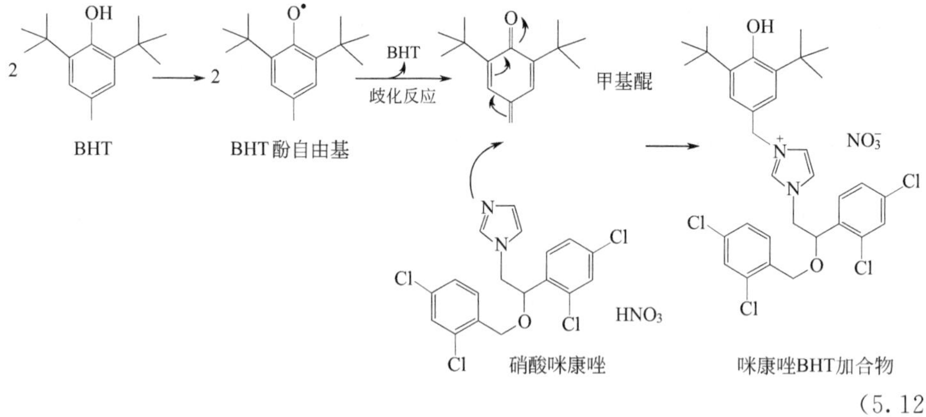

$$(5.12)$$

5.1.6 小节中提到，亚硫酸氢盐、偏亚硫酸盐常用作防腐剂和抗氧化剂。镇静剂丙泊酚（propofol）广泛用于诱导或维持麻醉、镇静，在其静脉注射用的商业化制剂中发现，偏亚硫酸氢钠却可促进药物的氧化降解[47-49]。两个主要的氧化降解产物是丙泊酚二聚体和丙泊酚二聚醌（propofol dimer quinone），由于醌的共轭体系延长，此降解物呈黄色。根据 Baker 等人的研究[50]，这两个降解产物的形成涉及亚硫酸阴离子自由基，且在含有偏亚硫酸钠的商业化制剂产品中，以电子自旋共振（ESR）检测到了它的存在。亚硫酸根离子发生单电子氧化所产生的亚硫酸自由基阴离子，易与分子氧反应，得到亚硫酸根过氧自由基（—$SO_3O_2 \cdot$）、硫酸根自由基（$SO_4^- \cdot$），并生成少量的超氧阴离子自由基。以上诸物，包括亚硫酸根阴离子自由基本身，都可以直接或间接地引发丙泊酚二聚体和丙泊酚二聚醌的形成，见反应式（5.13）。

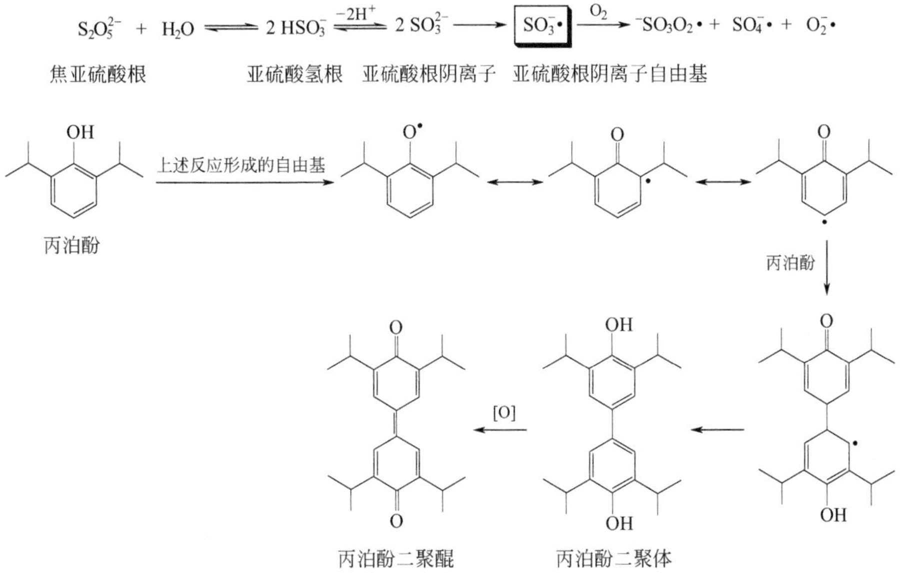

$$S_2O_5^{2-} + H_2O \rightleftharpoons 2\,HSO_3 \xrightarrow{-2H^+} 2\,SO_3^{2-} \longrightarrow \boxed{SO_3 \cdot} \xrightarrow{O_2} {}^-SO_3O_2 \cdot + SO_4^- \cdot + O_2^- \cdot$$

焦亚硫酸根　　　亚硫酸氢根　亚硫酸根阴离子　亚硫酸根阴离子自由基

丙泊酚二聚醌　　　　　　丙泊酚二聚体

$$(5.13)$$

5.4　包装材料中的杂质引起的降解

用于治疗中风的实验性药物 BMS-204352，在其冻干粉制剂稳定性样品中发现了 API 的甲醛加合物（图 5.4）。尽管该制剂中含有聚山梨醇酯 80，甲醛可能为其中的杂质，但基于对瓶塞的研究和从瓶塞供应商处获悉，甲醛作为补强剂用于瓶塞的生产过程，原作者认为甲醛应该是可浸出物，来自于制剂小瓶所用的橡胶塞[51]。

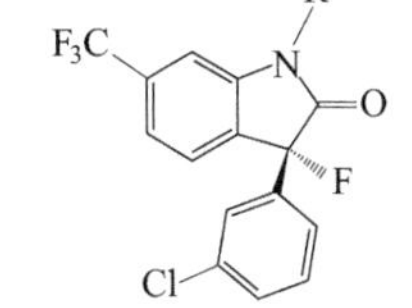

BMS-204352,R=H
BMS-204352甲醛加合物,R=——CH₂OH

图 5.4　BMS-204352

在某橙红色的胺盐酸盐药物的稳定性研究中，药物贮存于涂有抗静电塑料内衬的容器中，研究中观察到部分药物颜色发生改变而变为黄色[52]，而这恰是此药物中性形式的颜色。在得知塑料内衬中的抗静电剂是 N,N-双（2-羟乙基）烷基胺（烷基＝C_{12}～C_{18}）之后，很明显变色的原因是逐渐浸出的抗静电剂中和了盐酸盐后而生成了药物的游离碱。取药物的变色部分，测定其红外光谱（IR），发现光谱中缺少胺离子（NH^+）在 $2400cm^{-1}$ 左右的特征吸收，这与药物的游离碱形式相符。

参考文献

[1] Maillard L -C. *Compt. Rend.*，1912，**154**，66.

[2] Maillard L -C. *Ann. Chim.*，1916，**9**，258.

[3] Belitz H -D，Grosch W，Schieberle P. *Food Chemistry*，Translated by Burghagen M M from the 5th German edition，Springer，Berlin，2004，p. 268.

[4] Hartings M. *C&E News*，American Chemical Society，Nov. 21，2011，p. 36.

[5] Fors S. in *The Maillard Reaction in Foods and Nutrition*，ed. Waller G R and Feather M S. ACS Symposium Series，Vol. 215，American Chemical Society，Chapter 12，pp. 185-286.

[6] Jun M，Shao Y，Ho C-T，Koetter U，Lech S. *J. Agric. Food Chem.*，2003，**51**，6340.

[7] Hofmann T. *J. Agric. Food Chem.*，1998，**46**，3918.

[8] Estendorfer S，Ledl F，Severin T. *Tetrahedron*，1990，**46**，5617.

[9] Kramholler B，Ledl F，Lerche H，Severin T. *Z. Lebensm. -Unters. Forsch.*，1992，**194**，431.

[10] Lovdahl M J，Hurley T R，Tobias B，Priebe S R. *J. Pharm. Biomed. Anal.*，2002，**28**，917.

[11] Wirth D D，Baertschi S W，Johnson R A，Maple S R，Miller M S，Hallenbeck D K，Gregg S M. *J. Pharm. Sci.*，1998，**87**，31. 20

[12] MossineVV，Linetsky M，Glinsky GV，Ortwerth B J，Feather M S. *Chem. Res. Toxicol.*，1999，**12**，230.

[13] Abdoh A，Al-Omari M M，Badwan A A，Jaber A M Y. *Pharm. Dev. Tech.*，2004，**9**，15.

[14] Murakami T，Fukutsu N，Kondo J，Kawasaki T，Kusu F. *J. Chromatogr. A*，2008，**1181**，67.

[15] Serajuddin A T M，Thakur A B，Ghoshal R N，Fakes M G，Ranadive S A，Morris K R，Varia S. A.，*J. Pharm. Sci.*，1999，**88**，696.

[16] Harmon P A，Yin W，Bowen W E，Tyrrell R J，Reed R A. *J. Pharm. Sci.*，2000，**89**，920.

[17] Higuchi T，Miki T，Shah A C，Herd A K. *J. Am. Chem. Soc.*，1963，**85**，3655.

[18] Larsena J, Staerkb D, Cornett C, Hansen S H, Jaroszewski J W. *J. Pharm. Biomed. Anal.*, 2009, **49**, 839.

[19] Higuchi T, Uno H, Eriksson S O, Windheuser J J. *J. Pharm. Sci.*, 1964, **53**, 280.

[20] Poole R A, Kasper P T, Jiskoot W. *J. Pharm. Sci.*, 2011, **100**, 3018.

[21] Almarsson O, Kaufman M J, Stong J D, Wu Y, Mayr S M, Petrich M A, Williams J M. *J. Pharm. Sci.*, 1998, **87**, 663.

[22] Ballard J M, Zhu L, Nelson E D, Seburg R A. *J. Pharm. Biomed. Anal.*, 2007, **43**, 142.

[23] Mazuel C. in *Analytical Profiles of Drug Substances*, ed. Florey K. Vol. 20, Academic Press, New York, 1991, p. 557.

[24] Thakur A B, Morris K, Grosso J A, Himes K, Thottathil J K, Jerzewski R L, Wadke D A, Carstensen J T. *Pharm. Res.*, 1993, **10**, 800.

[25] Gould P L. *Int. J. Pharm.*, 1986, **33**, 201.

[26] Wong J, Wiseman L, Al-Mamoon S, Cooper T, Zhang L-K, Chan T-M. *Anal. Chem.*, 2006, **78**, 7891.

[27] Troup A E, Mitchner H. *J. Pharm. Sci.*, 1964, **53**, 375.

[28] Wu Y, Hwang T-L, Algayer K, Xu W, Wang H, Procopio A, DeBusi L, Yang C-Y, Matuszewska B. *J. Pharm. Biomed. Anal.*, 2003, **33**, 999.

[29] Song Y, Schowen R L, Borchardt R T, Topp E M. *J. Pharm. Sci.*, 2001, **90**, 1198.

[30] Stepensky D, Chorny M, Dabour Z, Schumacher I. *J. Pharm. Sci.*, 2004, **93**, 969.

[31] StellaV J. *J Parenter. Sci. Technol.*, 1986, **40**, 142.

[32] Munson J W, Hussain A, Bilous R. *J. Pharm. Sci.*, 1977, **66**, 1775.

[33] Lessen T, Zhao D-C (D). *J. Pharm. Sci.*, 1996, **85**, 326.

[34] Shaban M A E, Ali R S, El-Badry S M. *Carbohydr. Res.*, 1981, **95**, 51.

[35] McGinity J W, Patel T R, Naqvi A H. *Drug Dev. Commun.*, 1976, **2**, 505.

[36] Huang T, Garceau M E, Gao P. *J. Pharm. Biomed. Anal.*, 2003, **31**, 1203.

[37] Wasylaschuk W R, Harmon P A, Wagner G, Harman A B, Templeton A C, Xu H, Reed R A. *J. Pharm. Sci.*, 2007, **96**, 106.

[38] Hartauer K J, Arbuthnot G N, Baertschi S W, Johnson R A, Luke W D, Pearson N G, Rickard E C, Tingle C A, Tsang P K S, Wiens R E. *Pharm. Dev. Technol.*, 2000, **5**, 303.

[39] Waterman K C, Arikpo W B, Fergione M B, Graul T W, Johnson B A, MacDonald B C, Roy M C, Timpano R J. *J. Pharm. Sci.*, 2008, **97**, 1499.

[40] Wang G, Fiske J D, Jennings S P, Tomasella F P, PalaniswamyV A, Ray K L. *Pharm. Dev. Technol.*, 2008, **13**, 393.

[41] Digenis G A, Gold T B, ShahV P. *J. Pharm. Sci.*, 1994, **83**, 915.

[42] Ofner Ⅲ C M, Zhang Y-E, JobeckV C, Bowman B J. *J. Pharm. Sci*, 2001, **90**, 79.

[43] Jansen P J, Oren P L, Kemp C A, Maple S R, Baertschi S W. *J. Pharm. Sci.*, 1998, **87**, 81.

[44] Zhang F, Nunes M. *J. Pharm. Sci.*, 2004, **93**, 300.

[45] Bauer R H，Coppinger G M. *Tetrahedron*，1963，**19**，1201.

[46] Zhang N，Kawakami S，Higaki M，WeeV T. *J. Am. Oil. Chem. Soc.*，1997，**74**，781.

[47] Baker M T. *Am. J. Anesthesiol.*，2000，**27**（Suppl.），19.

[48] Baker M T. *Am. J. Health-Syst. Pharm.*，2001，**58**，1042.

[49] Mirejovsky D. *Am. J. Health-Syst. Pharm.*，2001，**58**，1046.

[50] Baker M T，Gregerson M S，Marc S，Martin S M，Buettner G R. *Crit. Care Med.*，2003，**31**，787.

[51] Nassar M N，NesarikarVV，Lozano R，Huang Y，PalaniswamyV. *Pharm. Dev. Technol.*，2005，**10**，227.

[52] Argentine M D，Jansen P J. in *Pharmaceutical Stability Testing to Support Global Markets*，Chapter 18，ed. Huynh-Ba K. Springer，New York，2010.

第6章

光化学降解

6.1 概述

原料药和制剂产品在制造和贮存过程中若暴露于环境照明，大多数情况下为荧光灯照明，则会发生光化学降解；此外，若病人摄入光敏性药物后，暴露于日光、荧光灯和白炽灯，也可发生药物的光化学降解，这个过程与药物的光毒性和光过敏反应息息相关。日光、荧光灯和白炽灯这三种光源在波长为 320～400nm 的 UV-A 区段内有发射，且前两者在波长为 290～320nm 的 UV-B 区段内也有发射。很多有机药物对 UV-A 和 UV-B 区段的紫外线有不同程度的吸收，波长较短的 UV-B 区段的紫外线大部分被皮肤吸收，而波长较长的 UV-A 区段的光则能穿透皮肤。故此，药物的光毒性和光过敏反应主要是由 UV-A 区段的辐射所造成的[1]。

光化学反应是在分子的电子激发态上所发生的化学转化，由于激发态的电子性质可能与其基态迥异，故光化学降解多显现独特的降解机理和途径。若药物分子具有光化学活性，它至少应满足以下两个要求：①包含一个发色团，且其在光源所对应的波长处，具有一定的吸光系数；②含有在电子激发态具有反应活性的基团，如羰基和几种类型的双键。否则激发态分子可以通过发光或者物理弛豫过程，如分子碰撞等回到基态。

绝大多数处于基态的有机分子是单线态的（S_0）。当一个分子被光激活之后，其所发生的一系列事件可用图 6.1 来表示：基态分子受光照射时，其分子轨道中的电子被激发至各个电子激发态，同时保持原有自旋状态。较高激发态的分子可迅速失活成为最低单线激发态 S_1，而 S_1 可通过多种失活方式失去能量而衰减回到 S_0：第一，与其他分子碰撞发生多级振动弛豫（非辐射弛豫），回到基态。第二，激发态分子发光（荧光）。第三，通过反转激发态电子的自旋态，单线态 S_1 跃迁为三线态 T_1，这一过程被称为系间窜越（intersystem crossing，ISC），当两个激发态的振动能级发生重叠时则有可能发生。T_1 同样可通过发光

（磷光）或与其他分子碰撞回到 S_0。所有上述过程中，原来的分子都重现了，即没有发生（光）化学反应。另外，S_1 和 T_1 态的分子都可发生化学转化，此时即发生光化学反应，而其反应效率可以通过测定量子产率 ϕ 来衡量，其定义为 ϕ＝发生反应的分子数量/所吸收的光子数量。

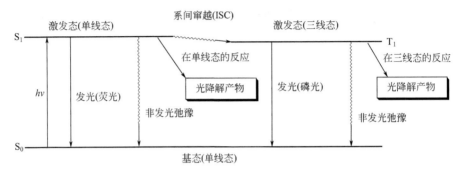

图 6.1　分子光激发后发生的系列事件

在上述光化学过程的讨论中未涉及氧气的作用，这将在 6.3 小节中讨论。

我们不希望常规药物发生光化学降解。与此相对的是，光动力疗法中使用的药物则要求具有光化学反应活性。不同类型的光活性官能团可发生不同的光化学反应，在下面的章节中将讨论药物光化学降解中的重要光化学反应。

6.2　非氧化型光化学降解

就所观察到的降解产物而言，一些光降解路径有其非光降解的对应路径，例如，药物的水解降解既可以在光化学条件下产生，也可以在非光化学条件下产生。与此类似，含有肟醚结构的药物异构化亦可以在两种条件下发生。虽然光化学和非光化学降解路径的过渡态可能不同，但是它们可具有相同的降解产物。另外，光化学降解具有一些独一无二的降解路径，本节将会讨论一些具有代表性的光不稳定药物的非氧化性光化学降解。

6.2.1　光化学脱羧：含 2-芳基丙酸结构药物的光降解

相当一部分非甾体类抗炎药（NSAID）含有 2-芳基丙酸或芳基乙酸基团，而这些药物分子的芳基部分，多含有对 UV-A 和 UV-B 紫外线有明显吸收的发色团。这些发色团包括：第一类，二苯甲酮或二苯甲酮类似结构（即所谓的杂环二苯甲酮），其典型药物包括酮洛芬（ketoprofen）、舒洛芬（suprofen）和噻洛芬酸（tiaprofenic acid）；第二类，萘，其典型药物包括萘普生（naproxene）；第三类，吲哚及吲哚稠环结构，其典型药物包括吲哚美辛（indomethacin）和卡洛芬（carprofen）。

酮洛芬是含丙酸结构的一个较为简单的二苯甲酮衍生物，因其光毒性而闻名，而二苯甲酮则是光化学和光物理中研究最广泛的分子之一。因此，部分得益于对二苯甲酮分子光化学和光物理的深入研究，对酮洛芬光降解化学的了解比其他分子清晰透彻，该药物分子的离子化形式在光解时会迅速脱羧。在无氧的水缓冲溶液中，Borsarelli 等人发现酮洛芬阴离子在受到 355nm 脉冲激光激发时，10ns 内即可脱羧[2]。这么短的时间尺度似乎表明，脱羧是从单线态或一个非常短寿命的三线态上发生的。Cosa 等人根据获得的其他证据更倾向于在单线态上发生了脱羧[3]。

酮洛芬光化学脱羧与 pH 有关，pH 大于酮洛芬 pK_a（4.7）时有利于脱羧，此脱羧步骤十分高效，其量子产率 Φ 约为 0.75[4]。脱羧产生的碳负离子中间体，在高 pH 条件下，会在数纳秒内迅速衰减回到基态；但在低 pH 条件下，负碳离子先转变成长寿命的双自由基，并最终在约 $10\mu s$ 内衰减为相同的基态光降解产物。酮洛芬在水溶液缓冲体系中的、无氧条件下的光化学降解如反应式（6.1）所示。

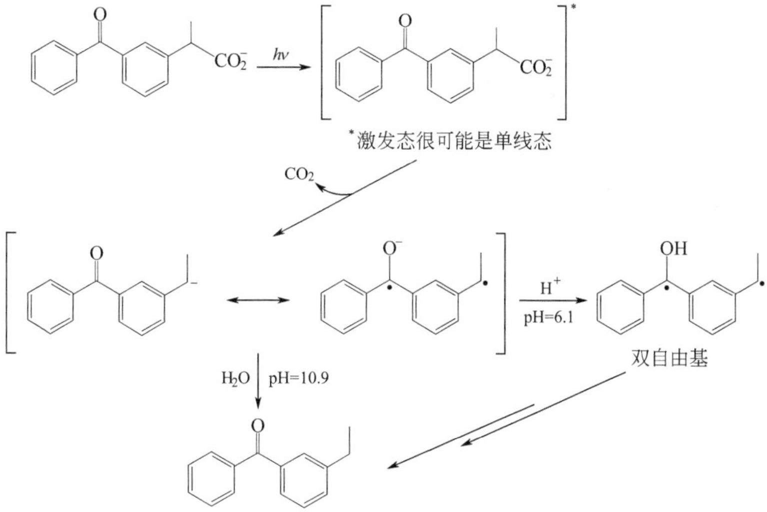

若氧气存在，脱羧产物 3-乙基二苯甲酮仍然是主要的降解产物，另外会产生少量的氧化降解产物[4,5]，导致形成这些氧化降解产物的机理将在 6.3 小节中进行讨论。

其他 2-芳基丙酸非甾体抗炎药如苯噁洛芬（benoxaprofen）[6,7]、吲哚布洛芬（indoprofen）[8]也会发生单线态脱羧反应，生成相应的降解产物。另外，许多二苯甲酮的 2-芳基丙酸衍生物或类似的非甾体抗炎药经历三线态光化学脱羧，例如噻洛芬酸、舒洛芬和痛力克（ketorolac）。噻洛芬酸据说是光毒性最强的非甾体抗炎药，其光毒性主要来源于此分子的光敏化[9]。噻洛芬酸被激发至最低单线态之后，经系间窜跃至最低三线态，而这是一个 π,π^* 三线态；这个高效率的系间窜跃量子效率 ϕ_{ISC} 约为 0.9。此 π,π^* 三线态与 n,π^* 三线态是可以相互转化的，它们之间的能垒约为 42kJ/mol（约 10kcal/mol），后者的能量略高于前者。然后脱羧则发生于 n，π^* 三线态，在经历三线态双自由基中间体后生成脱羧产物，其量子效率约为 0.25[10]。噻洛芬酸的光致脱羧机理如反应式（6.2）所示。

$$(6.2)$$

脱羧产物中仍含有相同的发色团，若氧气存在，处于三线态激发态的噻洛芬酸及其光降解产物可被氧气分子猝灭，产生单线态氧。单线态氧、超氧阴离子自由基和随后生成的过氧化氢共同造成了此药物的光毒性，这部分内容将在 6.3 小节中详细讨论。

舒洛芬[11,12]和痛力克[13]也经历类似的光致脱羧途径，如反应式（6.2）所示。显而易见，相应的量子效率及 n，π^* 和 π，π^* 三线态能量之间的差异可能会有所不同。

与含有二苯甲酮和杂芳环二苯甲酮结构的非甾体抗炎药类似，萘普生在无氧水溶液中的光降解途径主要是脱羧反应[14]，然而，其脱羧机理［反应式（6.3）］不同于前文提到的药物的脱羧机理。

$$(6.3)$$

如反应式 (6.3) 所示,受到光照所生成的萘普生单线激发态,向水介质射出一个电子而产生溶剂化电子和一个羧基自由基[15],后者脱羧生成以碳原子为中心的自由基。在无氧条件下,主要的降解产物是 2-乙基-6-甲氧基萘,它的形成通过夺取氢供体中的氢原子而形成。若氧气存在,则主要形成两个光氧化降解产物,2-(1-羟乙基)-6-甲氧基萘和 2-乙酰基-6-甲氧基萘。据报道,在有氧和无氧的条件下,脱羧降解反应的总量子效率分别为 0.012 和 0.001[15]。这些结果表明,光致脱羧降解在有氧条件比在厌氧条件下要显著得多,有相当多的单线态分子经系间窜越成为三线态 ($\phi=0.28$)[16],随后被基态氧气分子猝灭而产生单线态氧。后一个步骤十分高效,是造成萘普生具有光毒性的原因之一[14]。

卡洛芬是另一种含 2-芳基丙酸结构的非甾体抗炎药,其芳基部分为氯代咔唑环。与众多 2-芳基丙酸类非甾体抗炎药不同,卡洛芬的光致脱羧仅仅是其光降解中的次要途径[17],卡洛芬的光降解主要途径是发生聚合与脱氯 (取决于是否存在氢供体)[17,18],这将在后文中讨论。

6.2.2　光致异构化

6.2.2.1　碳-碳双键、碳-杂双键、杂原子-杂原子双键的顺反异构化

碳-碳双键和某些碳-杂双键、杂原子-杂原子双键的光化学反应之一是发生在双键上的顺反异构。如果双键不与其他体系形成共轭,则无法吸收 UV-A 和 UV-B 紫外辐射,故没有光化学活性。二苯乙烯及其相关的化合物是 α,β-芳基取代的烯烃,它们通常能吸收 UV-A 和 UV-B 区的紫外辐射,因此容易发生顺反异构。一个很好的例子即孟鲁司特 (montelukast) 的光致异构反应[19],此化合物含有类似二苯乙烯的发色团。当孟鲁司特的溶液暴露于实验室日常光照下,在 4d 之中大部分药物分子都已经异构化为其顺式异构体 [反应式 (6.4)][20]。

孟鲁司特　　实验室光照　　顺式异构体　　(6.4)

在阿维菌素类似物 L-648548 的药物制剂开发过程中,Wang 等人在兽药制剂中,除了已知的两个氧化降解产物 5-氧代和 8α-氧代降解物之外[21],还观察到两个未知降解产物,第一个未知降解产物经确认是 5-氧代降解物的脱水产物,脱水芳构化后产生的取代苯酚结构与大环中的丁二烯基共轭。由此,当这个共轭的苯酚降解物暴露于可见光之下时,其大部分迅速异构化,产生 (8,9)-Z-异构体,即苯酚降解物 2。L-648548 的全部降解路径见反应式 (6.5)。

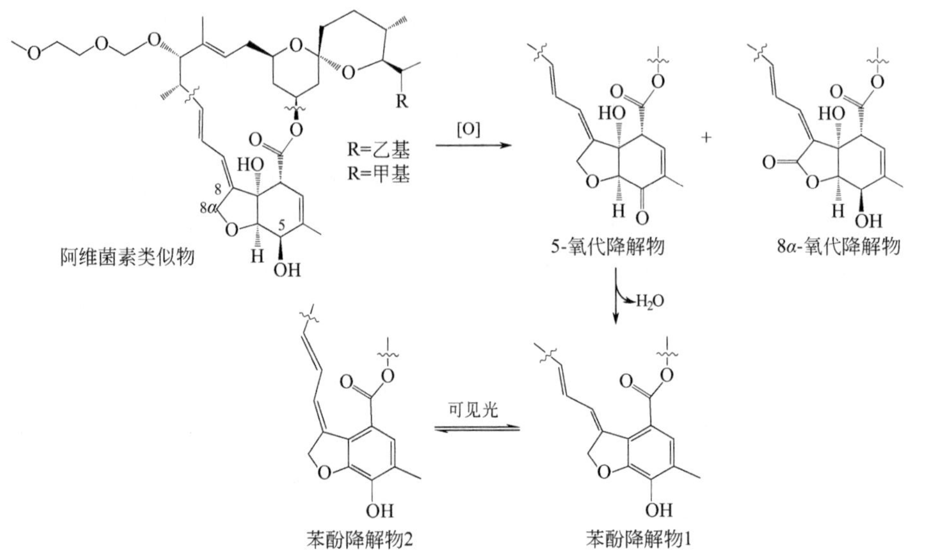

$$(6.5)$$

硫杂蒽类抗精神病药物分子中存在与三稠合芳环共轭的碳-碳双键，比如泰尔登（chlorprothixene）、珠氯噻吨（zuclopenthixol）、三氟噻吨（flupenthixol）和氨砜噻吨（thiotixene），因此这些药物分子因光照发生双键顺反异构化，直到 Z- 和 E- 异构体的比例达到平衡[反应式（6.6）][22]。Z- 异构体比 E- 异构体活性更高，因此有必要控制两种异构体的比例，以保证适当的药效。

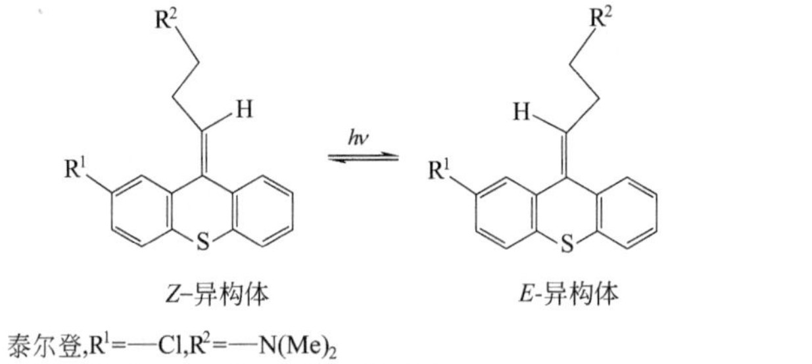

$$(6.6)$$

Z- 异构体   E- 异构体

泰尔登,R^1=——Cl,R^2=——N(Me)$_2$
珠氯噻吨,R^1=——Cl,R^2=4-(2-羟乙基)哌嗪
三氟噻吨,R^1=——CF$_3$,R^2=4-(2-羟乙基)哌嗪
氨砜噻吨,R^1=——S(O$_2$)N(Me)$_2$,R^2=4-甲基哌嗪

视黄酸（维甲酸）含有由 5 个共轭碳-碳双键和一个羧基组成的大共轭体系，其外观呈黄色至浅橙色，对 UV-A 区紫外线有很强的吸收，其最大吸收波长约为 350nm[23,24]。可想而知，UV-A 区的紫外线是引发其光降解的主要因素，这会产生几个不同位置双键的异构体，其中最主要的是 13-顺式维甲酸（异维甲酸），详见反应式（6.7）[25]。其他少量的异构化降解物，则可能由围绕其他双键的旋转所产生，但它们确切的结构未能确认。

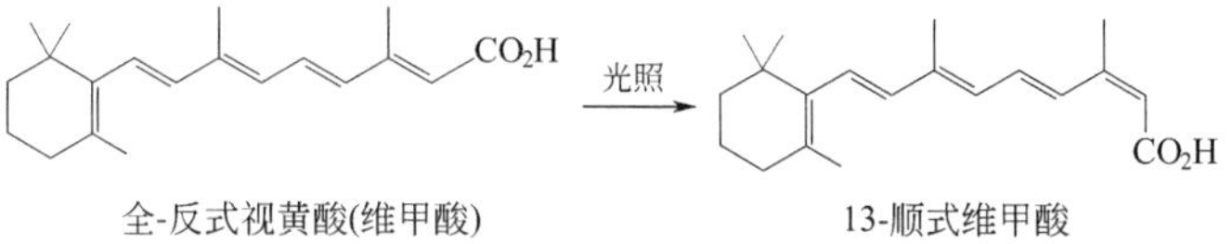

CO2H
光照
CO2H
全-反式视黄酸(维甲酸)
13-顺式维甲酸

(6.7)

含有肟或肟醚结构的药物分子同样容易发生碳-氮双键的顺反异构化，与二苯乙烯类化合物不同的是，肟在非光化学条件下也可以发生异构化，特别是存在酸或碱催化时[26]。氟伏沙明（fluvoxamine）是一种选择性5-羟色胺再吸收抑制剂（SSRI），其结构为肟醚，可视为苯戊酮与 *O*-烷基羟胺的缩合产物。其共轭肟基发色团对紫外线的吸收波长可高至300nm。在UV-A或UV-B紫外线照射下，氟伏沙明可转化为 *Z*-异构体[反应式(6.8)][27,28]。

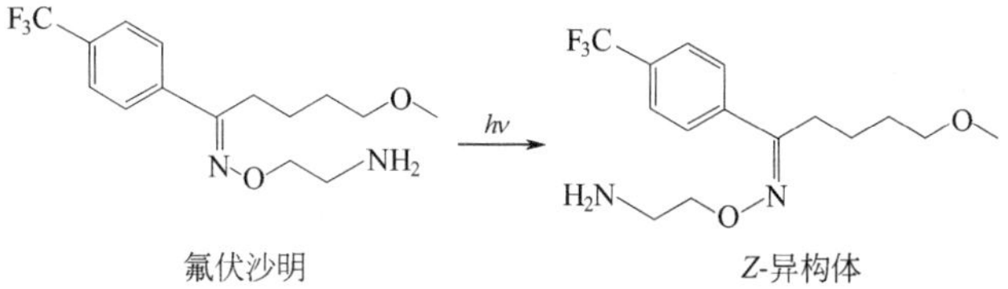

F3C
NH2
hν
F3C
H2N
氟伏沙明
Z-异构体

(6.8)

不少头孢菌素类抗生素，例如，头孢噻肟（cefotaxime），同样含有肟醚结构，因此它们如果能在UV-A和UV-B紫外线区域内有适当的吸收的话，同样也会发生类似的顺反异构化[29]。

6.2.2.2 含2,5-环二烯酮(2,5-cyclodienone)环的药物分子的光异构化

很多糖皮质激素，例如泼尼松龙（prednisolone）[30]、倍他米松（betamethasone）[31]、地塞米松（dexamethasone）[32]以及它们相应的酯衍生物[33,35]，含有孕甾1,4-二烯-3,20-二酮（pregna-1,4-diene-3,20-dione）核心结构，其中1,4-二烯-3-酮结构的A环（即交叉共轭的2,5-环己二烯酮）尤其具有光反应活性。在UV-A和UV-B紫外线照射下，会高效率地生成所谓的“Lumi”异构体，它们形成的量子效率通常在0.1～0.3的范围之中[36]。据Ricci等人的研究推测[37]，此光致异构化发生于三线激发态。初始形成的Lumi降解产物接受进一步光照可再次异构化，形成“Photolumi”异构体[35]，据推测此光降解历程经历了偶极中间体[32]，详见反应式（6.9）。

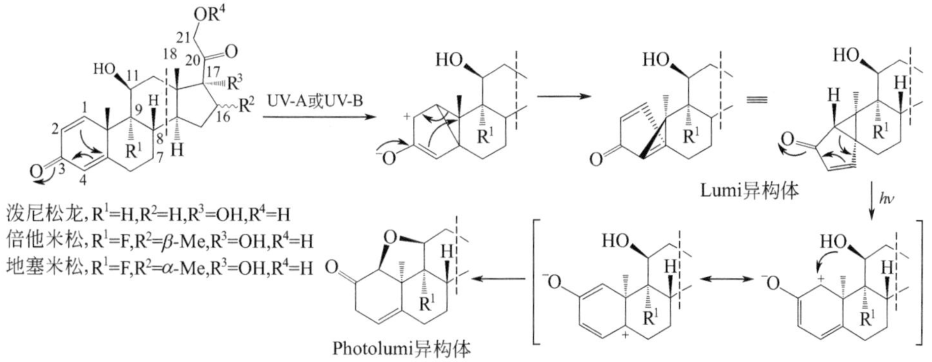

UV-A或UV-B
Lumi异构体
hν
泼尼松龙, R1=H,R2=H,R3=OH,R4=H
倍他米松, R1=F,R2=β-Me,R3=OH,R4=H
地塞米松, R1=F,R2=α-Me,R3=OH,R4=H
Photolumi异构体

(6.9)

需要指出的是，在 Hidaka 等人对倍他米松光降解研究的原文中[31]，误将 Lumi 降解物的 C10 位甲基归属在 β 位。如反应式（6.9）所示，C10 位在接受 3,4 位双键进攻时其上的甲基构型发生了翻转。不幸的是，某些引述此论文的文献[34]传播了这个错误。

若这些甾体化合物长时间处于 UV-B 紫外线照射下，C20 位的酮可发生 Norris I 型光化学反应而产生少量相应的光降解产物。倍氯米松二丙酸酯（beclomethasone-17,21-dipropionate）的 9α 位含有氯原子，不会产生 "Lumi" 重排降解产物，这是由于氯原子会猝灭三重激发态（重原子效应）[36]，因而它的光降解途径只有 C20 位羰基的光化学反应。在 6.2.8 小节中，将重点讨论由酮基而引起的光降解反应。

6.2.2.3 光化学 Fries 重排

光化学 Fries 重排（photo-Fries rearrangement）是指苯酚酯及其相关化合物的酰基迁移到酚的邻位或对位的分子内重排反应[38-41]。扑炎痛（benorylate）是通过酯键连接对乙酰氨基酚和阿司匹林而形成的孪生药，此药物光降解时会产生多个降解产物，其中经光化学 Fries 重排形成的异构体是主要的降解产物[42]。最初形成的异构体是二苯甲酮衍生物，它很容易发生酰基转移从而产生第二个重排降解产物，详见反应式（6.10）。

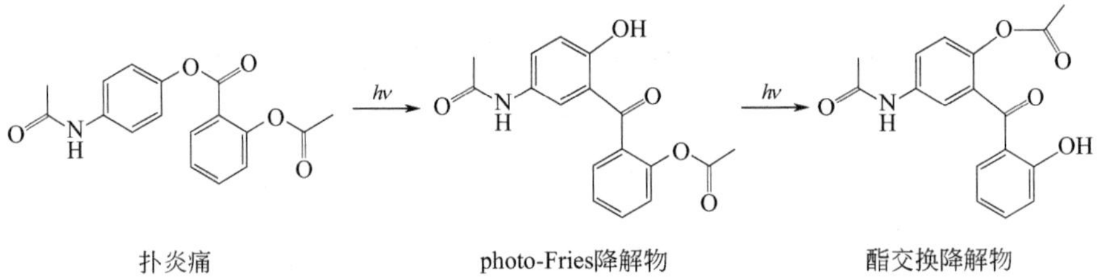

扑炎痛　　　　　　　　photo-Fries降解物　　　　　　酯交换降解物

$$(6.10)$$

根据 Kalmus 和 Hercules 对乙酸苯酯光化学 Fries 重排的反应机理研究[43]，乙酸苯酯的光化学 Fries 重排的机理似乎是：处于溶剂笼中的激发单线态生成了酚氧基自由基和乙酰基自由基；而酚氧自由基拥有三种环己二烯酮形式的共振结构，其中的任何一个共振结构与酰基自由基重新结合，就产生了相应的光致重排产物，少量酚氧自由基可能从溶剂笼中逃脱而生成苯酚，反应机理详见反应式（6.11）。

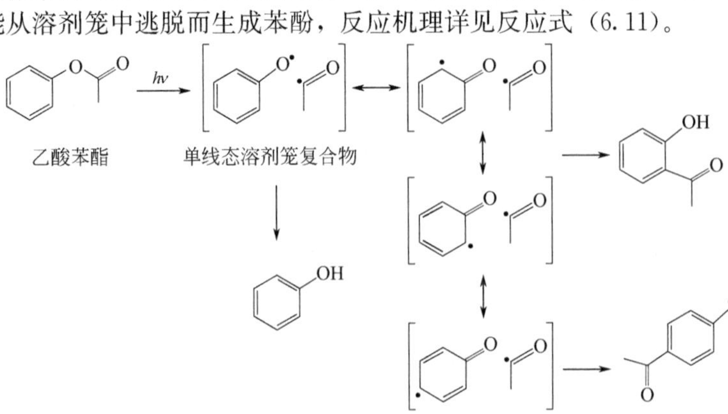

乙酸苯酯　　　　单线态溶剂笼复合物

$$(6.11)$$

6.2.3 1,4-二氢吡啶类药物的芳构化

有为数不少的 1,4-二氢吡啶类药物，例如，氨氯地平（amlodipine）、伊拉地平（isradipine）、硝苯地平（nifedipine）和尼索地平（nisoldipine），是用于治疗高血压的钙离子通道阻滞剂。这些药物分子的发色团是取代的 1,4-二氢吡啶环，容易发生光化学降解导致芳构化而生成吡啶环。Fasani 等人研究了氨氯地平的芳构化降解机理[44]，他们发现此降解过程虽然可被视作氧化过程，却与氧气无关，因为这个光降解反应在有氧和无氧条件下保持不变。此外，这个光降解基本不受其他实验条件影响，比如溶剂，因此作者推断，此光降解反应必定是在单线激发态或短寿命的三线态上发生的。最后，作者估算出在 UV-A 紫外线的照射下，此光降解反应的量子效率（Φ）约为 0.001。尽管量子效率很低，但由于氨氯地平及其他二氢吡啶类药物对 UV-A 区的紫外线有很高的吸光系数（ε），它们仍被视为对光不稳定的药物。诚如 Fasani 等人所指出的，与药物光降解活性实际相关的是 Φ 与 ε 的乘积。他们提出的氨氯地平的芳构化机理详见反应式 (6.12)。

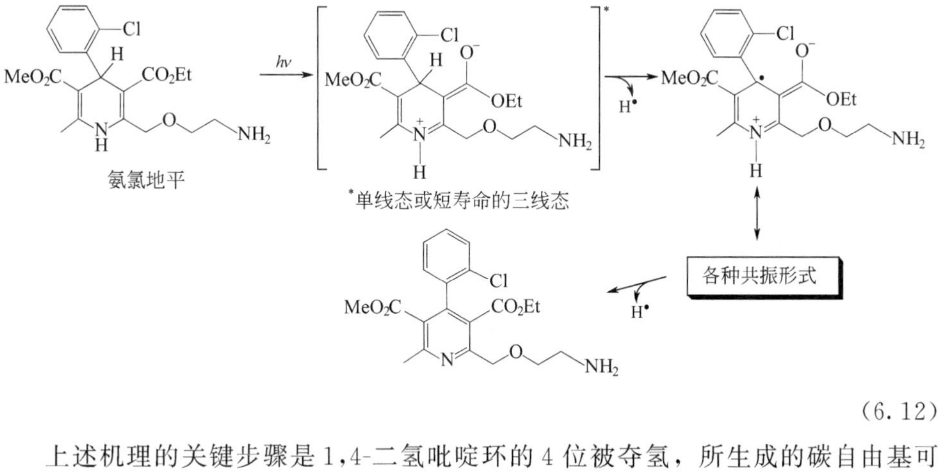

$$(6.12)$$

上述机理的关键步骤是 1,4-二氢吡啶环的 4 位被夺氢，所生成的碳自由基可形成多个共振形式而稳定存在。此机理同样适用于其他 1,4-二氢吡啶类药物，但苯环上含有 $2'$-硝基的硝苯地平（nifedipine）和尼索地平（nisoldipine）除外。根据 Fasani 等人对这些药物及其相关化合物的机理研究来看，$2'$-硝基的存在会导致不同的光致芳构化机制[反应式(6.13)][45]。受光照时，1,4-二氢吡啶基团被激发至最低单线激发态，随即与 $2'$-硝基苯基发生单电子转移而猝灭，这一过程会形成分子内自由基离子对，这个自由基离子对容易夺取 4 位的氢原子，所产

生的两性离子随后脱水形成含 2′-亚硝基吡啶结构的主光降解产物。这个自由基离子对的一小部分可释出一个电子成为阳离子自由基，最终生成 2′-硝基吡啶降解产物。以下观测到的结果支持此机理：首先，结构类似的 4-甲基-1,4-二氢吡啶化合物具有蓝色荧光，但硝苯地平和尼索地平并无荧光。其次，1,4-二氢吡啶和 2′-硝基苯基基团的氧化还原电位显示，前者易于提供电子，而后者易于接受电子。再次，低温下，在固体基质中可观察到关键的两性离子中间体和溶剂化电子。

如上述机理所示，苯环上 2′-硝基的存在使得这两种药物更容易发生光降解，其量子效率约为 0.3[45]。

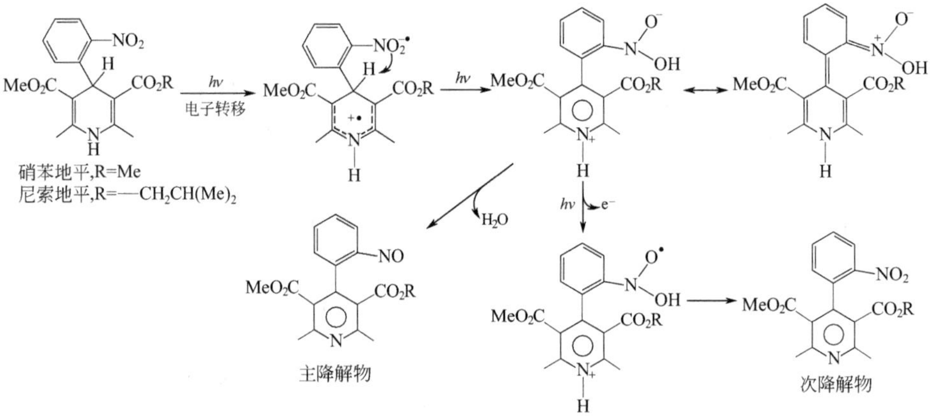

$$(6.13)$$

6.2.4　芳香卤化物的脱卤反应

光化学脱卤是芳基卤化物常见的光化学降解途径，由于此过程的关键步骤是 C—X 键的断裂，一般来说，光致脱卤反应的难易程度与 C—X 键的解离能（bond dissociation energy，BDE）负相关。以苯基卤代物为模型化合物，由碘苯到氟苯，相应的 C—X 键的 BDE 分别为 67.2kcal/mol、82.6kcal/mol、97.6kcal/mol 和 101kcal/mol[46,47]。因此，芳基碘代物是最容易发生脱卤反应的，其次分别为芳基溴代物、芳基氯代物、芳基氟代物。含有四种不同卤素的药物分子皆有相关的光化学脱卤报道，例如在磷酸盐缓冲液中，经 313nm 紫外线照射下，二氟尼柳（diflunisal）会发生脱氟反应，为其整个光化学 SRN1 降解过程的一部分[48]，在这个过程中最终形成了二氟尼柳的二聚物［反应式 (6.14)][49]。

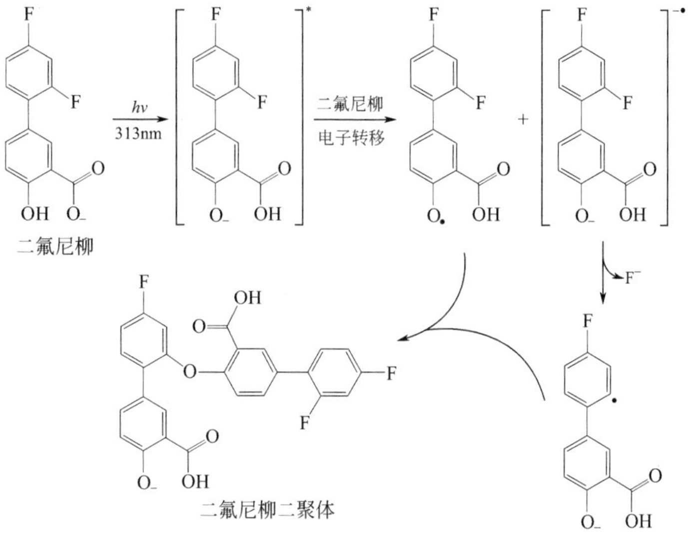

$$(6.14)$$

二氟尼柳二聚体

　　在无氧条件下，二氟尼柳二聚体是唯一的光降解产物；在氧气存在时，除二聚体外还产生了其他结构尚未确定的、假定为氧化光降解的产物。各种使用清除剂或猝灭剂的研究显示超氧阴离子、羟基自由基以及单线态氧参与了氧化型光化学降解物的形成，这些研究使用丁基羟基茴香醚（butylated hydroxy-anisole，BHA）和还原型谷胱甘肽（GSH）（此二者皆为自由基清除剂），超氧化物歧化酶（SOD）（超氧阴离子清除剂），甘露糖醇（羟基自由基清除剂）和叠氮钠（单线态氧猝灭剂）。此外需要指出的是，脱氟反应发生在 2 位氟原子（即 3-羧基-4-羟基苯基团的邻位），相比于 4 位的氟原子，2 位的氟原子位阻更大，因而处于激发态时更容易发生反应。这种情况与 Grimshaw 和 de Silva 所观察到的现象一致，即芳基卤化物的邻位卤原子更容易发生脱卤反应[50]。

　　卡洛芬（carprofen）是芳基-2-丙酸类非甾体抗炎药，其芳基部分为氯代咔唑，如前文所述，基于单线激发态的脱羧降解是卡洛芬的次要降解途径，其大部分单线态分子转化为三线态，据推测此三线态可能与基态的卡洛芬分子形成激基复合物[14]，后者通过内部的电荷转移产生一个阴离子自由基和一个阳离子自由基，阴离子自由基随后通过释放出氯离子而脱氯，形成一个咔唑自由基；与此同时，阳离子自由基失去一个质子而产生氯代咔唑基自由基。当存在氢供体时（比如有机溶剂），两个自由基可分别夺氢形成脱氯产物，脱氯卡洛芬（deschloro-carprofen），抑或重新生成卡洛芬。另外当缺少氢供体时，自由基可引发卡洛芬的聚合[17]。卡洛芬完整的光降解途径见反应式（6.15）。

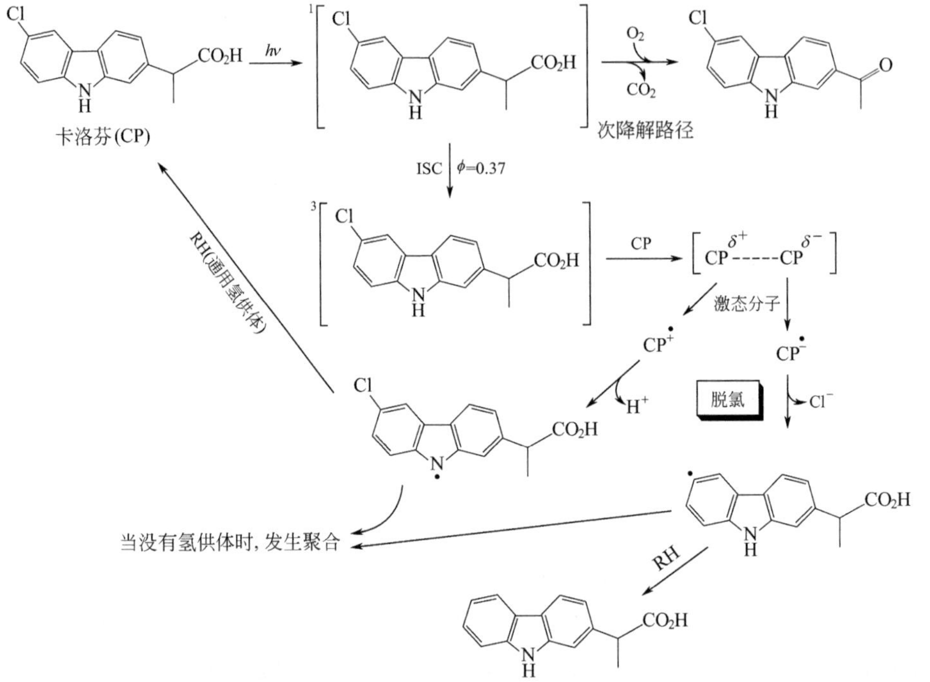

(6.15)

上述两个脱卤降解的案例都被认为涉及了阴离子自由基中间体。而其他的芳基卤代药物分子，比如众所周知的、具有光毒性的吩噻嗪类镇静剂氯丙嗪（chlorpromazine），其碳氯键在阳光照射下即可发生均裂，有人提出此过程不涉及电荷转移[51]［路径 a，反应式（6.16）］。

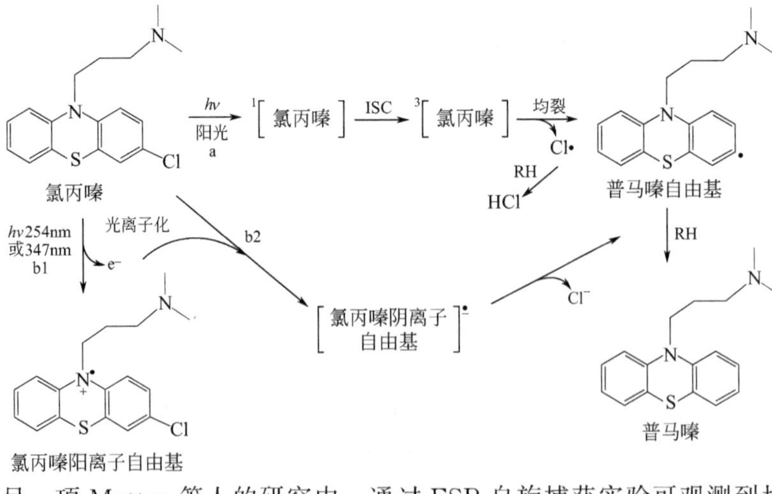

(6.16)

在另一项 Motten 等人的研究中，通过 ESR 自旋捕获实验可观测到均裂产生的、以碳原子为中心的普马嗪（promazinyl）自由基[52]。根据 Chignell 等人的研究，此药物的光毒性很可能与普马嗪自由基的形成有关[53]。当受到 254nm 或 347nm 紫外线照射时，可观察到氯丙嗪的光致电离［路径 b，反应式 (6.16)］[54,55]，此过程中氯丙嗪释放出一个电子从而形成溶剂化电子。后者可与基态的氯丙嗪反应，经阴离子自由基中间体而脱氯。

Galli 和 Pau 研究发现，当一个电子加成到芳基卤化物的芳香环时[46]，相应的 C—X 键的解离能（BDE）急剧下降。例如溴代苯一旦获取了一个电子之后，其 C—Br 键的 BDE 降低约 75%。因此，当存在电子转移途径时，芳基氟化物、芳基氯化物、芳基溴化物更容易经历阴离子自由基中间体而发生脱卤反应。而对于芳基碘化物，因其含有其他的芳基卤化物所不存在的低能量的 σ^* 轨道，处于 $n\sigma^*$ 或 $\sigma\sigma^*$ 激发态的分子可不通过电子转移而发生 C—I 键的均裂[50]。此均裂机理或可解释为何甲状腺素（thyroxine）（T4）能十分容易且连续地发生脱碘降解，在 UV-A 紫外线的照射下，甲状腺素可迅速脱碘生成 3,3′,5-三碘甲状腺原氨酸（3,3′,5-triiodothyronine）（T3）[56]。经进一步光解后，剩余的三个碘取代基都将被逐步地裂解下来，且伴随着侧链的断裂［反应式 (6.17)］[57]。

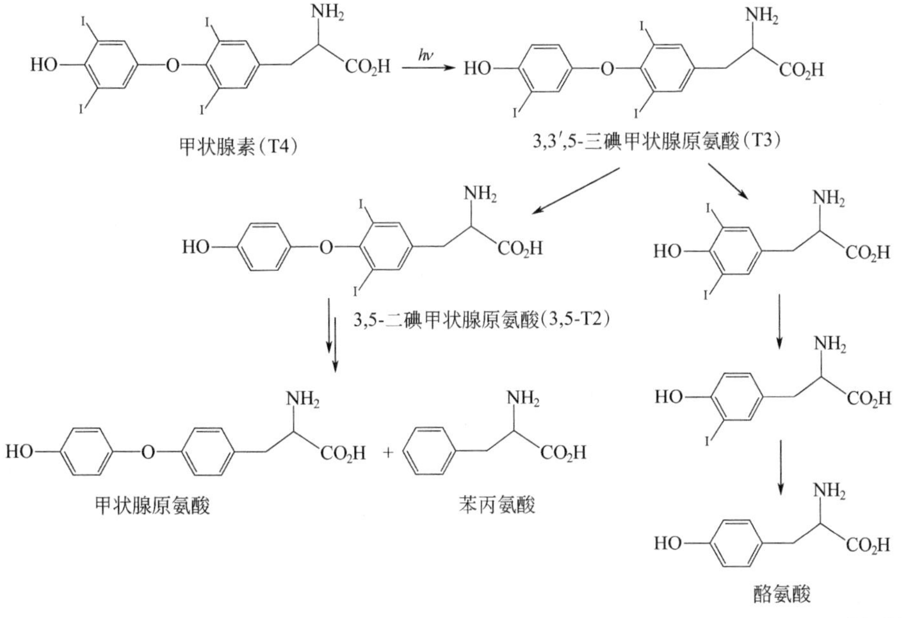

$$(6.17)$$

6.2.5 多环芳烃体系的环化反应

含多个芳环的分子发生光环化是一种常见现象[58]。对于含有多个芳香环的芳基卤化物而言，发生脱卤反应之后可能发生的事件之一是两个相邻的环进一步环化。例如，非甾体抗炎药双氯芬酸（diclofenac）和甲氯灭酸（meclofenamic acid）的母核都是二苯胺，受到光照时，这两个药物分子都会脱氯，随后两个取代的苯环发生环化反应，形成三环的氯代咔唑环。前文已讨论过，芳基卤化物的脱卤反应一般会经历阴离子自由基中间体，故此可假设环化反应是途经自由基中间体的。然而从 Encinas 等人的研究来看[59]，环化过程并不涉及自由基中间体[路径 a，反应式（6.18）]。相反，研究者提出环化反应发生在三线激发态，通过一个 6π 电环化机理而进行[路径 b，反应式（6.18）]。

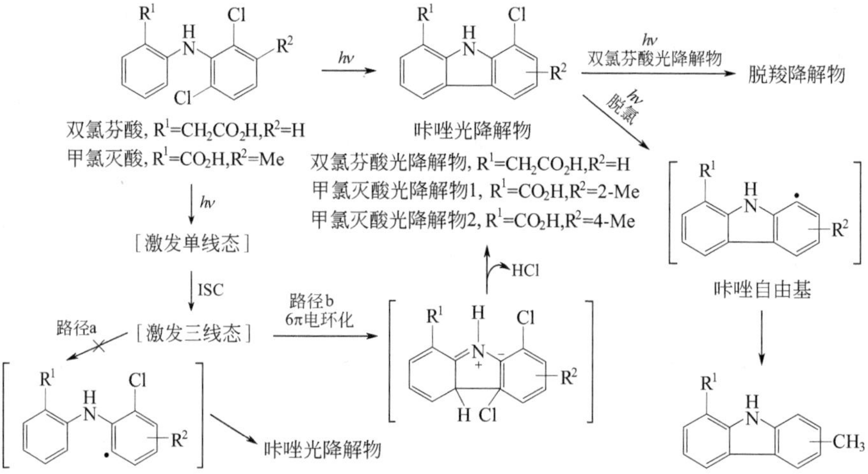

双氯芬酸, $R^1=CH_2CO_2H, R^2=H$
甲氯灭酸, $R^1=CO_2H, R^2=Me$

咔唑光降解物

双氯芬酸光降解物, $R^1=CH_2CO_2H, R^2=H$
甲氯灭酸光降解物1, $R^1=CO_2H, R^2=2-Me$
甲氯灭酸光降解物2, $R^1=CO_2H, R^2=4-Me$

脱羧降解物

咔唑自由基

[激发单线态]

ISC

[激发三线态]

路径 b
6π 电环化

HCl

路径 a

咔唑光降解物

$$(6.18)$$

如上所示的降解中，氯代咔唑较易形成，它形成之后亦可发生脱氯反应而产生相应的咔唑自由基。双氯芬酸也容易发生脱羧反应，经计算，去质子化的激发态咔唑发生脱羧和脱氯反应的反应能垒分别只有 4.5kcal/mol 和 6.2kcal/mol[60]。现已证明，双氯芬酸降解产生的氯代咔唑（chlorocarbazole）的光解所产生的细胞光化学毒性远远超过双氯芬酸本身的光化学毒性[61]。

二苯乙烯和二苯乙烯类化合物都是 1,2-二芳基乙烯，即两个芳香环通过碳-碳双键相连。如前所述，二苯乙烯及其类似物在光照下会发生顺反异构；若继续光照，顺式异构体的两个芳香环会发生环化，形成一个新环。若氧气存在，新形成的环会进一步氧化，产生新的稠芳环。此氧化环化反应如反应式（6.19）所示，是二苯乙烯和其类似物常见的光化学过程，同时也是合成稠芳环的首选方法[62,63]。环化的关键步骤是自旋允许的顺旋电环化过程，其中涉及六个 π 电子的最低未占据分子轨道（LUMO）。

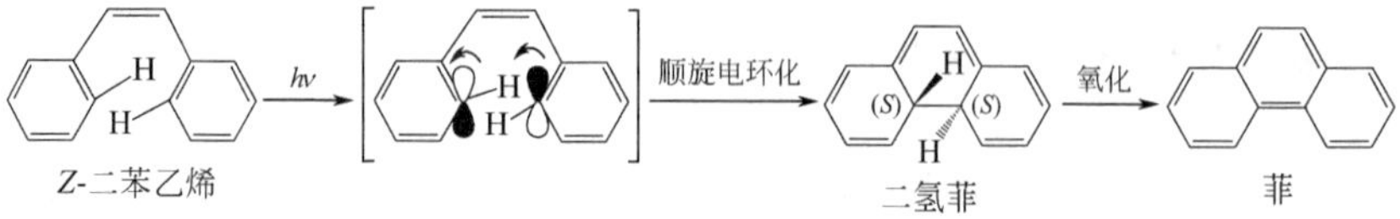

Z-二苯乙烯

顺旋电环化

二氢菲

氧化

菲

$$(6.19)$$

不少药物含有二苯乙烯结构，其中两个很好的例子为抗癌药他莫昔芬（tamoxifen）和降胆固醇药阿伐他汀（atorvastatin）（图 6.2）[64,65]。

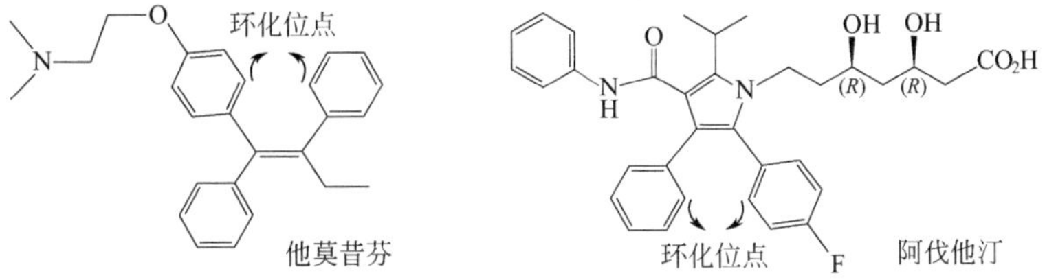

图 6.2　抗癌药他莫昔芬和降胆固醇药阿伐他汀

前者在进一步的光降解时，氨基-烷氧基侧链会发生断裂。后者的环化降解物的中央吡咯环则会与单线态氧反应而进一步降解，这将在 6.3.2 小节中详细讨论。

在其他案例中，芳香环的环化反应通过取代基发生，比如相对较新的血管紧张素Ⅱ受体拮抗剂替米沙坦（telmisartan）就是这样一个案例，它含有 2-羧基联苯结构。将替米沙坦的酸性溶液置于光稳定性箱中接受紫外和可见光照射 13d 后，生成了约 15% 的光环化产物[66]，作者提出了双自由基机理，双自由基的形成由两个电子激发至非键轨道所形成［反应式（6.20）］。另一个可能的机理是羧基去质子化并释放出溶剂化的电子后而产生羧基氧自由基，由此产生的氧自由基攻击相邻的苯基形成了新的内酯环。

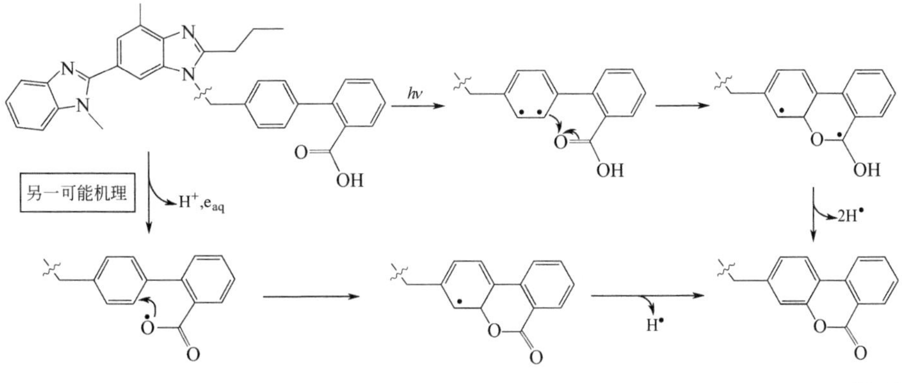

（6.20）

在厄贝沙坦（irbesartan）的光降解中，也发现了其 2-四氮唑取代联苯结构产生了类似的光环化产物[67]。

6.2.6　光化学消除反应

诺氟沙星（norfloxacin）和环丙沙星（ciprofloxacin）是氟喹诺酮类抗菌药，

其结构中取代的喹诺酮环在紫外线和阳光下可发生光降解，两个主要的光降解产物来自于7-哌嗪环的逐步分解，详见反应式（6.21）。此光降解反应的结果可视为光化学消除反应，虽然此过程很可能有一系列其他光氧化降解产物的参与。在氧氟沙星（ofloxacin）的光降解研究中发现，氧化发生于取代的哌嗪环的甲基和两个亚甲基上[68]。

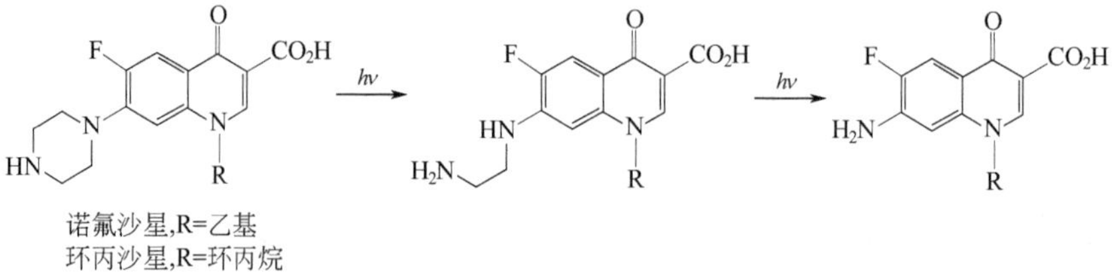

诺氟沙星,R=乙基
环丙沙星,R=环丙烷

$$(6.21)$$

克林沙星（clinafloxacin）是另一个喹诺酮类抗菌药物，与诺氟沙星和环丙沙星的结构差别在于：7 位不是哌嗪环而是 3-氨基吡咯啉，且 8 位被氯取代。Lovdahl 和 Priebe 发现，由于上述两个取代基的存在，克林沙星除了可发生与诺氟沙星和环丙沙星类似的光消除反应外，还可以发生额外的降解［路径 a，反应式（6.22）］[69]。此外，7-（3-氨基吡咯啉）基团可发生明显的光氧化反应，产

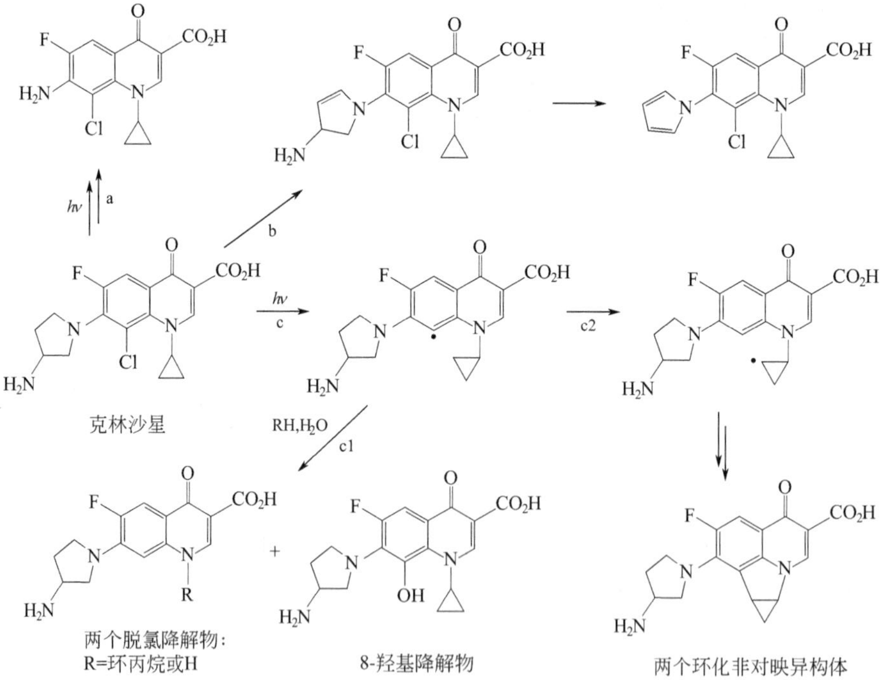

克林沙星

两个脱氯降解物：
R=环丙烷或H

8-羟基降解物

两个环化非对映异构体

$$(6.22)$$

生 7-脱氢吡咯烷基（dehydropyrrolidinyl）和 7-吡咯（pyrrolyl）氧化降解产物，二者很可能先后依次产生（路径 b）。另外，光致脱氯反应导致了数个其他降解产物的生成，其中包括两个不寻常的环化降解产物（路径 c）。原作者并未给出这些降解物的形成机理，基于本章已讨论的内容，似乎可以推断脱氯是经历自由基机理进行的，8-羟基降解产物及其他脱氯降解产物即可经此脱氯后的中间体而形成（路径 c1 和 c2）。在大约 7 个主要降解产物中有两个是互为非对映异构体的环化降解产物，其环化可能起始于脱氯产生的苯基自由基夺取了环丙基 2-位的氢原子（路径 c2）。

6.2.7　光致二聚与光致聚合

[2+2] 光环化是常见的光化学二聚路径，在溶液中或固态皆可发生，但在两种不同条件下环化产物可能具有不同的立体化学结构。甲萘醌（menadione，又名维生素 K_3）就是一个很好的例子，其光化学降解行为已被深入研究[70-73]。当甲萘醌固体受到阳光照射时，两个分子会以头对头或头对尾两种构型发生光环化反应，产生两个顺式二聚体 [路径 a，反应式（6.23）]。另外，当甲萘醌溶于溶液或其固体混合物分散于硅胶中，在"黑光灯"的 300～400nm 的紫外线照射下，两个分子会以头对头或头对尾两种构型发生光环化反应，产生两个反式二聚体（路径 b）[71]。

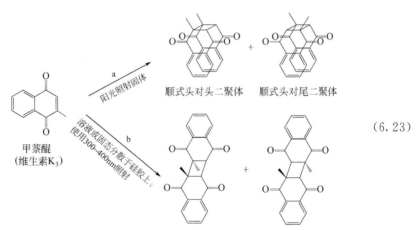

(6.23)

光化学二聚反应也可以通过许多其他机理发生，例如含有酚结构的药物分子很容易产生光致二聚，这种二聚可在光化学条件下产生的碳、氧自由基之间发生。许多这些自由基与通过自氧化产生的自由基相同，例如在乙炔雌二醇（ethynylestradiol）乙腈溶液的光化学强降解实验中，使用氙灯（滤光片截止波长 310nm）照射其乙腈溶液，产生了五个二聚降解产物，互为区域异构体（图

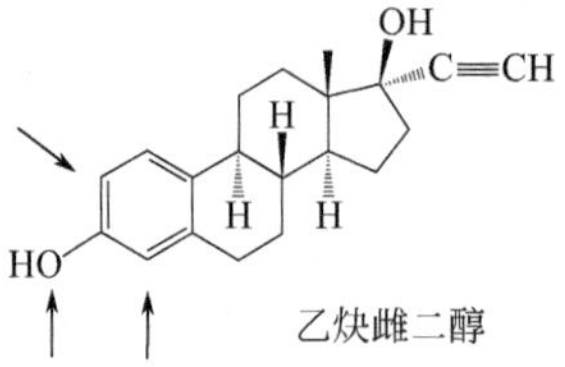

箭头所示为形成二聚体的位点

图 6.3　乙炔雌二醇

6.3)，而在自由基介导的氧化降解中也会产生这五个降解产物。

　　光致聚合导致药物降解的一个很好的案例即卡洛芬（carprofen）在磷酸盐缓冲液中的光降解，这已经在前文中讨论过，具体见 6.2.4 小节[14]。在这类案例中，磷酸盐缓冲液中缺少氢供体而无法猝灭光解产生的自由基，因此卡洛芬发生聚合。

6.2.8　酮的光化学：　Norrish I 型和 II 型光化学反应

　　非共轭的酮由于可发生 n→π* 跃迁，在约 280nm 处有很弱的紫外吸收，其吸光系数（ε）一般不大于 50[74]，若酮基上连有某些取代基，λ_{max} 可移动到约 300nm。若受到含有此波段的光源照射，在许多糖皮质激素分子中含有的 C20 位上的孤立羰基（例如在 6.2.2.2 小节中曾提及的糖皮质激素药物）可发生 Norrish I 或 II 型光化学反应。在反应式（6.24）中用糖皮质激素中三个有代表性的分子来显示 Norrish I 型光降解反应：氟米松（flumethasone）、曲安奈德（triamcinolone acetonide）和乙酸氟轻松（fluocinolone acetonide），在这个类型的光化学反应中，处于 C20 酮羰基位置的 C17—C20 碳-碳键发生断裂。随着 C17 位取代基的不同，C17 自由基最终会产生不同的降解产物：氟米松的 17-羟基失氢成为氟米松 17-酮；而曲安奈德和乙酸氟轻松的 C17 自由基只能夺取氢原子成为 17-氢降解物。

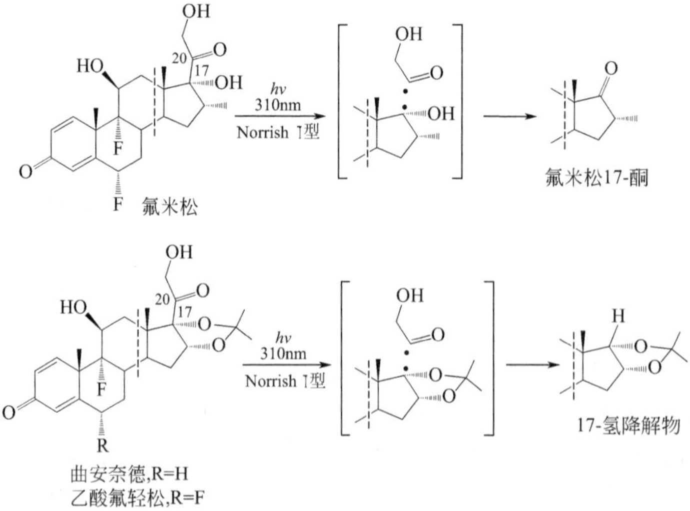

氟米松

氟米松17-酮

(6.24)

曲安奈德,R=H
乙酸氟轻松,R=F

17-氢降解物

　　在倍氯米松 17,21-二丙酸酯（beclomethasone-17,21-dipropionate）的案例中，A 环的光化学异构化（详见 6.2.2.2 小节）由于 9-Cl 的存在而被完全抑制，因为氯原子可猝灭 A 环的三线激发态。因此，这个 17,21-二丙酸酯的主要光降解产物是由糖皮质激素分子经 Norrish Ⅱ型光降解而产生的两个非对映体［反应式（6.25）］。

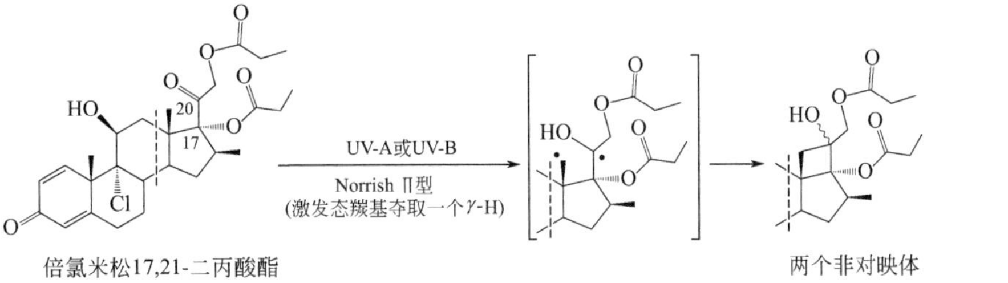

倍氯米松17,21-二丙酸酯　　UV-A或UV-B　　Norrish Ⅱ型　（激发态羰基夺取一个 γ-H）　　两个非对映体

$$(6.25)$$

　　C20 酮基光化学的总量子效率很高，约为 0.3[36]。然而如前文所讨论的，由孤立的酮基所发生的光化学反应而形成光降解产物的效率是很低的，特别是分子中还存在其他光反应活性的官能团时。这是由于酮羰基在 310nm 处的吸收非常低，以至于 ε 和 Φ 的乘积也很小，如前所述，ε 和 Φ 的乘积决定光化学降解反应的最终效率。从本章所讨论的内容还可以得出另一个结论，即最终降解产物的分布受到连接在光化学活性中心的取代基或其附近取代基的严重影响（例如交叉共轭的环己二烯酮和 C20 位酮羰基）。

6.3　氧化型光化学降解

　　在实际情况中，光化学降解几乎总是在氧气的存在下发生的，当氧气参与其中时即发生氧化型光化学降解。如前所述，光化学反应是电子激发态失活过程的事件之一。激发态分子（是一个敏化剂）可释放出一个电子给氧气分子（先形成超氧阴离子自由基）或从氧化底物本身中夺取氢原子，受此影响的氧化底物产生碳自由基，这个碳自由基则可与 ³O₂ 反应产生过氧化物、酮/醛、醇等氧化降解产物。另外，最初形成的超氧阴离子自由基可进一步产生过氧化氢和羟基自由基（后者通常通过 Fenton 化学产生）。后两者，尤其是羟基自由基，具有强氧化性，可诱发各种氧化降解反应。这个光敏化降解过程涉及从氧化底物产生的初始自由基中间体和超氧阴离子自由基的形成，并产生过氧化氢和最终的羟基自由基，它被称为"Ⅰ型光敏氧化"[75]。如前所述，就其降解途径和降解产物分布而言，Ⅰ型光氧化反应类似于自氧化过程，且其降解产物分布同样错综复杂。另外，激发态分子可与氧气分子直接作用，通过能量转移机制产生单线态氧。这个涉及单线态氧的光敏化过程，被称为"Ⅱ型光敏氧化"[76]。

许多光活性物质，包括相当多的药物分子，都能够活化基态的三线态氧分子，通过它们光化学激发的三线态将能量转移给氧分子。其结果是基态氧分子 $^3O_2$ 被激发成为单线态氧 $^1O_2$[75,76]。基态氧分子 $^3O_2$，也可标识为 O_2 $(^3\Sigma_g^-)$，而最低能量的单线态氧分子则标识为 O_2 $(^1\Delta g)$。$^3\Sigma_g^-$ 是基态氧分子的最高占据分子轨道，它含有两个简并轨道 $^3\Sigma_{gx}^-$ 和 $^3\Sigma_{gy}^-$，分别各有一个电子占据；$^1\Delta g$ 则是单线态氧分子的最低分子轨道。为了简单起见，在后续讨论中我们将使用 $^3O_2$ 和 $^1O_2$ 这两个符号。各种Ⅰ型和Ⅱ型光敏氧化降解的反应途径总结于反应式（6.26）中。

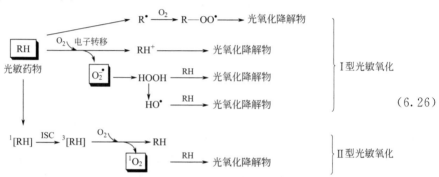

$$(6.26)$$

上图表示Ⅰ型和Ⅱ型光敏氧化历程。通常，光敏剂即为药物分子本身

总的来说，所有这些活性氧类（ROS），即超氧阴离子自由基、过氧化氢、羟基自由基和单线态氧，参与了许多氧化型光化学过程，包括药物的光氧化降解和光致毒性的形成。

6.3.1 Ⅰ型光敏氧化：涉及自由基的形成和电子转移的降解过程

如本章前面所述，在光降解过程中往往伴随着自由基的产生，产生自由基的途径之一即通过光敏化的夺氢反应。暂且不讨论其来源，光化学反应中产生的自由基（通常为三线态）可以很容易地与同为三线态的氧气分子发生反应，形成过氧自由基。后者可以通过链式反应得到扩展，在此过程中产生额外的过氧化物，而过氧化物的分解，可产生羟基自由基。在这一系列的情形中，光作为自由基引发剂，而后续的反应历程类似于典型的自由基介导的自氧化过程（详细讨论参见第 3 章 3.2 小节）。过氧化物的其他分解产物还包括相应的醇或酮/醛（参见3.5.8 小节）。

吲哚布洛芬（indoprofen）是一种非甾体抗炎药，其光化学降解行为类似于其他芳基丙酸类非甾体抗炎药分子。除直接脱羧外，吲哚布洛芬可以从其羧酸负离子转移一个电子给氧气分子，产生超氧阴离子自由基，随即羧基自由基迅速脱羧，由此而产生的碳自由基同样可与氧气分子反应，产生相应的过氧化物和最终的羟基或酮羰基降解产物[8]。这类涉及电荷转移和夺氢反应的氧化型光降解反应小结于反应式 (6.27)。

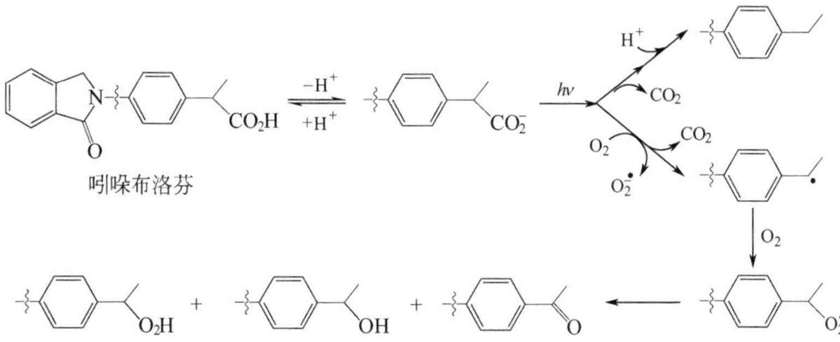

$$\tag{6.27}$$

其他芳基丙酸类非甾体抗炎药如酮洛芬 (ketoprofen)[14]和噻洛芬酸 (tia-profenic acid)[77]，光致脱羧后也会产生类似的过氧化物以及相应的羟基和酮羰基降解物。然而，这三种药物的光降解存在一个明显的差异：吲哚布洛芬光降解时的反应似乎只发生于单线激发态，而酮洛芬和噻洛芬酸的光降解却更像是绝大部分发生在其三线激发态。因此，酮洛芬和噻洛芬酸光降解时不仅会产生超氧阴离子、过氧化氢（电荷转移机理的证据），还会产生单线态氧（三线激发态分子与氧气分子发生能量转移的证据）。电荷转移和能量转移的量子效率似乎都很高，对于单线态的产生，文献报道的酮洛芬和噻洛芬酸的量子效率分别为 0.39[14] 和 0.22[78]，由此而生成的单线态氧具有独特的反应途径，下文会详细讨论。

6.3.2　Ⅱ型光敏氧化：单线态氧引起的降解

单线态氧在许多天然存在的光氧化降解过程中扮演重要的角色[79]，它也在药物的氧化型光降解过程中扮演一个关键角色。光化学产生的单线态氧是在光活性物质的三线态被氧气分子猝灭后所形成的，其过程见反应式 (6.26)。三线态猝灭的效率可以非常高，比如上述已经提到过的酮洛芬和噻洛芬酸的例子，这些光活性分子的三线态能级高于单线态氧的能级，例如，酮洛芬的三线态能量为 62kcal/mol[15,16]，远高于单线态氧的两个最低电子激发单线态 $^1\Delta_g$ 和 $^1\Sigma_g^+$ 的能级（分别为 22.6kcal/mol 和 37.7kcal/mol)[80]。若不考虑碰撞失活，$O_2(^1\Delta_g)$ 是可以相对长期存在的，这是由于此激发态弛豫至基态氧分子 $O_2(^3\Sigma_g^-)$❶ 是自旋禁阻的。另外，$O_2(^1\Sigma_g^+)$ 的寿命很短，因为它会迅速在自旋允许的条件下跃迁至最低单线态 $O_2(^1\Delta_g)$[81]。也正是由于这个原因，$O_2(^1\Delta_g)$ 在光化学和光生物学过程中起着至关重要的作用[79]，其中也包括药物的光降解和光毒性的产生。

———————————

❶　原文中误为 $O_2(^1\Sigma_g^-)$。

在下文的讨论中，我们不再特意区分单线态氧的两种电子激发态。

6.3.3 与单线态氧反应所导致的降解途径

单线态氧的化学性质非常活泼，可与药物分子中的各类双键反应，包括与含杂原子的共轭体系反应，根据 Frimer 的一篇详尽的综述文章[82]，这些反应的大部分可分为三类：1,2-加成（形成二氧杂环丁烷）、1,3-加成（"烯"反应）和 1,4-环加成反应（Diels-Alder 反应的一种，形成内过氧化物）。这三类反应中，1,4-环加成在药物的光降解中最为常见，它的一个案例是氯沙坦（losartan）在一般光照下产生的光降解[83]：经光敏化产生的单线态氧加成到五元咪唑环上，形成双环 2,5-内过氧化物中间体[反应式(6.28)]，此内过氧化物分解产生酰亚胺，所得到的酰亚胺又可以通过水解和异构化进一步降解。

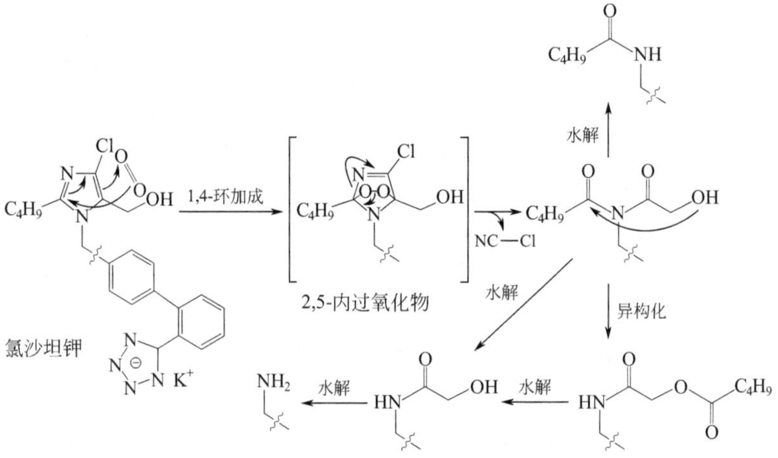

$$(6.28)$$

含有类似杂环的药物分子皆可与单线态氧发生类似的光敏化降解，例如，一个含有噻唑环的实验性药物以类似的方式降解产生了酰亚胺，详见反应式 (6.29)[84]。

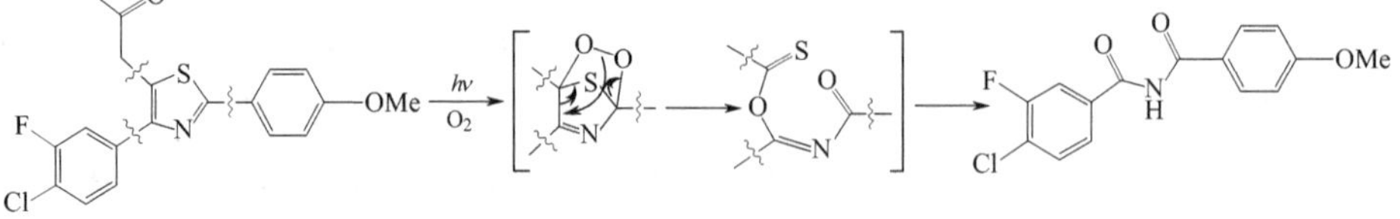

$$(6.29)$$

胆固醇（cholesterol）的光敏氧化[反应式(6.30)]是 1,3-加成（"烯"反应）的一个很好的案例，这个案例中产生两组区域异构体，即 6 位和 5 位氢过氧化物。关于此降解历程，人们提出了多种降解反应机理，包括自由基、离子、二氧杂环丁烷（dioxetane）、过氧环丙烷（peroxirane）和"烯"反应机理[82]，反应式（6.30）所显示的机理接近"烯"反应机理。值得指出的是 I 型光氧化降解产生了 7-羟基过氧胆固醇（7-hydroperoxycholesterol）。

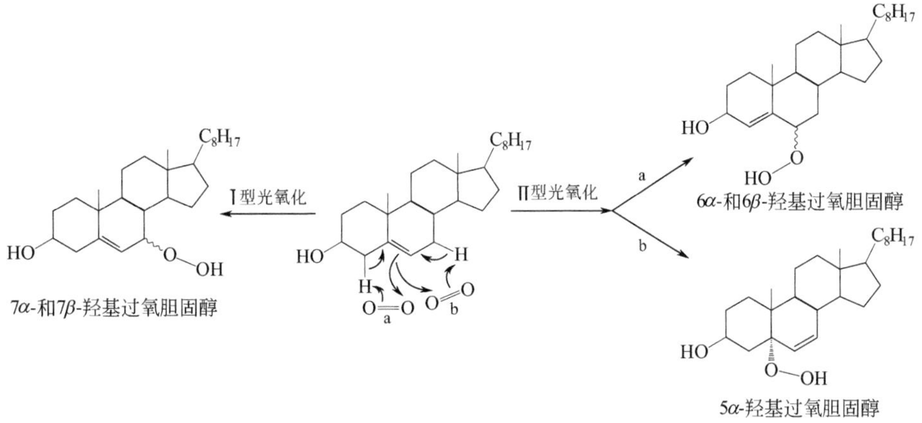

$$(6.30)$$

阿伐他汀（atorvastatin）是最畅销的降胆固醇药物，其结构中含有完全取代的吡咯环，实验发现此药物在水中处于阳光下发生自敏光氧化降解[65]，主要的光降解发生在吡咯环上。实验证明此光氧化降解过程有单线态氧的参与，主要光降解产物的形成被认为是单线态氧分别进攻吡咯环的两个双键而产生相应的过氧环氧化物（perepoxide）中间体，进而生成环氧化合物，然后分别发生重排[反应式(6.31)]。

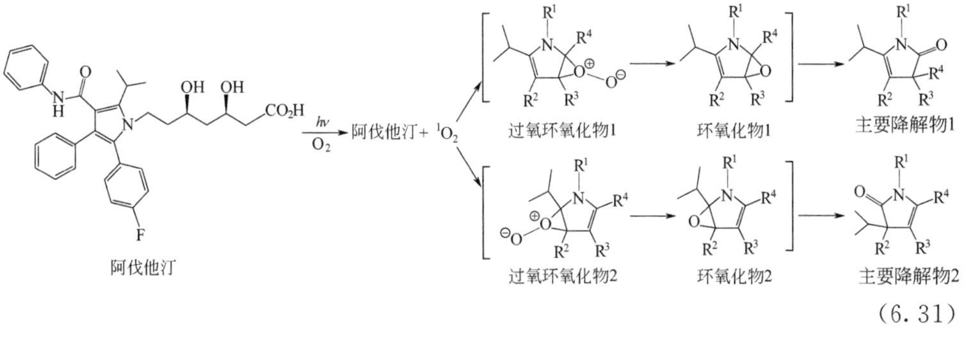

$$(6.31)$$

单线态氧还能与硫醚反应形成过氧硫化物（persulfoxide）中间体，后者既可分解为原来的硫醚和基态的 $^3O_2$，即硫醚猝灭了单线态氧 $^1O_2$[反应式(6.32)，路径 a]，也可发生氧化反应产生亚砜、砜，以及通过多种路径（路径 b~d）产生若干裂解产物。此反应机理有充足的实验证据和理论计算结果支持[85-87]。需要关注的是，根据这个机理，砜的形成并不一定需要经历亚砜中间体，因为存在直接形成砜的路径（路径 d2）。

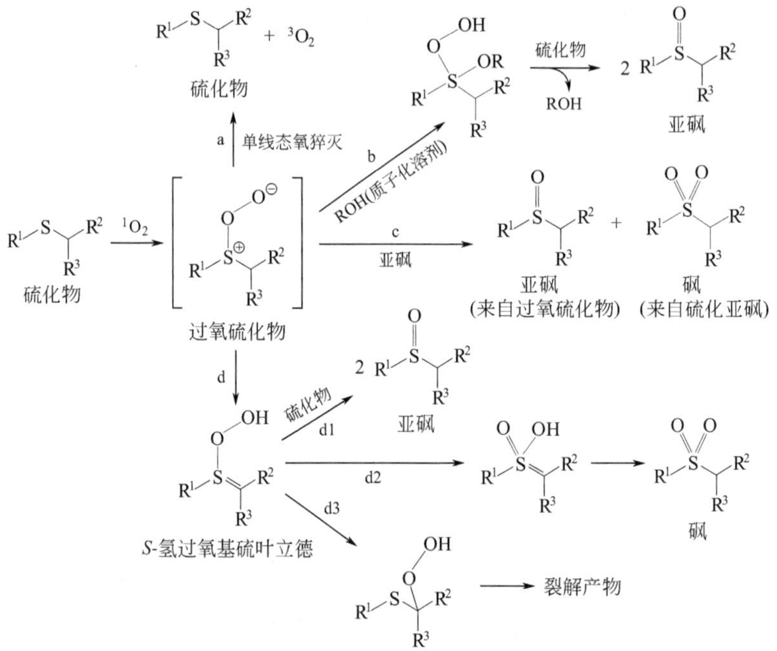

$$(6.32)$$

单线态氧与胺的反应似乎十分缓慢，这可能归因于胺（尤其是叔胺）是单线态氧的非常好的猝灭剂，其猝灭方式为电荷转移机理［反应式(6.33)，路径a］[88,89]，单个胺分子即可有效地猝灭众多单线态氧至基态 $^3O_2$ [79]，因此只有极少数 $^1O_2$ 有机会与胺发生进一步反应（路径 b）。

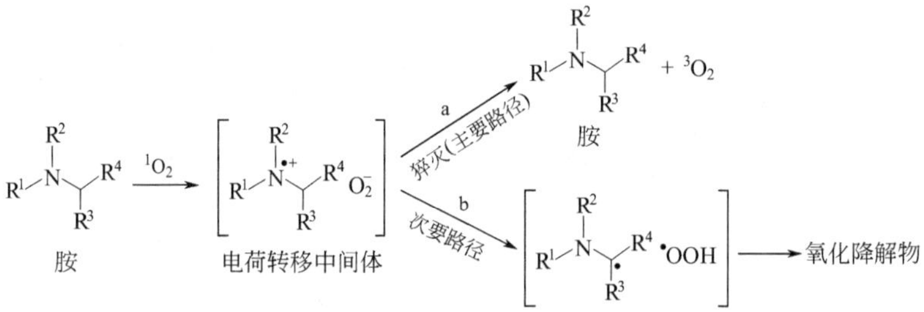

$$(6.33)$$

为数不少的体外实验证实某些生物碱类药物是脂质过氧化反应的有效抑制剂[90-92]，这种对于氧化的保护作用很可能是因为生物碱可以充当单线态氧的猝灭剂，而另一项独立的研究已经证明，不少植物生物碱及其相关化合物可有效地猝灭单线态氧[93]。

参考文献

[1] Cosa G. *Pure Appl. Chem.*，2004，**76**，263.

[2] Borsarelli C D，Braslavsky S E，Sortino S，Marconi G，Monti S. *Photochem. Photobiol.*，2000，**72**，163.

[3] Cosa G L，Martinez L，Scaiano J C. *Phys. Chem. Chem. Phys.*，1999，**1**，3533.

[4] Constanzo L L，De Guidi G，Condorelli G，Cambria A，Fama M. *Photochem. Photobiol.*，1989，**50**，359.

[5] Bosca F，Miranda M A，Carganico G，Mauleon D. *Photochem. Photo-biol.*，1994，**60**，96.

[6] Navaratnam S，Parsons B J，Hughes J L. *J. Photochem. Photobiol. A：Chem*，1993，**73**，97.

[7] Budac D，Wan P. *J. Photochem. Photobiol.*，A，1992，**67**，135.

[8] Lhiaubet-ValletV，Trzcionka J，Encinas S，Miranda M A，Chouini-Lalanne N. *Photochem. Photobiol.*，2003，**77**，487.

[9] Holzle E，Neumann N，Hausen B，Przybilla B，Schauder S，Honigsmann H，Bircher A，Plewig G. *J. Am. Acad. Dermatol.*，1991，**25**，59.

[10] Encinas S，Miranda M A，Marconi G，Monti S. *Photochem. Photobiol.*，1998，**68**，633.

[11] Castell JV，Gomez-Lechon M J，Grassa C，Martinez L A，Miranda M A，Tarrega P. *Photochem. Photobiol.*，1994，**59**，35.

[12] De Guidi G，Chillemi R，Costanzo L L，Giuffrida S，Sortino S，Condorelli G. *J. Photochem. Photobiol.*，B，1994，**23**，125.

[13] Gu L，Chiang H-S，Johnson D. *Int. J. Pharm.*，1988，**41**，105.

[14] Bosca F，Marin M L，Miranda M A. *Photochem. Photobiol.*，2001，**74**，637.

[15] Moore D E，Chappuis P P. *Photochem. Photobiol.*，1988，**47**，173.

[16] Martinez L J，Scaiano J C. *Photochem. Photobiol.*，1998，**68**，646.

[17] Bosca F，Encinas S，Heelis P，Miranda M A. *Chem. Res. Toxicol.*，1997，**10**，820.

[18] De Guidi G，Chillemi R，Costanzo L L，Giuffrida S，Condorelli G. *J. Photochem. Photobiol.*，B，1993，**17**，239.

[19] Radhakrishna T，Narasaraju A，Ramakrishna M，Satyanarayana A. *J. Pharm. Biomed. Anal.*，2003，**31**，359.

[20] Alsarra I A. *Saudi Pharm. J.*，2004，**12**，136.

[21] Wang Q，Stong J D，Demontigny P，Ballard J M，Murphy J S，Shim J-S K，Faulkner A J. *J. Pharm. Sci.*，1996，**85**，446.

[22] Lo A L W，Irwin W J. *J. Pharm. Pharmacol.*，1980，**32**，25.

[23] *Merck Index*，13th edn，Merck & Co.，Whitehouse Station，New Jersey，2001.

[24] Brisaert M，Plaizier-Vercammen J. *Int. J. Pharm.*，2000，**199**，49.

[25] Tashtoush B M，Jacobson E L，Jacobson M K. *Int. J. Pharm.*，2008，**352**，123.

[26] Szymanowski J. *Hydroxyoximes and Copper Hydrometallurgy*，CRC Press，Boca Raton，USA，1993.

[27] Miolo G，Caffieri S，Levorato L，Imbesi M，Giusti P，Uz T，Manev R，Manev H. *Eur. J. Pharmacol.*，2002，**450**，223.

[28] Kwon J-W，Armbrust K L. *J. Pharm. Biomed. Anal.*，2005，**37**，643.

[29] Lerner D A，Bonnefond G，Fabre H，Mandrou B，De Simeon Buochberg M. *J. Pharm. Sci.*，1988，**77**，699.

[30] Williams J R，Moore R H，Li R，Weeks C M. *J. Org. Chem.*，1980，**45**，2324.

[31] Hidaka T，Huruumi S，Tamaki S，Shiraishi M，Minato H. *Yakugaku Zasshi*，1980，**100**，72.

[32] Fahmy O T Y. *Generation，isolation，characterization and analysis of some photolytic products of dexamethasone and related steroids.* Doctoral Thesis，University of Mississippi，1997.

[33] Lin M，Li M，Buevich AV，Osterman R，Rustum A M. *J. Pharm. Biomed. Anal.*，2009，**50**，275.

[34] Miolo G，Gallocchio F，Levorato L，Dalzoppo D，Beyersbergenvan Henegouwen G M J，Caffieri S. *J. Photochem. Photobiol.*，*B*，2009，**96**，75.

[35] Shirasaki Y，Inada K，Inoue J，Nakamura M. *Steroids*，2004，**69**，23.

[36] Ricci A，Fasani E，Mella M，Albini A. *J. Org. Chem.*，2003，**68**，4361.

[37] Ricci A，Fasani E，Mella M，Albini A. *J. Org. Chem.*，2001，**66**，8086.

[38] Kobsa H. *J. Org. Chem*，1962，**27**，2293.

[39] Anderson J C，Reese C B. *Proc. Chem. Soc.*，London，1963，1781.

[40] Finnegan R A，Mattice J J. *Tetrahedron*，1965，**21**，1015.

[41] Kelley D P，Pinhey J T. *Tetrahedron Lett.*，1964，**46**，3427.

[42] Castell J V，Gomez-Lechon M J，MirabetV，Miranda M A，Morera IM. *J. Pharm. Sci.*，1987，**76**，374.

[43] Kalmus C E，Hercules D M. *J. Am. Chem. Soc.*，1974，**96**，449.

[44] Fasani E，Albini A，Gemme S. *Int. J. Pharm.*，2008，**352**，197.

[45] Fasani E，Dondi D，Ricci A，Albini A. *Photochem. Photobiol.*，2006，**82**，225.

[46] Galli C，Pau T. *Tetrahedron*，1998，**54**，2893.

[47] Cornehl H H，Hornung G，Schwarz H. *J. Am. Chem. Soc.*，1996，**118**，9960.

[48] Kim J K，Burnett J F. *J. Am. Chem. Soc.*，1970，**92**，7463.

[49] De Guidi G，Chillemi R，Giuffrida S，Condorelli G，Cambria Fama M. *J. Photochem. Photobiol.*，*B*，1991，**10**，221.

[50] Grimshaw J，de Silva A P. *Chem. Soc. Rev.*，1981，**10**，181.

[51] Grant F W，Greene J. *Toxicol. Appl. Pharmacol.*，1972，**23**，71.

[52] Motten A G，Buettner G R，Chignell C F. *Photochem Photobiol.*，1983，**42**，9.

[53] Chignell C F，Motten A G，Buettner G R. *Environ. Health Perspect.*，1985，**64**，103.

[54] Navaratnam S，Parsons B J，Phillips G D，Davies A K. *J. Chem. Soc.*，*Faraday Trans.* 1，1978，**74**，1811.

[55] Iwaoka T，Kondo M. *Bull. Chem. Soc. Jpn.*，1974，**47**，980.

[56] Van Der Walt B，Cahnmann H J. *Proc. Natl. Acad. Sci. U. S. A.*，1982，**79**，1492.

[57] Kazemifard A G，Moore D E，Aghazadeh A. *J. Pharm. Biomed. Anal.*，2001，**25**，697.

[58] Harvey R G. *Org. Prep. Proced. Int.*，1997，**29**，243.

[59] Encinas S，Bosca F，Miranda M A. *Photochem. Photobiol.*，1998，**68**，640.

［60］Musa K A K，Eriksson L A. *Phys. Chem. Chem. Phys.*，2009，**11**，4601.

［61］Encinas S，Bosca F，Miranda M A. *Chem. Res. Toxicol.*，1998，**11**，946.

［62］Muszkat K A. *Top. Curr. Chem.*，1980，**88**，89.

［63］Mallory F B，Mallory C W. *Org. React.*，1983，**30**，1.

［64］Mendenhall D W，Kobayashi A，Shih F M L，Sternson L A，Higuchi T，Fabian
C. *Clin. Chem.*，1978，**24**，1518.

［65］Cermola F，DellaGreca M，Iesce M R，Montanaro S，Previtera L，Temussi
F. *Tetrahedron*，2006，**62**，7390.

［66］Shah R P，Singh S. *J. Pharm. Biomed. Anal.*，2010，**53**，755.

［67］Shah R P，Sahu A，Singh S. *J. Pharm. Biomed. Anal.*，2010，**51**，1037.

［68］Yoshida Y，Sato E，Moroi R. *Arzneim. Forsch.*，1993，**43**，601.

［69］Lovdahl M J，Priebe S R. *J. Pharm. Biomed. Anal.*，2000，**23**，521.

［70］Asahi Y. *J. Pharm. Soc. Jpn.*，1956，**76**，373.

［71］Werbin H，Strom E T. *J. Am. Chem. Soc.*，1968，**90**，7296.

［72］Marciniec B，Witkowska D. *Acta Pol. Pharm.*，1988，**45**，528.

［73］Albini A，Fasani E. in *Drugs，Photochemistry and Photostability*，Royal Society of
Chemistry，Cambridge，1998，p. 44.

［74］Scott A I. *Interpretation of the Ultraviolet Spectra of Natural Products*，Macmillan，
New York，1964，pp. 28-35.

［75］Peak M J，Peak J G. in *CRC Handbook of Organic Photochemistry and Photobiology*，
ed. Horspool W M，Song P-S. CRC Press，Boca Raton，FL，1995，pp. 1318-1325.

［76］Foote C. *Photochem. Photobiol.*，1991，**54**，659.

［77］Bosca F，Miranda M A. *J. Photochem. Photobiol.*，B，1998，**43**，1.

［78］de la Pena D，Marti C，Nonell S，Martinez IA，Miranda M A. *Photochem. Photobiol.*，
1997，**69**，828.

［79］Schweitzer C，Schmidt R. *Chem. Rev.*，2003，**103**，1685.

［80］Wessels J M，Rodgers M A J. *J. Phys. Chem.*，1995，**99**，17586.

［81］DeRosa M C，Crutchley R J. *Coord. Chem. Rev.*，2002，**233-234**，351.

［82］Frimer A A. *Chem. Rev.*，1979，**79**，359.

［83］Seburg R A，Ballard J M，Hwang T-L，Sullivan C M. *J. Pharm. Biomed. Anal.*，2006，
42，411.

［84］Wu L，Hong T Y，Vogt F G. *J. Pharm. Biomed. Anal.*，2007，**44**，763.

［85］Gu C，Foote C S，Kacher M L. *J. Am. Chem. Soc.*，1981，**103**，5949.

［86］Jensen F. *J. Org. Chem.*，1992，**57**，6478.

［87］Jensen F，Greer A，Clennan E L. *J. Am. Chem. Soc.*，1998，**120**，4439.

［88］Quannes C，Wilson T. *J. Am. Chem. Soc.*，1968，**90**，6527.

［89］Smith Jr W F. *J. Am. Chem. Soc*，1972，**94**，186.

［90］Malvy C，Paoletti C，Searle A F J，Willson R L. *Biochem. Biophys. Res. Commun.*，
1980，**95**，734.

［91］Shiriashi N，Arima T，Aono K，Inouye B，Morimoto Y，Utsumi K. *Physiol. Chem. Phys.*，

1980，**12**，299.

［92］Koreh K，Seligman M，Flamm E S，Demopolous H. *Biochem. Biophys. Res. Commun.*，
1981，**102**，1317.

［93］Larson R A，Marley K A. *Phytochemistry*，1984，**23**，2351.

第7章

生物药的化学降解

7.1　概述

生物药已日益成为越来越重要的一类药物，尤其是从 2000 年后更加蓬勃发展，根据 About.com Pharma 的统计数据[1]显示，2010 年全球最畅销品牌药物前十位中有一半是生物药制品。绝大多数生物药是基于蛋白质的，事实上生物药市场的前五名都是蛋白质药物：恩利（enbrel）、类克（remicade）、阿瓦斯汀（avastin）、利妥昔单抗（rituxan）和修美乐（humira）。在基于糖结构的生物药中，肝素（heparin）和透明质酸（hyaluronan，又名 hyaluronic acid 或 hyaluronate）是高分子、阴离子型的氨基葡聚糖。另外，有许多小分子药物是含有糖基或糖单元结构的，比如氨基糖苷类抗生素妥布霉素（tobramycin）和糖肽类抗生素万古霉素（vancomycin）。这些小分子药物已在前面的章节中讨论过，不在本章的讨论范围之内。

生物药还有一类衍生自 DNA 或 RNA[2]，其所占比例非常之小。在 DNA 药物中，已获批准的仅有两个，其中首个 DNA 药物福米韦生（fomivirsen），是化学合成的、结构改性的 21-元寡核苷酸，其中硫代磷酸酯取代了原来的磷酸酯链接结构，此抗病毒药物是基于"反义"的概念设计的[3]，用于免疫缺陷病人的巨细胞病毒视网膜炎（CMV）的治疗。对基于 RNA 的治疗方案，最有希望的候选药物是一类所谓的"小干扰 RNA"，即 siRNA，其作用机制为 RNA 干扰（RNAi）[4]。已有多个 siRNA 分子处于不同阶段的临床研究[5,6]，但尚没有药物获批准上市。

因此，基于上述目前生物药市场的现状，本章将重点讨论蛋白质药物。

7.2　蛋白质药物的化学降解

本章所讨论的蛋白质药物包括大型多肽药物。那些小肽类药物，尤其是那些基于二肽和三肽的药物，其行为与其他小分子药物类似，前文中也已讨论过一些例子。蛋白质是由酰胺键（或称肽键）连接多个氨基酸残基所组成的，形成蛋白质的骨架。因此，蛋白质类药物的降解可分为两类：主链骨架的降解和氨基酸残基侧链的降解。本章的讨论集中于化学降解方面，物理变化所引起的蛋白药的降解，例如蛋白质药物的不可逆构象改变和聚集现象不在此讨论。对此类内容感兴趣的读者可参阅相应综述文章[7-11]。

7.2.1　天冬氨酸残基引起的多肽骨架水解与重排

第 2 章"水解降解"中曾提到，典型的酰胺键水解活化能约为 20～25kcal/mol（见第 2 章表 2.1），因此在一般情况下，就水解而言，蛋白质的酰胺键是相当稳定的。但是若蛋白质在其序列中含有天冬氨酸（Asp）残基，则此天冬氨酸残基之前和之后的两个肽键变得很容易水解。已经证明，在酸性条件下水解，含有天冬氨酸残基的肽键水解速率至少比典型的肽键快 100 倍[12]。到目前为止存在两种可能的机理或许可解释这一现象，第一种由 Inglis 提出的机理是将天冬氨酸残基与后续氨基酸残基形成的肽键的不稳定性归结于天冬氨酸侧链中的羧基进攻前、后两侧肽键的羰基，分别形成五元[反应式(7.1)中路径 a]或六元[反应式(7.1)中路径 e]环状中间体[13]。基于此机理，前、后两侧的肽键（即 X—Asp 与 Asp—X 键）都应该容易水解降解，然而尽管文献中有许多关于 Asp—X 为弱键的报道，但似乎没有关于某个 X—Asp 键不稳定的报道。

在 Oliyai 和 Borchardt 进行的一项系统的降解研究中，以六肽 Val-Tyr-Pro-Asp-Gly-Ala 为模型分子，评估其在不同的 pH 条件下的稳定性，只观测到天冬氨酸残基后面肽键水解所形成的肽键片段[14]，由此看来，降解途径 e 的可行性是十分值得怀疑的。这似乎表明，相比于五元环的形成，形成降解路径 e 中提出的六元环状中间体在热力学上是相当不利的[15]，这也就可以解释为何 Glu—X肽键通常对水解是稳定的。否则，此键也应该易于水解，因为谷氨酸的侧链只比天冬氨酸多了一个亚甲基，可以通过路径 a 形成一个六元中间体。

反应式（7.1）中的降解路径主要基于 Oliyai 和 Borchardt 的研究结果，同时也包含了其他研究小组报道的结果，这些研究人员对得到的许多结果结合降解机理进行了探讨[14]。在强酸性条件下（pH 约为 3 或更低），此模型六肽的主要降解途径是经由五元环状中间体水解（路径 a）；当 pH 升高至约 4～5 时，琥珀酰亚胺中间体的形成变得显著；在接近中性和碱性 pH 条件下，琥珀酰亚胺中间体很容易转化为异天冬氨酸六肽（*iso*-Asp peptide，路径 d），后者很可能经由类似于路径 a 中所产生的五元环中间体，以及相同的酸酐中间体而变得容易发生水解。

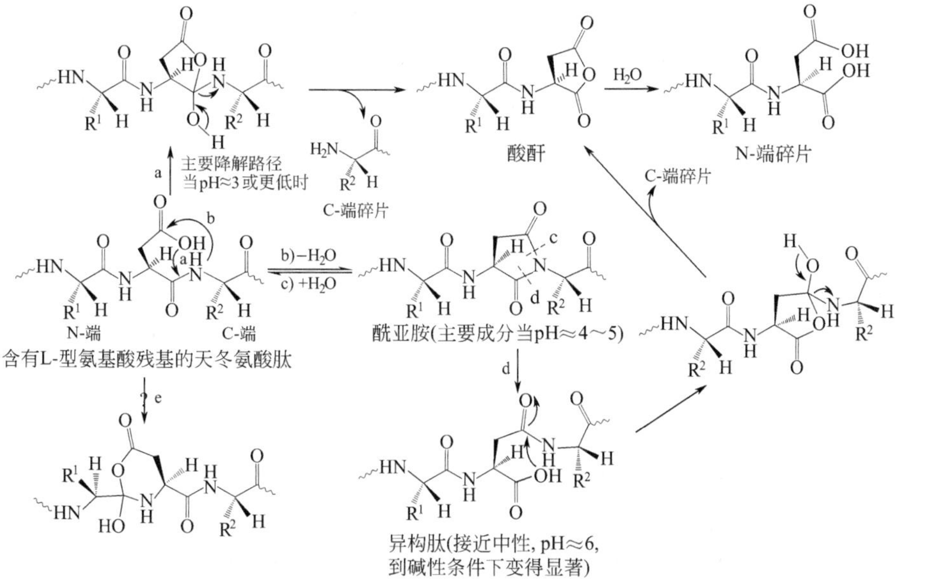

主要降解路径 当pH≈3或更低时

C-端碎片

酸酐

N-端碎片

C-端碎片

含有L-型氨基酸残基的天冬氨酸肽

N-端   C-端

酰亚胺(主要成分当pH≈4~5)

异构肽(接近中性, pH≈6, 到碱性条件下变得显著)

$$(7.1)$$

需要指出的是，上述机理是基于蛋白质的化学水解研究和模型多肽实验结果而得出的，在这些条件下，蛋白质或多肽要么处于变性状态，要么在模型六肽这个案例中不具有明确的三维空间结构。因此，从这些研究中获得的动力学参数不一定代表蛋白质在天然状态下的动力学参数。Clarke 已经证明，在天然蛋白质结构中，天冬氨酸残基的构象通常以不利于形成琥珀酰亚胺中间体的形式存在[16]，换言之，在弱酸性条件下（pH 约为 4~5），天然蛋白质中的天冬氨酸残基的 C-端肽键（Asp—X）的稳定性将远高于已经变性的多肽中相应的肽键。若天冬氨酸残基后紧跟着脯氨酸残基，这个肽键（Asp—Pro）相比于其他 Asp—X 肽键，将变得极为容易水解。对各种模型二肽的研究表明，在酸性条件下，Asp—Pro 肽键的水解速度是其他 Asp—X 或 X—Asp 肽键的 8~20 倍[17]。Asp—Pro 肽键的不稳定性被归结为脯氨酸残基的氨基具有更强的碱性[18]，这个氨基是所有常见的氨基酸氨基中唯一的仲胺。

上述讨论中，天冬氨酸残基的存在导致了蛋白质骨架的两种降解方式：水解（也称为蛋白水解）和重排。在接近中性的条件下，重排形成了含异天冬氨酸（iso-Asp）肽键的多肽或蛋白，这些多肽或蛋白是原先含天冬氨酸肽链的多肽或蛋白质的异构体，换言之，含天冬氨酸残基的蛋白质在此条件下发生了异构化，而运用实验手段去区分两个同分异构体有可能是相当具有挑战性的[19]。在质谱法表征蛋白质结构领域，运用一项高能碰撞技术，即电子俘获解离技术

(ECD)[20]，能够对含 Asp 的多肽和其同分异构体异天冬氨酸多肽产生不同的碎裂形态，这使得这项技术能够检测蛋白质的异构化降解。由于重排和随后的异构化需经历琥珀酰亚胺中间体，含有 Asp—Pro 键的蛋白药物则不会在上述肽键位置发生经此路径的降解，因为脯氨酸的仲胺不会形成琥珀酸亚胺中间体。

已经有许多文献报道了由于 Asp—X 键的不稳定而引起的水解降解，其中的部分案例在这里讨论一下。重组人白细胞介素 11（rhIL-11）是一种多频谱（multi-spectrum）细胞因子，含有两个 Asp—Pro 键。Kenley 和 Warne 发现在 50℃酸性强降解条件下，该蛋白质的主要降解路径是 Asp_{133}—Pro_{134}肽键断裂，而非 Asp_{12}—Pro_{13}键断裂[21]。此研究组还在重组人巨噬细胞集落刺激因子的强降解研究中，发现在多个 Asp—Pro 键中只有个别键断裂[22]。某碳酸酐酶含有两个 Asp—Pro 肽键，在其制剂研究中，研究者尝试将此酶封装于可生物降解的高分子材料 PLGA（聚乳酸-羟基乙酸共聚物）中，却发现在 pH=7.4、37℃下约有 25%的酶分子在一周后经历了链断裂降解[23]。

7.2.2 脱酰胺和形成琥珀酰亚胺中间体而导致的多种降解途径

蛋白质的脱酰胺反应是指天冬酰胺（Asn）和谷氨酰胺（Gln）的酰胺侧链的降解。前文也曾提到未活化的酰胺键水解活化能相对较高，两个氨基酸侧链中酰胺键的直接水解只发生在低 pH 条件下且速度很慢[24]，因此可忽略不计。另外，含天冬酰胺的肽链在中性至碱性条件下的降解非常明显，众多利用模型多肽和蛋白质进行的机理研究表明，这种不稳定性也是由于形成了琥珀酰亚胺中间体，这与含天冬氨酸的肽链在酸性条件下降解所形成的琥珀酰亚胺中间体相同[15,25]，而在中性和碱性条件下，琥珀酰亚胺中间体非常不稳定，很容易水解。对模型多肽的早期研究表明，脱酰胺降解往往伴随着天冬氨酸和异天冬氨酸残基的消旋化，那么可以推测消旋化源于琥珀酰亚胺的烯醇互变异构［反应式（7.2）］[24]。但近期的研究显示，消旋化可能主要发生于四面体中间体阶段[26]，即形成琥珀酰亚胺的前体，而非琥珀酰亚胺中间体本身。另外，DeHart 和 Anderson 的一项研究表明，琥珀酰亚胺中间体容易受到来自前面氮端氨基的分子内攻击（在这种情况下，天冬酰胺必须是序列中的第二个氨基酸残基），也会受到临近蛋白质或者多肽上氨基的分子间攻击[27]。分子内进攻将产生二酮哌嗪（DKP），而分子间进攻则发生二聚和低聚。

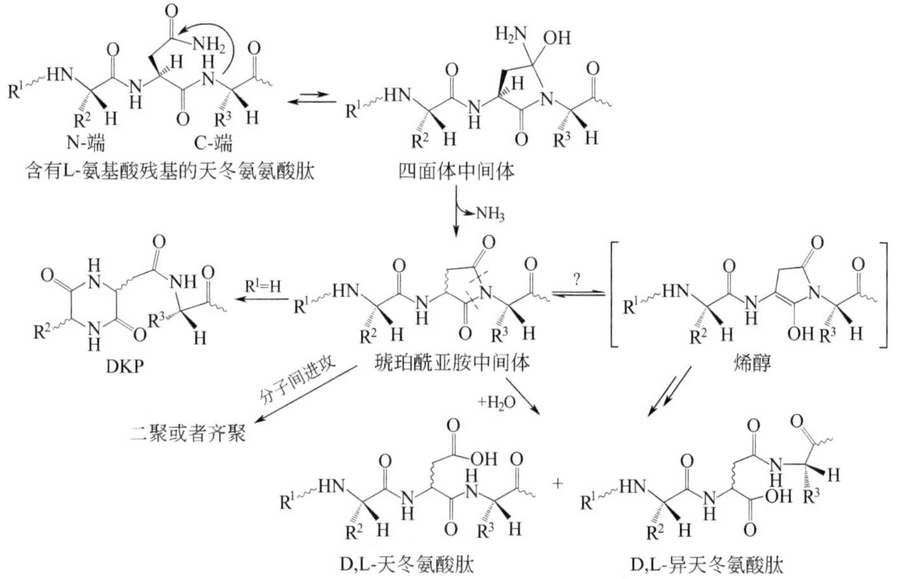

$$(7.2)$$

随着单克隆抗体（mAb）药物开发的几何指数式发展，对于抗体药物的降解行为的知识也在迅速积累。事实证明，单克隆抗体通过天冬酰胺产生脱酰胺，而通过天冬氨酸产生异构化（如前文两小节所述），这两种路径导致异天冬氨酸的生成。此降解路径是导致单克隆抗体发生电荷异质性的主要原因[28-34]。

如 7.2.1 小节所述，在酸性条件下，含天冬氨酸的肽链或蛋白质易水解；在中性至碱性条件下，含天冬氨酸的多肽或蛋白可形成类似的四面体中间体和同样的琥珀酰亚胺中间体，因此它们同样会发生消旋化和异构化。例如在老年人晶状体中的晶状体蛋白（α-a-crystallin）之中，某些特定的天冬氨酸残基发生了消旋化[35,36]。Shahrokh 等人在碱性成纤维细胞生长因子（bFGF）的降解产物中检测到了源自高度柔性的 Asp15—Gly16 肽键的琥珀酰亚胺中间体和相应的异天冬氨酸残基[37]。

7.2.3 抗体铰链区域的水解

抗体由两条相同的重链（每条约 50kDa）和两条相同的轻链（约 25kDa）组成，其总分子量约 150kDa。两个重链以一个二硫键连接，而两个轻链则分别以一个二硫键连接到重链上，轻链和重链分为可变区和恒定区，它们构成了抗原结合片段（Fab 段），重链还含有可结晶片段（Fc 段）。整个抗体结构是一个呈 Y 形状的四分体，Fab 段构成 Y 形的两个开放臂，而 Fc 段充当 Y 的柄。重链的 Fab 段和 Fc 段通过柔性的铰链区域相连，连接点在 Y 形抗体分子的交汇点处。

铰链区域与免疫球蛋白的许多动态行为有关，长久以来人们就知道此高度柔性的区域很容易被蛋白酶进攻。在近年日益广泛的单克隆抗体的水解稳定性研究中发现，非酶催化的水解降解也经常发生在这些蛋白的铰链区，其中免疫球蛋白 G 抗体（IgG）尤其明显[38-41]。此水解降解是单克隆抗体的主要降解路径之一，这个水解似乎不对氨基酸序列具有特异性，其确切机理尚不明确，一些研究显示 Fab 区域构象的灵活性是铰链区域易于水解的一个因素[42]。

7.2.4 半胱氨酸、蛋氨酸、组氨酸、色氨酸和酪氨酸侧链的氧化

从蛋白质药物的稳定性和降解来看，与蛋白质最相关的氧化反应是过渡金属催化的自氧化和光敏氧化，这两种降解中，氧气分子被活化，产生各种活性氧类（ROS），例如 H_2O_2、$HO\cdot$ 和单线态氧，从而使蛋白质发生氧化。这种氧化通常发生在产生活性氧类的活性中心或附近，在这些活性中心周边存在本身就比较容易被氧化的氨基酸残基，比如半胱氨酸（Cys）、蛋氨酸（Met）、组氨酸（His）、色氨酸（Trp）、酪氨酸（Tyr），这是因为金属离子或光敏剂一般会偏向于结合在蛋白质的某些位点；换句话说，蛋白质药物的氧化降解通常具有位点特异性[43]。在第 3 章"氧化降解"中已经详细讨论了过渡金属催化的自氧化条件下生成 ROS，且与药品氧化降解最为相关的是 H_2O_2 和 $HO\cdot$。本书作者在第 3 章中也指出，过渡金属催化的自氧化产生 ROS，其内在的化学过程是 Udenfriend 反应，而非 Fenton 反应。而 Udenfriend 反应包含三个关键因素：过渡金属离子（通常为 Fe 或 Cu 的还原形式）、螯合剂（在铁离子催化时尤其需要）、还原剂（可以是辅料或药物自身）。O_2 的活化过程起始于还原态的过渡金属离子转移一个电子给 O_2，产生超氧阴离子 $O_2^-\cdot$。后者继续反应转化为 H_2O_2，然后通过 Fenton 反应产生 $HO\cdot$。因此在金属催化下的自氧化过程中，Fenton 反应是 Udenfriend 反应的一部分。在光敏氧化条件下，产生的 ROS 除了 H_2O_2 和 $HO\cdot$ 之外还有单线态氧 $^1O_2$ 和碳自由基，这在第 6 章"光化学降解"中曾详细讨论。

各种活性氧类一旦形成，氧化往往发生在半胱氨酸（Cys）、蛋氨酸（Met）、组氨酸（His）、色氨酸（Trp）、酪氨酸（Tyr）等氨基酸的侧链，这是因为它们处于活性氧类产生的位点或其附近，且其本身也易于氧化。半胱氨酸残基的氧化降解存在两种可能，第一种是如果两个巯基处在一定距离内，它们则会被氧化形成二硫键。这是造成蛋白质聚集的主要路径之一，其中涉及共价错误折叠、二聚和低聚[44]。巯基的第二种氧化降解是其被依次氧化成次磺酸、亚磺酸和磺酸[45,46]，在次磺酸阶段，它可与后续氨基酸残基的氨基发生环化形成次磺酰胺，后者可进一步氧化成为亚磺酰胺。亚磺酰胺（以及次磺酰胺）实际上是混合环化酰亚胺，因此很容易水解产生半胱氨酸亚磺酸，半胱氨酸亚磺酸进一步氧化则得到半胱氨酸磺酸[45]。另有一个降解反应也涉及巯基，即巯基可攻击二硫键形成

新的二硫键和另一个游离巯基，这是一个交换反应，即原巯基被氧化而二硫键中的一个硫原子被还原。此降解是另一种会导致蛋白质聚集的主要路径，其中涉及蛋白质的共价错误折叠、二聚和低聚[47,48]。半胱氨酸的氧化降解路径总结于反应式（7.3）。

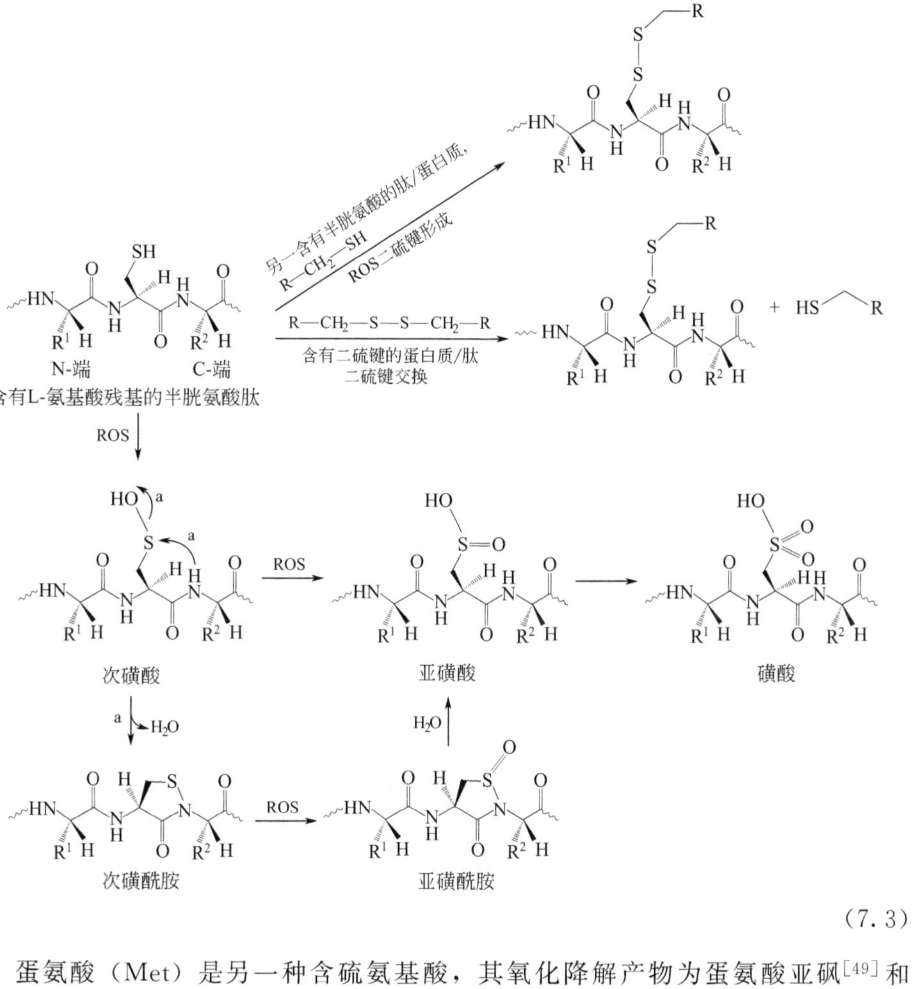

$$(7.3)$$

蛋氨酸（Met）是另一种含硫氨基酸，其氧化降解产物为蛋氨酸亚砜[49]和蛋氨酸砜，如反应式（7.4）所示。虽然砜的形成不一定经历亚砜阶段，尤其在第 6 章所讨论过的光敏氧化中，但蛋氨酸的氧化一般只停留在亚砜阶段。处于化学和光化学的条件下，在重组人血管内皮生长因子（rhVEGF）的氧化强降解研究中发现，所有六个蛋氨酸残基都被不同程度（8%～40%）地氧化成相应的亚砜，但却没有观察到砜的形成[50]。在对人生长激素（hGH）和人胰岛素生长因子Ⅰ（hIGF-Ⅰ）的研究中发现，蛋氨酸残基氧化形成蛋氨酸亚砜也是这两种蛋白在固态时的主要降解路径[51,52]。在人胰岛素生长因子Ⅰ这个案例中，检测其

Met[59]残基在溶液或固态中的氧化速率，发现二者基本相同。在日光灯源的照射下，人胰岛素生长因子 I 的氧化速率提高了 30 倍[52]。

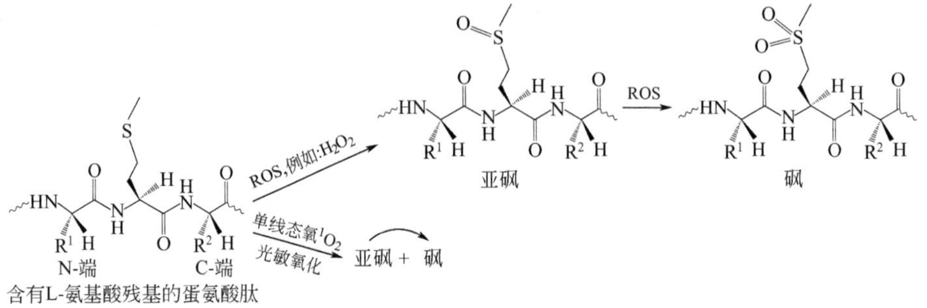

含有L-氨基酸残基的蛋白氨酸肽

$$(7.4)$$

这两项研究中所观测到的现象与过渡金属催化蛋白降解的自氧化行为相一致，例如，当制剂产品小瓶的顶部空间中氧气含量低至约 0.05％时，人生长激素中 Met[14]残基的氧化依然是一个显著的降解路径，至少与脱氨基降解相当[51]。这是典型的金属催化、自由基介导的自氧化反应，其中氧化底物的自由基与氧气分子的反应不是决速步骤。第 3 章中曾讨论过，这一步反应非常之快，近乎于扩散控制过程。

组氨酸（His）、色氨酸（Trp）和酪氨酸（Tyr）的氨基酸残基中含有可氧化的芳香侧链。组氨酸（His）的侧链含有一个咪唑环，且其相应的含咪唑环衍生物、多肽和蛋白质的氧化机理已有研究。多个研究中有使用 Cu^{2+} 和抗坏血酸作为产生羟基自由基的一种方式，对含组氨酸的多肽和蛋白质进行了强降解研究[53-56]，Cu^{2+} 和抗坏血酸这一组合可以看作是一个 Udenfriend 试剂。在此强降解条件下，某些特定位点的组氨酸残基被选择性地氧化为 2-氧代组氨酸（2-oxo-His，2-咪唑啉酮），如反应式（7.5）所示。而将被氧化的组氨酸残基似乎成为一个包含 Udenfriend 试剂的金属离子络合物的一部分，因此，金属螯合剂如乙二胺四乙酸（EDTA）[53]，可通过夺走金属离子而打破此络合物的形成，从而抑制此氧化过程。在某些情况下，一个蛋白质只有具备了完整的三维结构，才能够形成可以键合金属离子的复合物，例如，在以 Cu^{2+} 和抗坏血酸为组合的强降解条件下，完整的人生长激素蛋白中的 His_{18} 和 His_{21} 残基都发生了氧化，但将含有同样的两个组氨酸残基的多肽片段分离出来之后，这两个组氨酸残基在相同的强降解条件下却不发生氧化[56]。

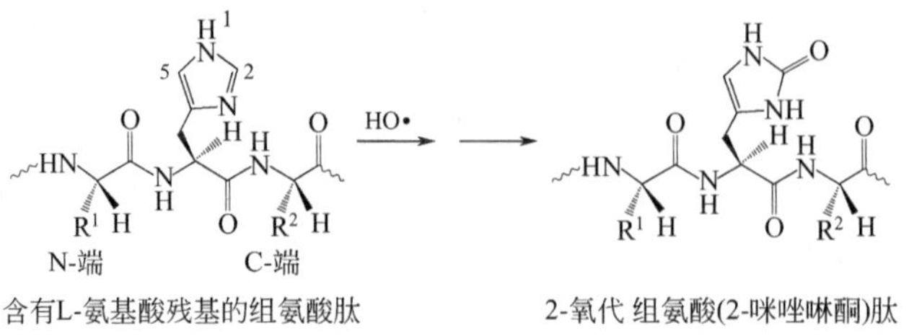

含有L-氨基酸残基的组氨酸肽   2-氧代组氨酸(2-咪唑啉酮)肽

$$(7.5)$$

　　色氨酸（Trp）含有吲哚侧链，而吲哚环的稠合吡咯部分比苯基更容易被氧化。在过去的几十年中，人们进行了众多研究，试图确定多肽和蛋白质中的色氨酸残基在各种强降解条件下的氧化降解产物。数个色氨酸残基氧化降解物已被确认：N-甲酰犬尿氨酸（N-formylkynurenine，NFK）[57-61]、羟吲哚丙氨酸（ox-indolylalanine，OIA）[57,58,61]、犬尿氨酸（kynurenine，KYN）[58-61]，以及来自上述产物的次级降解产物[57]。然而到目前为止，这些降解产物的确切形成机理似乎仍不明确。早期研究中由于色氨酸被氧化后，受到强酸、强碱水解或 Edmon 化学降解而形成了次级降解产物，这阻碍了实验结果的解析。直到质谱法应用于这些研究中，表征色氨酸降解产物才变得容易一些。如今，上述提到的三种降解产物通常可以通过它们的质谱分子量与色氨酸之间的差异而检测或鉴别：相比于色氨酸，NFK、OIA 和 KYN 的分子量增加分别为 32、16 和 4。鉴于吡咯环很容易被 H_2O_2[62,63] 和 $^1O_2$ 氧化（参见第 3 章和第 6 章），本书作者提出的降解机理见反应式（7.6）。

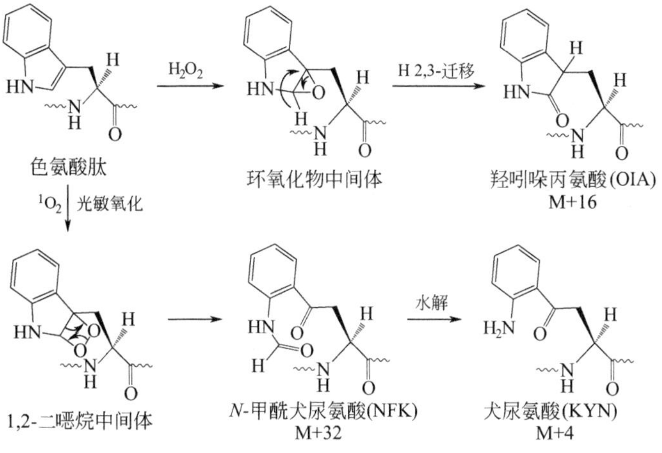

$$(7.6)$$

　　已有一些报道显示，在样品处理和制备过程中色氨酸也可能发生氧化降解，尤其在 SDS-PAGE 和胶上蛋白水解（in-gel proteolysis）的过程中[64,65]，因此须谨慎操作，尽量减少样品处理和制备中人为造成的氧化。由于 NFK 主要来自于光敏氧化降解，因此避光操作可能有助于减少色氨酸在这些操作步骤中的氧化。

　　酪氨酸（Tyr）侧链含有苯酚结构，因此其内在的降解路径类似于那些含苯酚结构的化合物，比如苯酚被氧化成醌、形成酚氧自由基而二聚（见第 3 章）。确实，在 280nm 紫外线照射和金属催化氧化条件下，酪氨酸残基可发生交联而产生二酪氨酸［dityrosine（Di-Tyr）］，虽然在后一种条件下，二酪氨酸的形成并不是主要的降解路径[66]。在另一项实验中，使用 H_2O_2 对血红蛋白进行强降解研究，观察到了二酪氨酸的形成以及若干酪氨酸的其他氧化降解物[67]。这些酪氨酸（Tyr）残基的关键降解路径总结于反应式（7.7）。

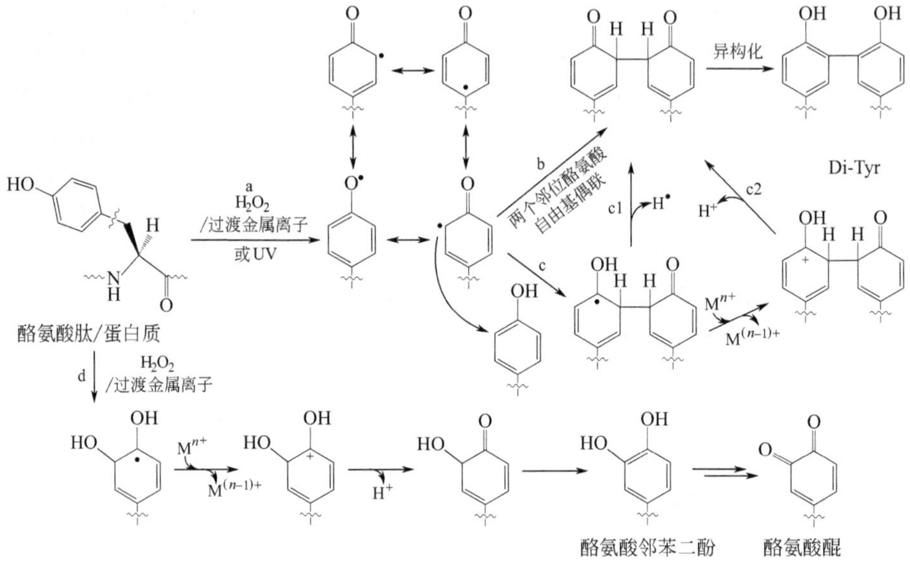

$$(7.7)$$

在 Giulivi 等人提出的二酪氨酸（Di-Tyr）的形成机理中[66]，假设两个酪氨酸的邻位自由基产生组合［反应式（7.7）路径 b］，然后在异构化之后形成 Di-Tyr。一方面，尽管此机理在理论上是可能的，但在金属离子催化氧化过程中酪氨酸自由基的数量很少且寿命很短，故两个自由基之间发生反应的概率极低。从另一方面看，如果酪氨酸自由基形成后立即与附近的另一个酪氨酸残基反应以形成 Di-Tyr 自由基（路径 c），则更有可能。此自由基可在紫外线照射下失去氢自由基（路径 c1）或被处于氧化态的金属离子（M^{n+}）氧化然后失去质子（路径 c2）。在后一种情况下，被还原的金属离子 $M^{(n-1)+}$ 会再次与 H_2O_2 作用，产生更多的 $HO\cdot$。产生的 $HO\cdot$ 可以直接攻击酪氨酸残基的侧链，产生二羟基苯基自由基（路径 d），后者脱去质子即形成酪氨酸邻苯二酚（Tyr catechol，DOPA），其脱质子的方式与通过路径 c 形成 Di-Tyr 相同。酪氨酸邻苯二酚的进一步氧化将产生酪氨酸醌[66]。

7.2.5 精氨酸、脯氨酸和赖氨酸侧链的氧化

精氨酸（Arg）、脯氨酸（Pro）和赖氨酸（Lys）的侧链从本质上讲不容易发生氧化降解，但是，如果这些残基位于或接近蛋白质三维结构中的金属结合位点时，其侧链可被 $HO\cdot$ 氧化[68]，$HO\cdot$ 是非常强的氧化剂，在过渡金属催化的

Fenton 或 Udenfriend 反应条件下在原位生成。Fenton 试剂（如 Fe^{2+}/H_2O_2 或 Cu^{2+}/H_2O_2）代表强降解条件，而 Udenfriend 试剂（例如 Fe^{2+}/螯合剂/还原剂或 Cu^{2+}/还原剂），更接近于在真实情况下的蛋白质氧化降解。原位产生的 HO·氧化，要么发生在氨基的 α-碳上（例如在脯氨酸和赖氨酸这两个案例中），要么在胍基的 α-碳上（例如在精氨酸这个案例中）。所得到的 α-羟基氨基酸残基很容易分解，分别产生谷氨酸半醛和氨基己二酸半醛（aminoadipic semialdehydes）[68,69]，见反应式（7.8）。

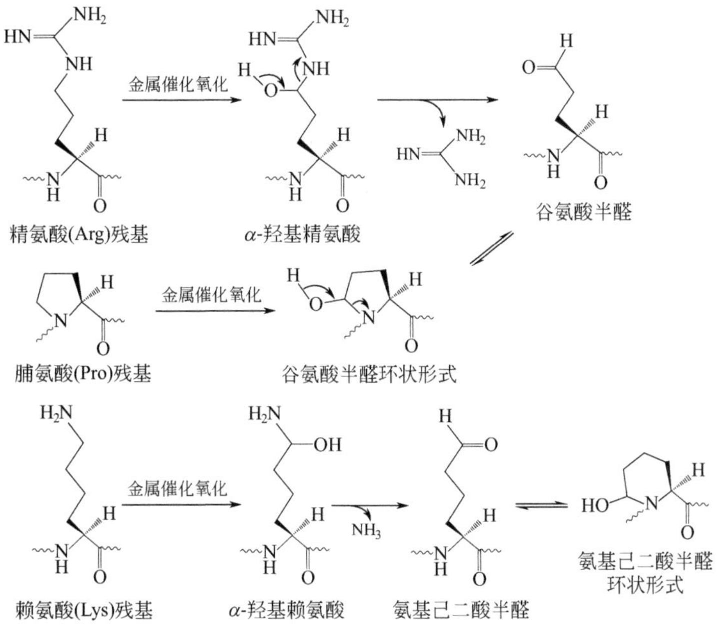

(7.8)

在一个包含多个蛋白质，包括谷氨酰胺合成酶、牛血清白蛋白、核糖核酸酶和溶菌酶的金属催化氧化研究中，在金属离子催化的强降解条件下，所有蛋白质中都检测到了显著的谷氨酸半醛和氨基己二酸半醛的形成[69]，这些蛋白质中的半醛杂质在氧化强降解之前就有检出。

7.2.6 β-消除

人们曾观察到，重组人单克隆抗体 IgG1 的溶液在长期贮存时发生铰链区的非酶催化水解裂解，这个裂解导致 Fab 和 Fc-Fab 片段的形成，断裂似乎主要发生于重链的 Ser_{219}—Cys_{220} 肽键[70]。在对 IgG1 磷酸盐缓冲溶液的制剂进行 45℃下的加速稳定性研究中，Cohen 等人证实了裂解位点并给出裂解机理为 β-消除的证据[71]，根据此机理［反应式（7.9）］，首先重链的 Cys$_{220}$ 脱去 α 位的质子，这导致连接轻链 Cys$_{219}$ 和重链 Cys$_{220}$（LC Cys$_{219}$-HC Cys$_{220}$）的二硫键发生消除。这个机理意味着碱性条件有利于去质子化，因此在高 pH 范围内应该更容易发生 β-消除。事实上，在较高 pH 下，此裂解降解确实更为显著[71]。而在裂解中产生的脱氢丙氨酸中间体既是一个 Michael 受体，也是取代的烯胺。若作为 Michael 受体，则可与轻链中游离的半胱氨酸反应以形成硫醚键，Cohen 等人和先前的另一项研究[72]都观察到了此降解产物。若作为烯胺，它可异构化为亚胺，并水解断裂产生 Fab 酰胺和 Fc-Fab 丙酮酰（pyruvoyl）两个片段。由 β-消除导致的 IgG1 的降解路径总结于反应式（7.9）。

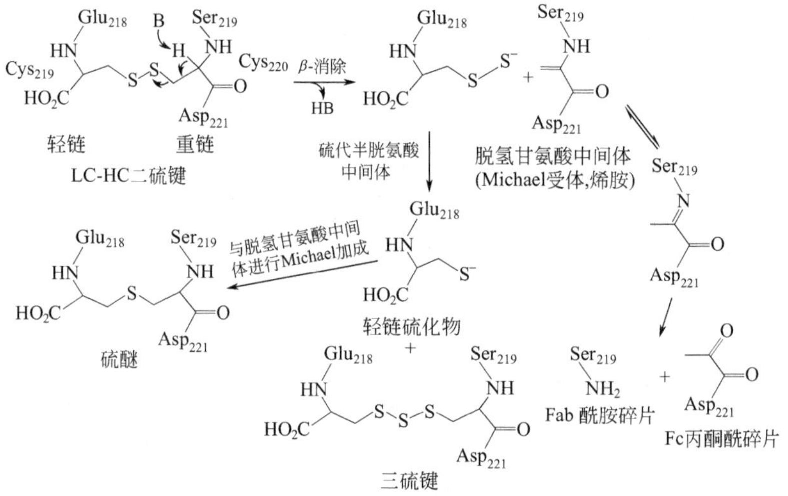

$$(7.9)$$

以上降解路径主要基于 Cohen 等人的研究[71]，但补充了一些额外细节，最值得注意的是，在原作者提出的机理中，轻链硫化物（LC sulfide）的来源未作说明。基于对硫化学的理解，不难想象硫代半胱氨酸（thiocysteine）中间体可进攻重链与轻链之间的二硫键而释放出轻链硫化物，同时伴随产生三硫化物。随后轻链硫化物可与去质子化的丙氨酸中间体反应生成硫醚；在高 pH 下，经硫醚连接的 IgG1 会显著增加[71]。

其他蛋白质也可发生 β-消除而降解，例如在胰岛素冻干粉的稳定性研究中发现了共价聚集体的生成，其中相当一部分源于分子间巯基-催化的二硫键交换反应[73]。胰岛素虽含有三组二硫键，却不含游离半胱氨酸，因此共价反应中的游离巯基很可能是在 β-消除过程中或在 β-消除之后产生的。原作者怀疑 β-消除过程中产生了硫代半胱氨酸，进而产生了半胱氨酸和硫氢根离子（巯基化合物）。此外，硫代半胱氨酸本身也能催化二硫键交换反应，从而导致胰岛素的共价聚集。详见反应式（7.10）。

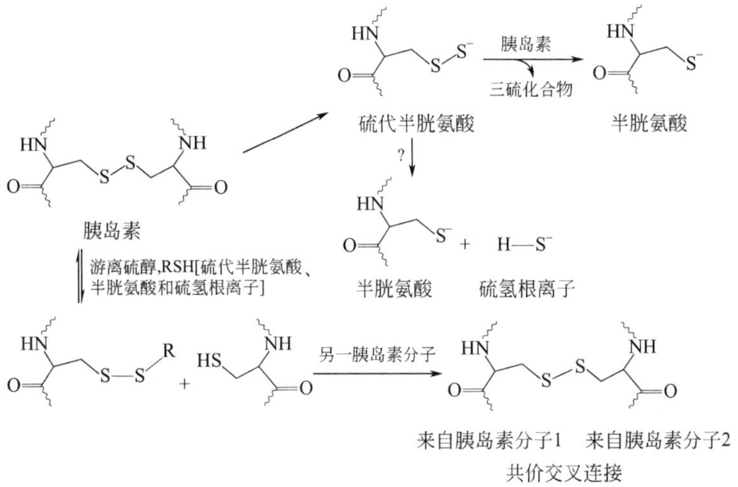

硫代半胱氨酸　　胰岛素　　三硫化合物　　半胱氨酸

胰岛素　　游离硫醇,RSH[硫代半胱氨酸、半胱氨酸和硫氢根离子]

半胱氨酸　　硫氢根离子

来自胰岛素分子1　　来自胰岛素分子2　　另一胰岛素分子　　共价交叉连接

$$(7.10)$$

7.2.7 交联、二聚和低聚

本章到目前为止我们已讨论了好几个在蛋白质降解中产生的具有反应活性或不稳定的中间体，例如，脱酰胺时的琥珀酰亚胺中间体、酪氨酸氧化时的酚氧自由基、β-消除时的硫代半胱氨酸和脱氢丙氨酸。这些中间体能够与其他官能团发生反应或交联，若其他官能团来自相同蛋白质分子则为分子内反应；若来自不同分子则为分子间反应。分子间交联会产生共价蛋白二聚体和低聚物，这往往会导致蛋白质聚集和沉淀，前文已经给出过几个蛋白质交联的具体例子[27,47,48,66,71-73]。

如 7.2.4 小节所述，组氨酸（His）侧链的氧化主要产生 2-氧代组氨酸（2-咪唑啉酮）。Liu 等人对模型化合物的研究表明，2-咪唑啉酮可进一步氧化，形成脱氢咪唑（dehydroimidazole）中间体，这是一个亲电中间体，可以被赖氨酸（Lys）残基中的氨基所截获［反应式（7.11）］[74]。此项研究成果被用以解释在氧化条件下所观察到的富含组氨酸的 RNA 酶与富含赖氨酸的晶状体球蛋白之间产生的交联现象[75]。

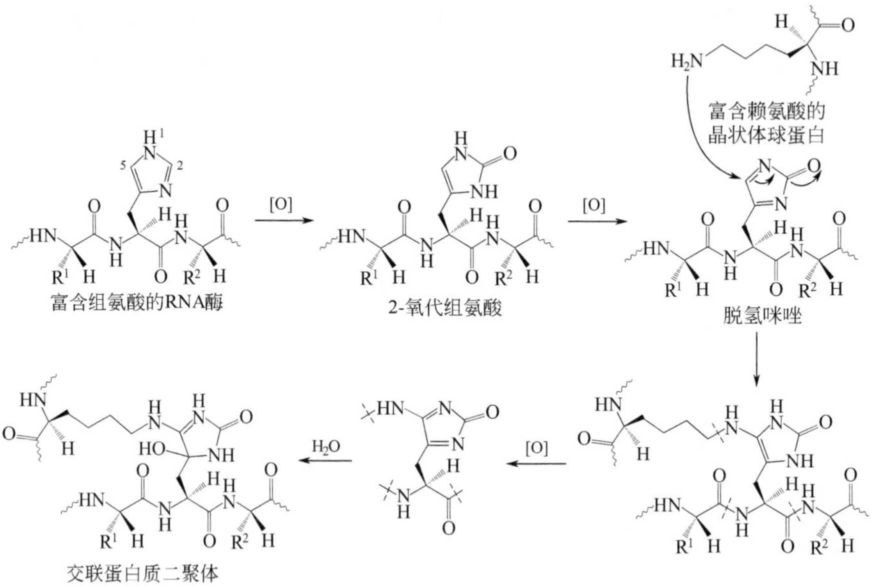

$$(7.11)$$

在所有交联类型中，由二硫键交换（或二硫键错配）所形成的链接，可通过加入某些还原剂来切断，比如二硫苏糖醇（DTT）和三（2-羧乙基）膦（TCEP）；而其他形式的交联所形成的链接通常不易被切断。

7.2.8 美拉德反应

在第 5 章"药物与辅料的相互作用以及加合物的形成"中，我们曾详细讨论了美拉德反应及相关的降解途径。由于蛋白质和多肽含有氮端游离氨基和赖氨酸（Lys）侧链上的氨基，这两种氨基在还原糖存在时均可发生经美拉德反应而产生的降解。这种降解方式在体外[76]和体内都可发生，一般认为体内发生的美拉德反应与退行性疾病和衰老有关[77]。因此，在蛋白质药物制剂中一般要避免还原糖的同时存在[15]。然而，蔗糖等非还原糖中往往含有作为杂质或降解产物的还原糖；另外，虽然非还原性糖在水解时可产生还原糖，但某些非还原糖，比如海藻糖，比其他糖更不容易水解[78]，因此其作为降解产物的还原糖会比较少。美拉德反应引起的蛋白和多肽降解，通常被称为糖基化，这一类降解的案例包括重组人单克隆抗体 Mab[79]、重组人 DNA 酶[80]、人类松弛素[81]和赖氨酸加压素[82]。在含有还原性糖的赖氨酸加压素的稳定性研究中发现，在 pH＝3.0～8.5 的范围内，此九肽氮端游离氨基比赖氨酸的 ε-氨基更容易发生美拉德反应。

7.2.9 通过二酮哌嗪（DKP）的形成导致的氮末端二肽截尾

将临床级人血清白蛋白（human serum albumin，HAS）溶液保温于 37℃下，引起该蛋白 N-端两个残基 Asp-Ala 的显著断裂，经质谱、N-端测序和核磁共振（NMR）检测，表明断裂是由于 N-端氨基进攻丙氨酸残基的羰基而导致的肽键断裂并伴随产生 DKP 碎片 [反应式（7.12）][83]。原作者认为，对羰基的亲核进攻由于邻位组氨酸残基 His$_3$ 的存在而变得容易，这是因为组氨酸的侧链可向丙氨酸的羰基传递一个质子，从而使得 N-氨基对羰基的亲核进攻更加容易进行。此外末端 Asp 侧链的羧基，可作为广义酸促进组氨酸氨基的离去。相比于其他物种的血清白蛋白，上述断裂仅限于人血清白蛋白（HAS），因为其他物种的血清白蛋白不含有相同的 N-端序列。

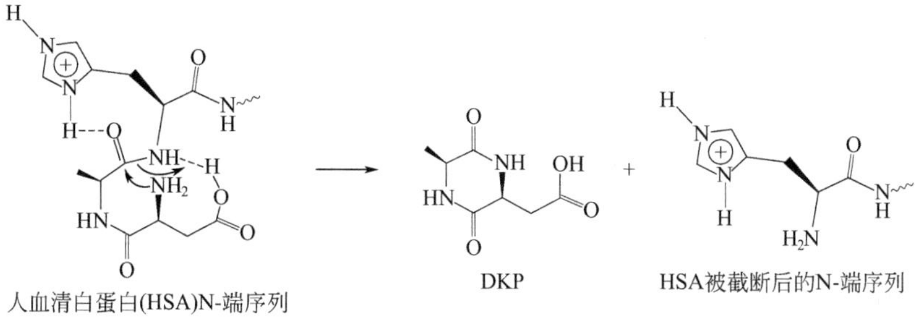

人血清白蛋白(HSA)N-端序列   DKP   HSA被截断后的N-端序列

$$(7.12)$$

N-端序列若为 NH$_2$-X-Pro-，尤其是 NH$_2$-Gly-Pro-时[84]，也容易形成 DKP 降解产物。重组人生长激素 N-端序列为 NH$_2$-Phe-Pro-，也存在这种降解路径[85]，在这种情况下，可能是由于脯氨酸残基的存在形成了特定的构象，使得 DKP 碎片的形成更容易进行。

7.2.10 其他零星降解途径

如果一个蛋白的 N-端残基是谷氨酸（Glu），该蛋白质很容易发生环化，在此过程中 N-端氨基与其侧链中的羧基形成五元内酰胺 [反应式（7.13）]。这种降解是消除一个水分子的脱水过程，所得到的内酰胺是焦谷氨酸残基，简记为 pyroGlu。大多数重组单克隆抗体含有 N-端为 Glu 的轻链，因此容易发生这种降解[86-88]。

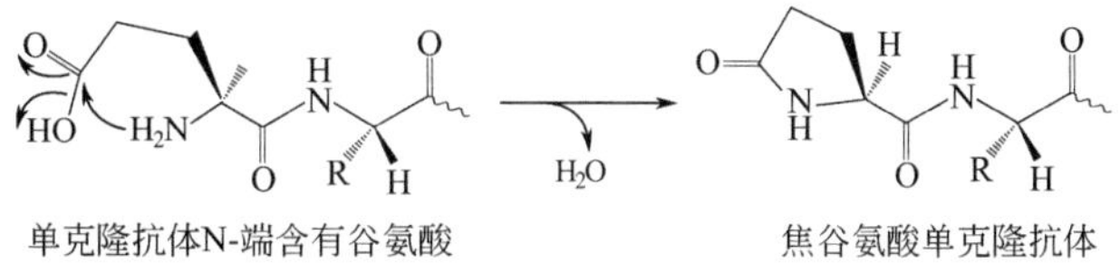

单克隆抗体N-端含有谷氨酸   焦谷氨酸单克隆抗体 (7.13)

7.3 糖类生物药的降解

正如本章开头处提到的，肝素（heparin）和透明质酸（hyaluronan）可能是我们讨论范围内的极少数基于糖结构的药物。肝素和透明质酸都是阴离子型黏多糖（glycosaminoglycan，GAG）类聚合物，前者含有磺酸基和羧基，后者则仅含羧基。肝素是一种天然产物，通常从猪小肠黏膜组织中提取。药用级肝素基本上不含多肽成分，其化学成分为高度硫酸基化黏多糖的钠盐形式，平均分子量约12000。近期，通过使用酶催化和可控化学裂解获得的低分子量（LMWH）肝素已经用于临床，它显示出更好的生物利用度和治疗范围[89]。

据说肝素是所有已知的生物分子中负电荷密度最高的[90]，这是由于其整个直链上密布硫酸基和羧基。肝素本质上是不均一的，包含了各种重复的硫酸基化二糖单元，其中最主要的含有 α-L-艾杜吡喃糖基糖醛酸 2-硫酸酯（α-L-idopyranosyluronic acid 2-sulfate）和 2-脱氧-2-磺酰胺基-α-D-葡萄糖-6-硫酸酯（2-deoxy-2-sulfamino-α-D-glucopyranose 6-sulfate）这两种重复单元。这类重复单元通过 4 位的糖苷键相连，在从牛肺中提取的肝素中此二糖单元含量高达 85%，而从猪小肠黏膜中提取的肝素此二糖单元含量约为 75%[91,92]。肝素尽管具有自1937 年以来一直用于临床治疗的悠久历史，但却很少有关于它化学稳定性的研究。在 Jandik 等人的一项对肝素在酸性、碱性和中性溶液的强降解研究中发现，肝素虽然整体上非常稳定，但仍可发生糖苷键的水解（在 0.1mol/L HCl 溶液中）、β-消除和脱硫酸（在 0.1mol/L NaOH 溶液中）以及还原性物质增长（在pH＝7 磷酸盐缓冲液中）等降解，尤其是长时间（例如＞500h）处于升温（60℃和100℃）条件之下[93]。肝素的主要降解路径总结于反应式（7.14）。

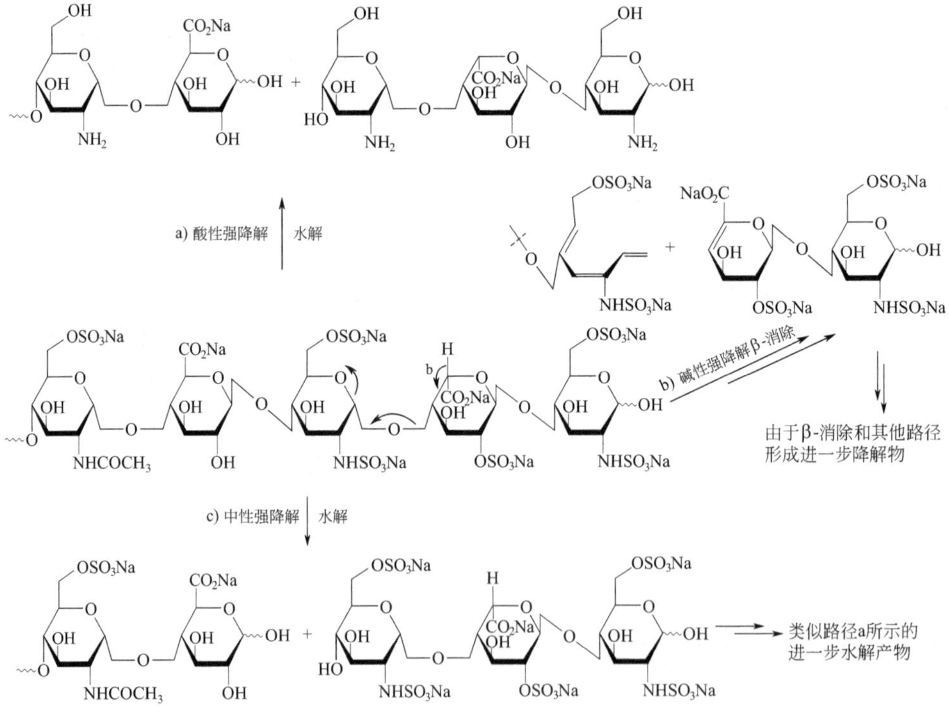

$$(7.14)$$

如上所示，酸性和中性条件下肝素的主要降解路径是糖苷键断裂以及硫酸基和磺酰胺基断裂导致的脱硫酸作用，这些降解本质上都是水解降解。在 pH＝2

时，肝素中糖苷键的酸水解活化能至少约为 25kcal/mol（103kJ/mol）[94]。另外，结合第 2 章"水解降解"讨论的内容可以判断，硫酸基和磺酰胺基的水解活化能应与糖苷键的接近。这些较高的水解活化能可以解释肝素溶液在不超过 60℃ 的温度之下具有非常好的稳定性。然而在非常高的温度下肝素依然会发生明显的降解，在最近的一项研究中发现，以 121℃ 高压蒸汽灭菌条件处理肝素钠的制剂溶液，30min 后其活性丧失超过 1/3[95]。硫酸软骨素同为硫酸化的黏多糖，其结构特征与肝素很类似，它的稳定性及降解途径也与肝素非常类似[96]。如今它作为减轻关节炎症状的膳食补充剂而广泛应用。

透明质酸是一种广泛存在的生物聚合物，其化学结构为阴离子型、非硫酸化的黏多糖，其分子量在百万级道尔顿范围。此高分子材料一直作为眼科手术的润滑剂而使用，由此在 1980 年它被 FDA 批准为外科手术装置。虽然高分子量的透明质酸具有抗炎、抗血管生成和免疫抑制等作用，但中等分子量的透明质酸则具有相反的效果。透明质酸的解聚主要通过化学方法实现，比如高温处理、酸水解、微波辅助消解和氧化降解等[97-100]。目前有一些报道的研究考察了这些化学解聚手段的效果及其对碎片结构形成的影响[98,100-102]。在非氧化降解条件下，解聚似乎主要通过糖苷键的断裂而实现；在自由基介导的氧化降解条件下，解聚很可能起始于葡糖醛酸单元的 C1 位形成一个碳自由基[103]，详见反应式（7.15）。

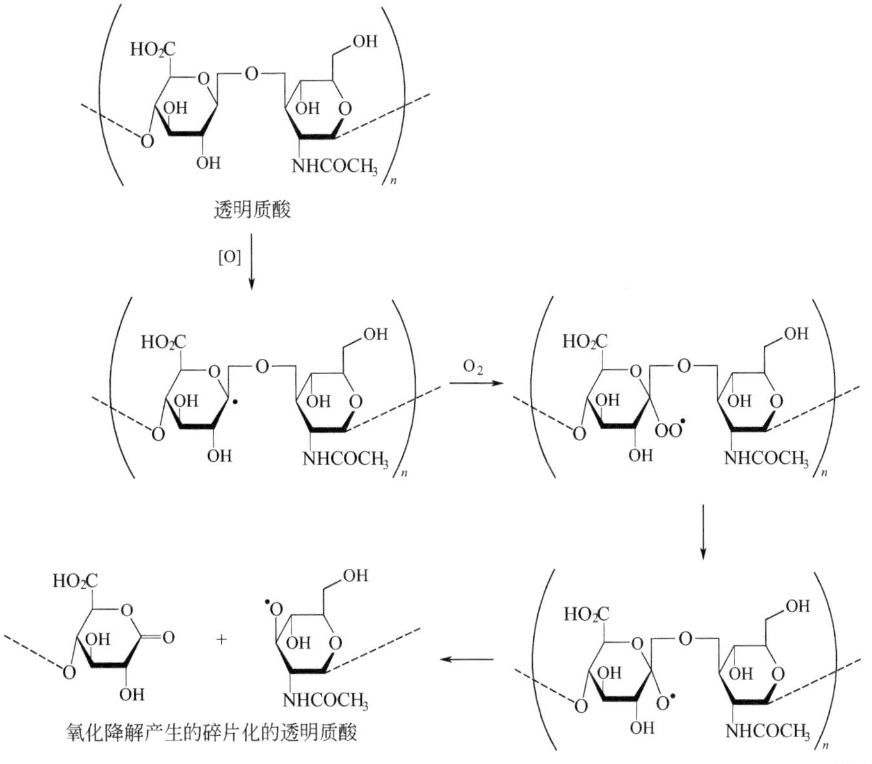

$$(7.15)$$

7.4 DNA 和 RNA 药物的降解

DNA 和 RNA 分子由重复的核苷酸单元组成，而每个核苷酸单元包含碱基、戊糖和磷酸基团。在 DNA 中，这些碱基是腺嘌呤（A）、胸腺嘧啶（T）、鸟嘌呤（G）和胞嘧啶（C）；相应的戊糖是脱氧核糖。RNA 分子具有与 DNA 相同的结构特征，除了以下的不同之处：在 RNA 中，尿嘧啶（U）代替了胸腺嘧啶（T），而核糖代替了脱氧核糖。DNA 和 RNA 的两个主要降解途径如图 7.1 所示：连接重复核苷酸单位的磷酸二酯键的水解和碱基的氧化[104]。另外，戊糖单元也可通过金属催化发生氧化降解[105]，但与之前两种降解相比并不那么显著。

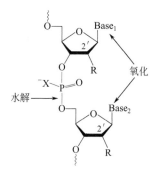

a) RNA, R=——OH, X=——O, Base=A,U,G,C
b) DNA, R=——H, X=——O, Base=A,T,G,C
c) DNA 含有磷酸巯基键连接, R=H, X=——S, Base=A,T,G,C

图 7.1 DNA 和 RNA 的主要降解途径

7.4.1 磷酸二酯键的水解降解

在通常情况下，磷酸二酯键相当不容易发生水解，这可从它比较高的水解反应活化能得到印证（参见第 2 章"水解降解"），这也是 DNA 通常在水溶液中非常稳定的原因。例如，在 50℃ 1mol/L NaOH 溶液中，未发现 DNA 分子的水解[106]。另外，尽管 RNA 的非酶催化水解在生理条件下非常缓慢，但其水解速率仍然要比 DNA 高好几个数量级（$10^5 \sim 10^6$ 倍），这是由于核糖单元 2′ 位上存在羟基的缘故[106]。已被普遍接受的解释是，在酸或碱催化的水解降解中，2′ 位的羟基或者其去质子化形式可进攻磷酸二酯基，形成五元环状过渡态或中间体，后者分解即导致磷酸二酯键的断裂 ［反应式（7.16）］[107]。

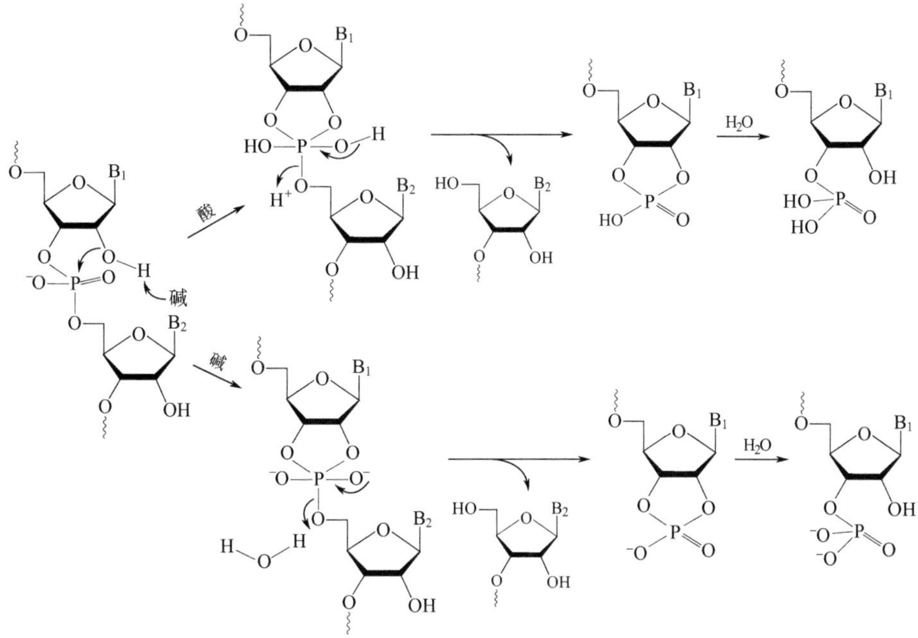

$$(7.16)$$

　　福米韦生（fomivirsen）是第一个且仍然是唯一获批上市的基于 DNA 的药物[2]❶，它是基于"反义"概念设计的[3]。它是一个人工合成的、经化学修饰的 21 单元寡核苷酸，其序列为：5′-GCG TTT GCT CTT CTT CTT GCG-3′。在此修饰的寡核苷酸中，所有磷酸二酯键中的两个非桥接氧原子中的一个被硫原子所取代（图 7.1），由此得到的寡核苷酸全部是由硫代磷酸二酯键相连接，这种结构对于核酸酶催化的水解显示出更好的稳定性[3]。

7.4.2　核酸碱基的氧化降解

　　碱基是易受氧化降解的位点，这可归咎于嘌呤和嘧啶环的富电子特性[108]。碱基有两种常见的氧化降解：第一种是由过渡金属离子催化的氧化降解，其中羟基的自由基 HO· 通常在这个氧化过程中起了关键作用；第二种是光敏氧化，在这一过程中单线态氧 $^1O_2$ 充当了关键的氧化剂。

　　在过渡金属离子催化的氧化降解中，鸟嘌呤和腺嘌呤被氧化的方式非常相似：HO· 主要进攻 8 位，分别产生 8-氧代鸟嘌呤和 8-氧代腺嘌呤［反应式（7.17）］[108]。这种氧化在体内也会发生，8-氧代鸟嘌呤已被作为反映细胞氧化损伤的生物标志物[109]。

---

❶　原作写作时如此——译者注。

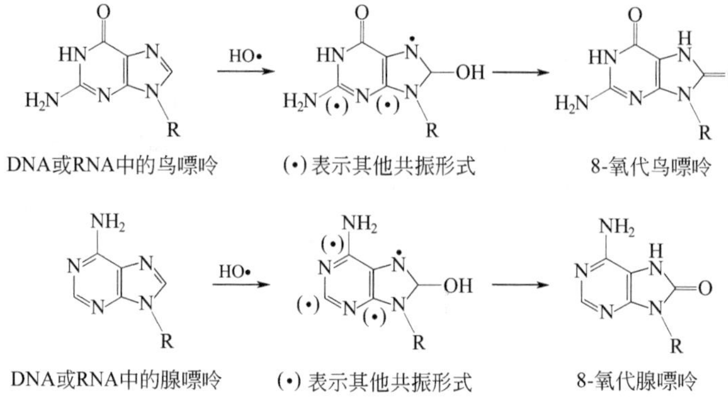

DNA或RNA中的鸟嘌呤　　　(•) 表示其他共振形式　　　8-氧代鸟嘌呤

(7.17)

DNA或RNA中的腺嘌呤　　　(•) 表示其他共振形式　　　8-氧代腺嘌呤

　　引起碱基氧化降解的另一个重要原因是光敏氧化（参见第 6 章"光化学降解"）。在 I 型光敏氧化中产生 $HO\cdot$ 和其他自由基（如过氧自由基），由于 $HO\cdot$ 反应活性高，在 I 型光敏氧化反应中由 $HO\cdot$ 引起的氧化应该扮演主要角色，故其反应机理应该与反应式 (7.17) 显示的机理类似。在 II 型光敏氧化中，主要的氧化剂是单线态氧 $^1O_2$，已有报道显示在核苷中 $^1O_2$ 优先与鸟嘌呤发生反应[110-112]，可能经历过氧环化中间体[113,114]。由此氧化直接产生的三个降解产物分别为 8-氧代鸟嘌呤、4-羟基-8-氧代鸟嘌呤和三聚氰酸衍生物[反应式(7.18)]。

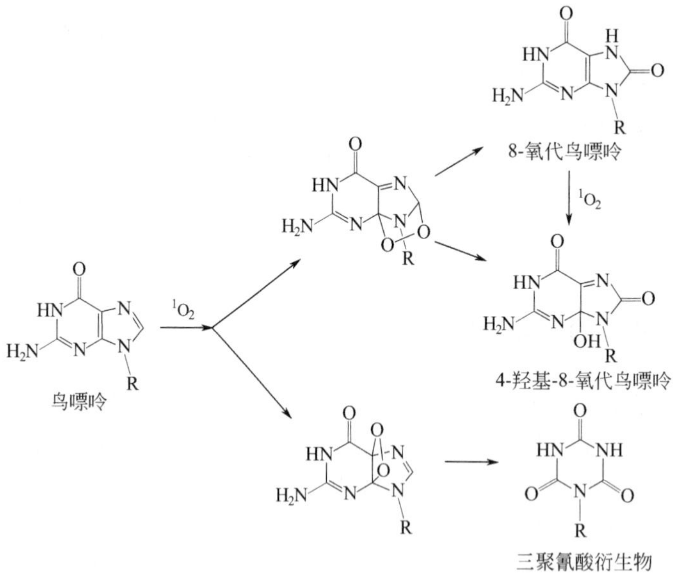

8-氧代鸟嘌呤

(7.18)

4-羟基-8-氧代鸟嘌呤

鸟嘌呤

三聚氰酸衍生物

参考文献

[1]　http：//pharma. about. com/od/BigPharma/tp/Big-Ten-Branded-Drug-Blockbusters-Of-2010. htm，last accessed 18 Feb，2012.

[2] Patil S D，Rhodes D G，Burgess D J. *The AAPS Journal*，2005，7（1）Article 9（http：//www.aapsj.org）.

[3] Uhlmann E，Peyman A. *Chem.Rev.*，1990，**90**，543.

[4] Poliseno L，Mercatanti A，Citti L，Rainaldi G. *Curr.Pharm.Biotechnol.*，2004，**5**，361.

[5] Wall N R，Shi Y. *Lancet*，2003，**362**，1401.

[6] Bonetta L. *Cell*，2009，**136**，581.

[7] Chi E Y，Krishnan S，Randolph T W，Carpenter J F. *Pharm.Res.*，2003，**20**，1325.

[8] Wang W. *Int.J.Pharm.*，2005，**289**，1.

[9] Frokjaer S，Otzen D E. *Nat.Rev.Drug Discovery*，2005，**4**，298.

[10] Shire S J，Shahrokh Z，Liu J. *J.Pharm.Sci.*，2004，**93**，1390.

[11] Mahler H-C，Friess W，Grauschopf U，Kiese S. *J.Pharm.Sci.*，2009，**98**，2909.

[12] Schulz J. *Methods Enzymol.*，1967，**11**，255.

[13] Inglis A S. *Methods Enzymol.*，1983，**91**，324.

[14] Oliyai C，Borchardt R T. *Pharm.Res.*，1993，**10**，95.

[15] Manning M C，Chou D K，Murphy B M，Payne R W，Katayama D S. *Pharm.Res.*，2010，**27**，544.

[16] Clarke S. *Int.J.Pept.Protein Res.*，1987，**30**，808.

[17] Marcus F. *Int.J.Pept.Protein Res.*，1985，**25**，542.

[18] Piszkiewicz D，Landon M，Smith E L. *Biochem.Biophys.Res.Commun.*，1970，**40**，1173.

[19] Chen G，Warrack B M，Goodenough A K，Wei H，Wang-Iverson D B，Tymiak A A. *Drug Discovery Today*，2011，**16**，58.

[20] Ge Y，Lawhorn B G，ElNaggar M，Strauss E，Park J-H，Begley T P，McLafferty F W. *J.Am.Chem.Soc.*，2002，**124**，672.

[21] Kenley R A，Warne N W. *Pharm.Res.*，1994，**11**，72.

[22] Schrier J A，Kenley R A，Williams R，Corcoran R J，Kim Y，Northey R P，D'Augusta D，Huberty M. *Pharm.Res.*，1993，**10**，933.

[23] Sandor M，Riechel A，Kaplan I，Mathiowitz E. *Biochim.Biophys.Acta*，2002，**1570**，63.

[24] Manning M C，Patel K，Borchardt R T. *Pharm.Res.*，1989，**6**，903.

[25] Geiger T，Clark S. *J.Biol.Chem.*，1987，**262**，785.

[26] Li B，Borchardt R T，Topp E M，VanderVelde D，Schowen R L. *J.Am.Chem.Soc.*，2003，**125**，11486.

[27] DeHart M P，Anderson B D. *J.Pharm.Sci.*，2007，**96**，2667.

[28] Kroon D J，Baladin-Ferro A，Lalan P. *Pharm.Res.*，1992，**9**，1386.

[29] Tsai P K，Bruner M W，Irwin J I，Ip C C，Oliver C N，Nelson R W，Volkin D B，Middaugh C R. *Pharm.Res.*，1993，**10**，1580.

[30] Cacia J，Keck R，Presta R，Frenz L G J. *Biochemistry*，1996，**35**，1897.

[31] Mimura Y，Nakamura K，Tanaka T，Fujimoto M. *Electrophoresis*，1998，**19**，767.

[32] Perkins M，Theiler R，Lunte S，Jeschke M. *Pharm.Res.*，2000，**17**，1110.

［33］ Harris R J，Kabakoff B，Macchi F D，Shen F J，Kwong M，Andya J D，Shire S J，Bjork N，Totpal K，Chen A B. *J. Chromatogr. B*： *Biomed. Sci. Appl.*，2001，**752**，233.

［34］ Zhang W，Czupryn M J. *J. Pharm. Biomed. Anal.*，2003，**30**，1479.

［35］ Fujii N，Muraoka S，Satoh K，Hori H，Harada K. *Biomed. Res.*（*Tokyo*），1991，**12**，315.

［36］ Fujii N，Momose Y，Ishii N，Takita M，Akaboshi M，Kodama M. *Mech. Ageing Dev.*，1997，**107**，347.

［37］ Shahrokh Z，Eberlein G，Buckley D，Paranandi MV，Aswad D W，Stratton P，Mischak R，Wang Y J. *Pharm. Res.*，1994，**11**，936.

［38］ Jiskoot W，Beuvery E C，de Koning A A，Herron J N，Crommelin D J. *Pharm. Res.*，1990，**7**，1234.

［39］ Alexander A J，Hughes D E. *Anal. Chem.*，1995，**67**，3626.

［40］ Paborji M，Pochopin N L，Coppola W P，Bogardus J B. *Pharm. Res.*，1994，**11**，764.

［41］ Cordoba A J，Shyong B-J，Breen D，Harris R J，*J. Chromatogr. B*： *Anal. Technol. Biomed. Life Sci.*，2005，**818**，115.

［42］ Xiang T，Lundell E，Sun Z，Liu H. *J. Chromatogr. B*： *Anal. Technol. Biomed. Life Sci.*，2007，**858**，254.

［43］ Stadtman E R. *Free Radicals Biol. Med.*，1990，**9**，315.

［44］ Chen B L，Arakawa T，Morris C F，Kenney W C，Wells C M，Pitt C G. *Pharm. Res.*，1994，**11**，1581.

［45］ ShettyV，Neubert T A. *J. Am. Soc. Mass. Spectrom.*，2009，**20**，1540.

［46］ ShettyV，Spellman D S，Neubert T A. *J. Am. Soc. Mass Spectrom.*，2007，**18**，1544.

［47］ Liu W R，Langer R，Klibanov A M. *Biotechnol. Bioeng.*，1991，**37**，177.

［48］ Jordan G M，Yoshioka S，Terao T. *J. Pharm. Pharmacol.*，1994，**46**，182.

［49］ Jensen J L，Kolvenbach C，Roy S，Schoneich C. *Pharm. Res.*，2000，**17**，190.

［50］ Duenas E T，Keck R，DeVos A，Jones A J S，Cleland J L. *Pharm. Res.*，2001，**18**，1455.

［51］ Becker G W，Tackitt P M，Bromer W W，Lefeber D S，Riggin R M. *Biotechnol. Appl. Biochem.*，1988，**10**，326.

［52］ Fransson J，Florin-Robertsson E，Axelsson K，Nyhlen C. *Pharm. Res.*，1996，**13**，1252.

［53］ Uchida K，Kawakishi S. Arch. *Biochem. Biophys.*，1990，**283**，20.

［54］ Uchida K，Kawakishi S. *J. Biol. Chem.*，1994，**269**，2405.

［55］ Zhao F，Ghezzo-Schoneich E，Aced G I，Hong J，Milby T，Schoneich C. *J. Biol. Chem.*，1997，**272**，9019.

［56］ Schoneich C. *J. Pharm. Biomed. Anal.*，2000，**21**，1093.

［57］ Holt L A，Milligan B，Rivett D E，Stewart F H C. *Biochim. Biophys. Acta*，1977，**499**，131.

［58］ Itakura K，Uchida K，Kawakishi S. *Chem. Res. Toxicol.*，1994，**7**，185.

［59］ Kanner J D，Fennema O. *J. Agric. Food Chem.*，1987，**35**，71.

[60] Krogull M K，Fennema O. *J. Agric. Food Chem.*，1987，**35**，66.

[61] Ji J A，Zhang B，Cheng W，Wang Y J. *J. Pharm. Sci.*，2009，**98**，4485.

[62] Zhang X，Foote C S. *J. Am. Chem. Soc.*，1993，**115**，8867.

[63] Li M，Conrad B，Maus R G，Pitzenberger S M，Subramanian R，Fang X，Kinzera J A，Perpall H J. *Tetrahedron Lett.*，2005，**46**，3533.

[64] Froelich J M，Reid G E. *Proteomics*，2008，**8**，1334.

[65] Perdivara I，Deterding L J，Przybylski M，Tomer K B. *J. Am. Soc. Mass Spectrom.*，2010，**21**，1114.

[66] Giulivi C，Traaseth N J，Davies K J A. *Amino Acids*，2003，**25**，227.

[67] Giulivi C，Davies K J A. *J. Biol. Chem.*，2001，**276**，24129.

[68] Stadtman E R. *Free Radicals Biol. Med.*，1990，**9**，315.

[69] Requena J R，Chao C-C，Levine R L，Stadtman E R. *Proc. Natl. Acad. Sci.*，2001，**98**，69.

[70] Cordoba A J，Shyong B-J，Breen D，Harris R J. *J. Chromatogr. B: Anal. Technol. Biomed. Life Sci.*，2005，**818**，115.

[71] Cohen S L，Price C，Vlasak J. *J. Am. Chem. Soc.*，2007，**129**，6976.

[72] Tous G I，Wei Z，Feng J，Bilbulian S，Bowen S，Smith J，Strouse R，McGeehan P，Casas-Finet J，Schenerman M A. *Anal. Chem.*，2005，**77**，2675.

[73] Costantino H R，Langer R，Klibanov A M. *Pharm. Res.*，1994，**11**，21.

[74] Liu Y，Sun G，David A，Sayre L M. *Chem. Res. Toxicol.*，2004，**17**，110.

[75] Guptasarma P，Balasubramanian D，Matsugo S，Saito I. *Biochemistry*，1992，**31**，4296.

[76] Lai M C，Topp E M. *J. Pharm. Sci.*，1999，**88**，489.

[77] Cerami A C，Vlassara H，Brownlee M. *Sci. Am.*，1987，**256**，90.

[78] O'Brien J. *J. Food Sci.*，1996，**61**，679.

[79] Zhang B，Yang Y，Yuk I，Pai R，McKay P，Eigenbrot C，Dennis M，Katta V，Francissen K C. *Anal. Chem.*，2008，**80**，2379.

[80] Quan C P，Wu S，Dasovich N，Hsu C，Patapoff T，Canova-Davis E. *Anal. Chem.*，1999，**71**，4445.

[81] Li S，Patapoff T W，Overcashier D，Hsu C，Nguyen T-H，Borchardt R T. *J. Pharm. Sci.*，1996，**85**，873.

[82] Tarelli E，Corran P H，Bingham B R，Mollison H，Wait R. *J. Pharm. Biomed. Anal.*，1994，**12**，1355.

[83] Chan B，Dodsworth N，Woodrow J，Tuchker A，Harris R. *Eur. J. Biochem.*，1995，**227**，524.

[84] Goolcharran C，Khossravi M，Borchardt R T. in *Pharmaceutical Formulation Development of Peptides and Proteins*，ed. S Frokjaer，L Hovgaard. CRC Press，New York，2000，pp. 70-88.

[85] Battersby J E，Hancock W S，Canovadavis E，Oeswein J，O'Connor B. *Int. J. Pept. Protein Res.*，1994，**44**，215.

[86] Yu L，Remmele Jr R L，He B. *Rapid Commun. Mass Spectrom.*，2006，**20**，3674.

[87] Liu H, Gaza-Bulesco G, Sun J. *J. Chromatogr. B: Anal. Technol. Biomed. Life Sci.*, 2006, **837**, 35.

[88] Chelius D, Jing K, Lueras A, Rehder D S, Dillion T M, Vizel A, Rajan R S, Li T, Treuheit M J, Bondarenko PV. *Anal. Chem.*, 2006, **78**, 2370.

[89] Linhardt R J, Loganathan D, Al-Hakim A, Wang H M, Walenza J M, Hoppensteadt D, Fareed J. *J. Med. Chem.*, 1990, **33**, 1639.

[90] Cox M, Nelson D. *Lehninger Principles of Biochemistry*, W. H. Freeman & Co., New York, 2005, p. 1100.

[91] Perlin A S, Casu B, Sanderson G R, Johnson L F. Can. *J. Chem.*, 1970, **48**, 2260.

[92] Perlin A S, Mazuek M, Jaques L B, Kavanagh L W. *Carbohydr. Res.*, 1968, **7**, 369.

[93] Jandik K A, Kruep D, Cartier M, Linhard R J. *J. Pharm. Sci.*, 1996, **85**, 45.

[94] Karlsson A, Singh S K. *Carbohydr. Polym.*, 1999, **38**, 7.

[95] Beaudet J M, Weyers A, Solakyildirim K, Yang B, Takieddin M, Mousa S, Zhang F, Linhardt R J. *J. Pharm. Sci.*, 2011, **100**, 3396.

[96] Volpi N, Mucci A, Schenetti L. *Carbohydr. Res.*, 1999, **315**, 345.

[97] Bothner H, Waaler T, Wik O. *Int. J. Biol. Macromol.*, 1988, **10**, 287.

[98] Tokita Y, Okamoto A. *Polymer Degrad. Stab.*, 1995, **48**, 269.

[99] Galema S A. *Chem. Soc. Rev.*, 1997, **26**, 233.

[100] Soltes L, Kogan G, Stankovska M, Mendichi R, Rychly J, Schiller J, Gemeiner P. *Biomacromolecules*, 2007, **8**, 2697.

[101] Kubo K, Nakamura T, Takagaki K, Yoshida Y, Endo M. *Glycoconjugate J.*, 1993, **10**, 435.

[102] Drimalova E, VelebnyV, SasinkovaV, Hromadkova Z, Ebringerova A. *Carbohydr. Polym.*, 2005, **61**, 420.

[103] Rychly J, Soltes L, Stankovskab M, Janigova I, Csomorova K, SasinkovaV, Kogan G, Gemeiner P. *Polym. Degrad. Stab.*, 2006, **91**, 3174.

[104] Pogocki D, Schoneich C. *J. Pharm. Sci.*, 2000, **89**, 443.

[105] Pogozelski W K, Tullius T D. *Chem. Rev.*, 1998, **98**, 1089.

[106] Komiyama M, Takeda N, Shigekawa H. *Chem. Commun.* (*Cambridge, U. K.*), 1999, 1443.

[107] Bredow R, Labelle M. *J. Am. Chem. Soc.*, 1986, **108**, 2655.

[108] Burrows C J, Muller J G. *Chem. Rev.*, 1998, **98**, 1109.

[109] Beckman K B, Ames B N. *J. Biol. Chem.*, 1997, **272**, 19633.

[110] Simon H I, VanVunakis H. *J. Mol. Biol.*, 1962, **4**, 488.

[111] Kornhauser A, Krinsky N I, Huang P-K, Clagett D C. *Photochem. Photobiol.*, 1973, **18**, 63.

[112] Cadet J，Teoule R. *Photochem. Photobiol.*，1978，**28**，661.

[113] Ravanatt J-L，Cadet J. *Chem. Res. Toxicol.*，1996，**8**，379.

[114] Cadet J，Berger M，Decarroz C，Wagner J R，Van Lier J E，Ginot Y M，Vigny P. *Biochimie*，1986，**68**，813.

第8章

解析降解产物结构及其降解途径的策略

8.1 概述

理解药物降解化学的最终目标是为了防止、使之最小化或控制药物的降解，这从选择候选药物开始，贯穿了药物工艺和制剂开发的各个阶段，直至商业化生产和稳定性实验。为了掌握一个药物的降解化学，首先要确证其各个降解产物的结构。制药工业中为了确保药物在制造过程和整个贮存期内的药效并监测在此过程中产生的杂质和降解产物，其使用最多的分析方法是高效液相色谱法（HPLC），人用药物注册技术要求国际协调会（ICH）的指导原则规定，若未知降解产物超过某些设定的水平时，必须确定其结构和产生原因（即其形成机理）[1,2]。快速鉴定稳定性研究各个阶段中发现的降解产物（包括加速条件下），对于透彻理解候选药物的质量属性是必不可少的。对于已商业化的药物产品而言，快速鉴定在官方注册的长期稳定性贮存条件下形成降解产物是极为重要的，因为根据解析的结构和其含量，需要及时进行相应的毒理学评价，如有必要，应采取果断的市场行动（如产品召回）。

液相色谱-质谱联用（LC-MS^n，n 通常为 $1\sim4$）是鉴别痕量降解产物或其他杂质的最常用的首选工具，之所以如此，首先是由于 HPLC 和 MS 之间具有天然的"协同性"，尤其是当 HPLC 方法与质谱检测器兼容时，也就是说该方法所使用的流动相中不包含任何非挥发性成分。在这类情况下，对于 HPLC 分析方法，质谱仪可以简单地被视为串联于常规紫外-可见光检测器或光电二极管阵列检测器（PDA）之后的一个额外的检测器（MS 检测器）。其次，质谱检测器的灵敏度一般至少不亚于典型的紫外检测器，在许多情况下，质谱检测器比通常的紫外检测器要灵敏得多。再次，用多级串联质谱（MS^n，$n \geqslant 2$）可分析未知降解产物母离子的质谱碎裂途径，从而获得更多的结构信息。最后，用高分辨率质谱技术，如飞行时间质谱（TOF）、Orbitrap 和傅里叶变换离子回旋共振质谱（FT-ICR），可便捷地确定未知降解产物及其碎片的分子式[3,4]，这大大方便了未知降解产物的结构解析。

尽管 LC-MS^n，尤其是高分辨 LC-MS^n 分析检测能力很强，但仍然不时地需要其他分析技术作为补充，例如时常需要核磁共振光谱（NMR）来完全确定未知杂质和降解产物的结构，尤其在药物的降解化学尚未明晰时。通常而言，需要结构解析的未知降解产物在原料药或制剂成品中的含量约 0.1%～0.5%，对含量如此低的成分进行结构解析会非常具有挑战性，其中最常见的挑战在于如何获得未知降解产物的纯品：样品量通常很有限，尤其是药物制剂成品中的降解杂质，这导致难以分离纯化足够的样品用于 NMR 进行结构鉴定。使用现代 NMR 方法进行结构解析所需的样品量可低至数百微克甚至更低，例如使用 1.3mm 的低温 NMR 探头时，对于小分子检测物，异核 ^{1}H-^{13}C 2D NMR 实验所需样品可低至约 $20\mu g$[5]，然而这种检测能力并非任何人都可以容易获得的。另外，LC-NMR 已用于药物杂质和降解产物的结构解析，这项技术免去了繁琐的离线样品纯化过程[6-8]，然而由于其灵敏度有限，使用目前的 LC-NMR 技术想要对痕量杂质获取令人满意的异核 2D NMR 信号，仍然十分具有挑战性。为了获得可信度高的杂质结构，除了 1D NMR（^{1}H 和 ^{13}C）和同核 2D NMR（相关光谱 COSY、总相关光谱 TOCSY、核 Overhauser 效应光谱 NOESY、旋转框架核极化效应光谱 ROESY）之外，往往还需要异核 ^{1}H-^{13}C 2D NMR，比如异核单量子相关光谱（HSQC）和异核多键相关光谱（HMBC）。Sharman 和 Jones 根据他们的研究，得出如下的结论："尽管 LC-NMR 在许多情况下有着无可辩驳的优势，但对于非常低含量的杂质进行结构鉴定，当综合考虑了多种因素之后，它可能并非总是最有效的方法"[9]。

在本章中，我们将展示一种将 LC-MS^n 分析手段和基于机理的有效强降解研究结合起来的策略，这种策略将会极大地方便药物降解物的结构鉴定，通过这种策略，通常可在短时间内获得足够量的降解产物以用于 1D 和 2D NMR 的进一步结构确认，此外，这种方法也有利于理解原料药及其制剂成品的降解途径。若在所设计的强降解研究中使用的化学方法（例如一种特定类型的氧化反应）能够再现所关注的降解产物，那么所使用的这种降解化学很可能类似于药物分子在真实情况中发生的药物降解化学，尤其是当强降解产生的降解杂质谱与真实降解杂质谱类似之时。反之，若所设计的强降解实验无法再现所关注的降解产物，则意味着该药物分子的降解化学可能与强降解条件不同。下文中所呈现的几个案例研究即应用了这一策略，这种策略可以用来作为解析未知降解产物结构的通用策略，它具有置信度和成功率高的特性。

我们还将展示 LC-MS^n 分子指纹的概念及其在未知降解产物结构鉴定中的应用，当能够与对照品的 MS^n 指纹进行直接或间接比较时（间接比较可通过气相化学或湿化学方式完成），使用 LC-MS^n 分子指纹谱技术可不借助 NMR 来快速实现对未知工艺杂质和降解产物的高可信度结构解析。即使在无法实现指纹谱间接比较的情况下，仍然可利用相似但不完全匹配的 MS^n 指纹谱，并结合其他知识，如推测的可能降解机理和已知工艺化学，来推测未知杂质或降解产物的结构。$LC\text{-}MS^n$ 分子指纹谱的另一个优势在于：一旦一个杂质或降解产物的 $LC\text{-}MS^n$ 指纹（尤其是 MS^n 指纹）存储于数据库中之后，就可以不必再保存该杂质或降解产物的标准品以用于今后对该杂质结构的确认。尽管本章介绍的案例皆为甾体类药物，但 $LC\text{-}MS^n$ 分子指纹谱的概念和策略同样适用于其他结构的药物分子。

8.2 使用 $LC\text{-}MS^n$ 分子指纹谱技术对痕量降解产物进行结构鉴定的注意事项

笔者无意在此对 LC-MS 技术做一个详细的回顾，对此感兴趣的读者可参阅书籍 *Mass Spectrometry：Principles and Applications* 第 3 版[10]。另外，本章会着力讨论运用 LC-MS 对药品中痕量杂质进行结构解析过程中经常遇到的一些实际考量。

8.2.1 将不适合质谱的 HPLC 方法转换为 LC-MS 方法

许多 HPLC 方法使用非挥发性的缓冲盐，比如磷酸盐来控制流动相的 pH，这不仅对可电离的分子是必要的，例如含有酸性或碱性官能团的分子，而且对非离子化的药物分子也可能是需要的，如果它们中含有可电离的杂质或降解产物时。因此，在这些情况中，需使用具有相似的 pH 缓冲范围的挥发性缓冲盐来代替非挥发性缓冲盐。在 pH＝5.5～8 范围内，最常用的挥发性缓冲盐是乙酸铵，通常情况下，乙酸铵的浓度不超过 10mmol/L，在该浓度下，乙酸铵水溶液的 pH 约为 6.8，用乙酸或氨水可调节乙酸铵溶液的 pH。

若 HPLC 方法使用的流动相的 pH 约为 3.5～5，则可在这个 pH 范围的低端和高端分别使用甲酸或乙酸代替相应的缓冲盐。许多 HPLC 方法使用三氟乙酸（TFA）作为流动相添加剂，常用浓度约为 0.1％，虽然 TFA 会抑制气相中的电离而导致质谱响应降低，但在许多情况下仍然可以获得满意的结果。对于使用非挥发性强酸（比如甲磺酸）的 HPLC 方法，有可能必须使用 TFA 作为替换，因为其他挥发性的有机酸由于酸性不够强而无法重现流动相在 pH＜3 范围内的数值。若电离抑制成为问题，可以尝试降低 TFA 的浓度至 0.05％或更低。一般来说，若 LC-MS 方法中流动相的 pH 与原始方法能基本保持一致，则色谱图的流出特征通常可以与原始方法的流出特征非常类似；此外，在这种情形下，那些含有可电离发色团被测组分的紫外-可见光吸收光谱也会保持不变或没有明显差异。

在一些反相色谱的案例中，离子对试剂被用于改善在常规反相色谱条件下难以良好保留的组分，例如在酸性条件下，己烷磺酸钠常用于增强带正电荷被测组分的保留。而常用的离子对试剂通常是非挥发性化合物，因此在 LC-MS 中需要替换为挥发性的离子对试剂，一个常用的挥发性离子对试剂是七氟丁酸[11]。LC-MS 常用的挥发性缓冲盐、酸和离子对试剂总结于表 8.1 中。

表 8.1　LC-MS 常用的挥发性缓冲盐、酸和离子对试剂

HPLC 流动相 pH/ 离子对试剂	挥发性缓冲液/ 离子对试剂代替品	备注
5.5～8	NH_4OAc	10mmol/L 溶液 pH ≈ 6.8,可以通过 CH_3CO_2H 降低 pH 或者通过 NH_3 提升 pH
4～5	CH_3CO_2H	0.1%
≈3.5	HCO_2H	0.1%
<3	TFA	0.05%～0.1%
己烷磺酸钠	七氟丁酸	0.1%

8.2.2　质谱术语、电离模式和母离子的确定

历史上第一种质谱离子化模式是电子离子化，也曾被称作电子轰击（离子化），这种模式的离子化一般使用加速到 70eV 的电子束轰击分析物而实现。这种高能电子束可打掉中性分子（M）的一个电子，形成阳离子自由基（$M^{+\cdot}$），并形成碎片离子。从早期的质谱学研究开始，这种阳离子自由基就被称为"分子离子"，这些自由基离子具有奇数个电子，这显然与现在 LC-MS 中最常用的两种离子化模式下产生的离子有很大的不同，这两种离子化模式是电喷雾电离（ESI）和大气压化学电离（APCI）。在后两种情况下，正离子模式通常会产生非自由基且带有偶数电子的质子化离子（$[M+H^+]$），尽管有时也会产生钠离子化（$[M+Na^+]$）、钾离子化（$[M+K^+]$）或铵离子化（$[M+NH_4^+]$）等加合离子。在 ESI 和 APCI 的负离子模式下，能够失去质子的被测物可形成去质子化的离子；在 ESI 负离子模式下，酸性化合物很容易电离产生去质子化的离子。

在 APCI 负离子模式下，那些"酸性"很弱的物质，比如醛[12]、腙[13]和某些含羟基的化合物[14]，也可以去质子化。尽管在分析化学和质谱期刊中，在 ESI 和 APCI 中生成的质子化离子、钠离子化离子和去质子化离子有时也被称为分子离子[15-17]，但该领域的部分专家认为，从技术上讲这一术语并不恰当[4]，他们认为"分子离子"这个术语应该始终是特指上文所述的自由基阳离子（$M^{+\cdot}$）。而对于直接通过被测物分子的质子化、去质子化，或其在气相中与其他离子，比如钠、钾、铵离子的加合而产生的离子，则已经使用"母离子"和

"前体离子"之类的术语。在我们的讨论中，我们选择使用"母离子"这一术语。

在通常情况下，无论是 ESI 还是 APCI MS，正离子模式适用于大多数案例；然而负离子模式更适合含酸性基团的样品，此外负离子模式下背景干扰通常相对更小。一旦对含未知降解产物的药物样品完成了 LC-MS 测试，结果分析的第一步通常是试图确定降解产物母离子的质荷比（m/z），从而推断出相应的分子式。在通常的降解物浓度范围内，降解产物的质谱信号在总离子色谱图中可能并不明显，这种情况下，需要根据相应的紫外色谱图中杂质峰的保留时间，在总离子色谱图中的相应区域寻找未知降解物的 m/z。在药物杂质的 LC-MS 分析中，质谱几乎总是串联在紫外-可见光检测器后方，在测定质谱信号时会比相对应的紫外-可见光信号有所延迟，这种延迟可被用作消除相邻色谱峰所带来的质谱信号干扰。一旦发现疑似的 m/z 信号，那么需要提取此 m/z 对应的单离子色谱图，这个色谱图中出峰的峰形应与紫外-可见光色谱图中相应的色谱峰类似，而且它们之间的保留时间之差应该为两个检测器之间的延迟时间。

其他寻找或确认母离子的 m/z 的方式还包括在运用高分辨率质谱时，使用所谓的"质量缺失"或称"分数质量"过滤的方法（mass defect filter 或 fractional mass filter）。它是基于这样的事实：对于特定类型的或预期的化学转化，降解物与相应的活性药物成分（API）的"质量缺失"（即分数质量），也就是各自单同位素分子量（monoisotopic molecular weight）整数部分后面的小数部分，应该有对应关系。例如，由于抗艾滋病药物茚地那韦（indinavir）质子化后的理论精确质荷比为 $m/z = 614.3701$，其单羟基化代谢物的精确质荷比则为 $m/z = 614.3701 + 15.9949 = 630.3650$。在这个案例中，两个化合物的理论分数质量，即 0.3701 和 0.3650，很接近，这是由于氧原子的精确质量非常接近 16 整数的缘故。换句话说，若将质量缺失过滤参数设置为 0.37 ± 0.01，则在过滤后的色谱图中只会显示单羟基化代谢物，而其他表观质荷比同样为 $M+16$ 的干扰物则会被过滤掉。此方法已有商业化软件，广泛用于代谢物的鉴定[18-20]。在药物杂质和降解物的结构鉴定中，这一原理同样可以用于辅助确定药物杂质和降解产物的母离子。

若药物分子含有特征的、具有相对高丰度同位素的元素，例如硫和氯分别具有丰度较高的 ^{34}S 和 ^{37}Cl 同位素，则它们的同位素丰度特征也有助于识别母离子。尽管 ESI 以及在某种程度上 APCI，是公认的"软"电离技术，却不一定总能在这两种条件下观测到明显的母离子，甚至观测不到被测物的母离子，尤其是被测物在气相中倾向于转化为电子态更为稳定的物种。在某些情况下，只能在一种离子化方式下观察到母离子，因此质谱检测时可能需要尝试正离子和负离子两种模式以确保母离子归属的正确性。

有时，可将被分析物溶液直接注射进入质谱检测器，即"直接注入"模式，这种分析方式绕开了 LC-MS 中的 LC 部分的功能。根据本书作者的经验，在药物杂质的 LC-MS 分析中强烈不建议使用。这是因为：①直接注入通常需要消耗远比常规 LC-MS 分析多的样品体积；②直接注入时，样品中的微量但非常容易离子化的杂质会对目标杂质信号产生抑制。

8.2.3　离子裂解和 LC-MS^n 分子指纹谱技术的应用

一旦有了合适的 LC-MS 方法，第一步要做的通常是收集未知降解产物相关的 LC-PDA-MS^n 信息（即紫外吸收光谱图、分子量/分子式和多级质谱裂解特征），这些特征信息组合在一起可视为该化合物分子的 LC-MS^n 指纹，同理多级 MS^n 裂解特征可视为其 MS^n 指纹。这是基于这样的观察：每一个特定化合物的 LC-MS^n 指纹（以及在大多数情况下其单一的 MS^n 指纹）是唯一的，即便是它的非对映异构体，其指纹也存在差别。因此，将未知杂质的 LC-MS^n 指纹（或仅有 MS^n 指纹）与已知化合物的指纹进行比较，若能匹配即可马上确定此未知杂质的结构。这类似于气相色谱-质谱联用（GC-MS）中确定未知挥发性杂质的结构。然而，LC-MS^n 或 MS^n 指纹比对策略的最大限制是，MS^n 指纹特征受制于所使用的特定质谱仪的构造或设计。例如，离子阱质谱采集的 MS^2 指纹与三重四极杆质谱仪采集的指纹之间不具有直接可比性[21]。相比之下，GC-MS 使用的 EI 电离源（通常使用 70eV 的电子束）所产生的碎片特征不会因仪器厂商而有所不同。

然而，由于配备有三重四极杆或离子阱质谱仪的 LC-MS 仪器得到了广泛的普及，这使得采集所关注化合物的 LC-MS^n 指纹相对容易实现，从而就比较容易在相同类型的质谱仪上采集未知杂质的 LC-MS^n 指纹并与相关已知化合物的指纹谱做比较，因此 LC-MS^n 分子指纹谱仍然是非常高效便捷的解析未知化合物结构的工具。这种基于 LC-MS^n 分子指纹谱来鉴别或确认未知化合物结构的方法称为 LC-MS^n 分子指纹谱分析。

LC-MS^n 分子指纹中最可靠的部分是 MS^n 指纹，这是基于如下的原因：因为非对映异构体具有相同的分子量及分子式，而这无法被高分辨质谱区分；此外，由于结构相似，它们的色谱保留时间往往很接近，因此可能无法基于保留时间对二者进行直接鉴别。然而，非对映异构体虽然结构相似，但其 MS^n 指纹却可能存在细微但可区分的差别[21-24]。地塞米松（dexamethasone）和倍他米松（betamethasone）就是很好的例子，这两种药物互为差向非对映异构体，它们唯一的结构差异在于 16 位甲基的取向：地塞米松为 α 朝向，倍他米松为 β 朝向。然而，这两个药物分子及其相应酯的 MS^n 指纹谱显示出可重现并可区分的差异，详见图 8.1[22,23]。

另一个例子是倍他米松的两个脱水降解产物：Z/E 倍他米松烯醇醛（Z/E-betamethasone enol aldehyde），虽然这两个区域异构体的 MS^2 碎片大多数是相同的，但谱图的整体特征（即 MS^2 指纹）是不同的（图 8.2）[25]。

某些情况下，由于 MS^2 碎片数量不足，非对映异构体 MS^2 指纹谱之间的差别可能不是很明显，在这样的情况下，可使用更高阶的 MS^n 分子指纹谱进行分

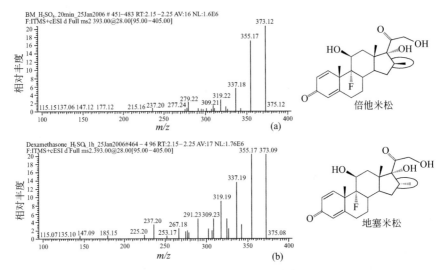

图 8.1　倍他米松（betamethasone）（a）和地塞米松（dexamethasone）
（b）的 MS^2 分子指纹谱[23]

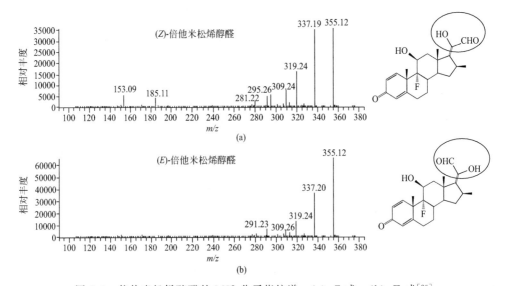

图 8.2　倍他米松烯醇醛的 MS^2 分子指纹谱：（a）Z-式；（b）E-式[25]

析。在倍他米松 17-脱氧-20-羟基-21-酸（betamethasone 17-deoxy-20-hydroxy-21-oic acid）的四个非对映异构体这个案例中遇到过这种情况，这四个异构体的母离子（$m/z=393$）的 MS^2 指纹谱没有显示明显的差异，但利用它们中一个显著的 $m/z=355$ 碎片离子的 MS^3 指纹谱（$m/z=393\rightarrow m/z=355\rightarrow$）则可以区分这四个异构体（图 8.3）[26]。

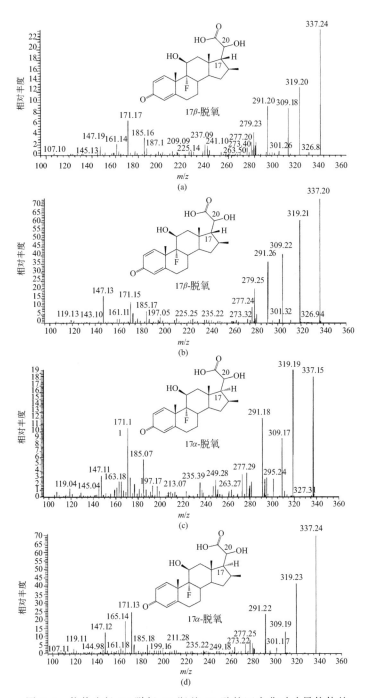

图 8.3 倍他米松 17-脱氧-20-羟基-21-酸的四个非对映异构体的
MS^3 分子指纹谱（$m/z = 393 \rightarrow m/z = 355 \rightarrow$）（C20 的手性无法确定）

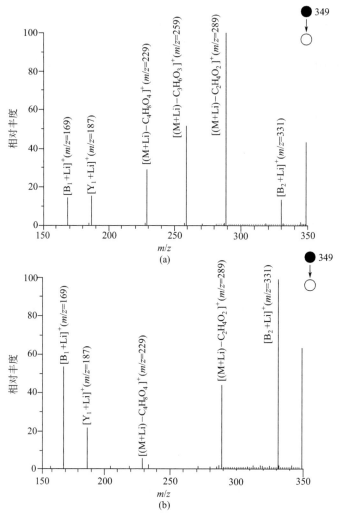

图 8.4　龙胆二糖（a）和纤维二糖（b）的［M＋Li$^+$］
母离子的 MS^2 指纹谱（翻印自文献［27］并获得翻印许可）

　　这些实例清楚地表明，结构非常相似的化合物有可能通过其特有的 LC-MS^n 分子指纹谱来实现鉴别，尤其是通过它们的 MS^n 指纹谱。换而言之，LC-MS^n 分子指纹谱可用于快速鉴定或确认未知化合物的结构，并且对区分结构相似的非对映体特别有用。虽然此处所用的实例皆为甾体类分子，但是运用 MS^n 指纹谱的概念同样也适用于其他结构的分子，例如，龙胆二糖（gentiobiose）和纤维二糖（cellobiose）是差向异构的二糖，皆由两个葡萄糖单元组成。它们的区别在于其糖苷键：前者为 β（1→6）糖苷键，而后者为 β（1→4）糖苷键（图 8.4）。然而这两种异构体的锂离子加合物的 MS^2 谱具有明显不同的裂解形态（或指纹）[27]。

很多时候，已知化合物的 LC-MS^n 或 MS^n 指纹谱可能不存在，因此无法与降解产物的指纹谱进行比对以确认后者的结构，此时有可能根据未知降解产物和已有参照物的 MS^n 数据之间的相似性来预测未知物的结构。或者，可以将未知化合物转化成具有既定 LC-MS^n 指纹谱的已知化合物，这种转化可通过气相化学（CID）或湿化学方法实现。在 8.5.7 小节中将给出一个例子，来展示如何根据 MS^n 指纹谱的类似性进行结构预测。

利用 LC-MS 鉴定未知药物杂质结构的一种典型做法是：获得未知杂质的 MS^n 裂解途径，然后与 API 分子的裂解途径相比较。在比较的过程中，其重点放在以下两个方面：①杂质和 API 相应碎片之间的差异；②关键裂解步骤中的中性丢失。所谓关键裂解步骤指的是那些含有与 API 不同的结构部分所参与的裂解，这些不同结构之所以产生是因为工艺中产生的副反应（工艺杂质）或 API 产生的降解（降解杂质）。在这样的一种解析过程中，并没有使用到本章节所展示的运用 MS^n 分子指纹谱解析杂质的能力。运用 MS^n 分子指纹谱分析的一个额外优势是，它扩展了具有 MS^n 功能的低分辨率质谱仪的分析能力，因为 MS^n 分子指纹谱分析并不要求高分辨率质谱测量，而通过直接比对 MS^n 指纹谱，低分辨率质谱仪也能迅速鉴别或确认未知/可疑杂质的结构，且具有较高的置信水平。最后一点，一旦已知杂质的 MS^n 指纹谱已记录在数据库中，则它们未来的结构确认便不再需要保存对照品的实际样品。

8.3 浅谈多维 NMR 在痕量杂质结构解析中的应用

正如本章前文所提到的，对痕量水平的药物杂质进行结构鉴定最大的挑战往往是难以获得"充足"的纯化样品，"充足"的定义取决于 NMR 所使用探头的类型，一般来说，痕量测试尽可能用 3mm 以下的探头，若是能配备低温核磁探头那就更理想了。在只配备常规 5mm 探头的核磁仪上，使用 3mm 的核磁管进行 NMR 测试仍然有一定优势[28]。使用低温微探头时，大约使用 100μg 样品（约 0.25μmol，假定分子量为 400）一般可得到满意的异核 2D ^{1}H-^{13}C NMR 谱图[28,29]。若是工艺杂质，则分离纯化这种量级的样品通常不成问题，因为原料药一般是很充足的。然而，若某药物的药效很强（则通常给药剂量很低），想要获取约 100μg 降解杂质的纯化样品往往会是一个相当大的挑战。对于药效强的制剂成品的商业化稳定性研究，很多情况下很可能没有足够多的稳定性样品用于分离纯化出这个量级的杂质。

一旦获得了足够量的杂质或降解产物纯品，即可进行各种 2D NMR 测试，由于异核 2D NMR 耗时更长，一般会先进行同核 2D NMR 测试，但相反的顺序也有采用。表 8.2 总结了常用 2D NMR 实验与所能给出的结构信息。想更深入了解现代核磁共振光谱技术的读者可参考 G. E. Martin 所著的一个书中篇章，其中系统性地介绍了如何利用现代核磁共振光谱技术解析药物杂质的结构[28]。

表 8.2　常用 2D NMR 实验与所能给出的信息

2D NMR 实验	实验揭示的结构信息
COSY(二维关联谱)	^{1}H-^{1}H 通过化学键的耦合;交叉峰对应 1D ^{1}H NMR 所观察到的耦合
NOESY(二维 NOE 谱)	^{1}H-^{1}H 通过空间耦合;交叉峰对应多重 1D NOE 实验所观察到的 NOE 效应
ROESY(旋转坐标系 NOE 谱)	ROESY 是 NOESY 的一种变换,当分子 NOE 效应很弱以至于难以测定满意的 NOESY 谱图时可考虑使用
HSQC(异核单量子相干谱);HMQC(异核多量子相干谱)	交叉峰表示 ^{1}H-^{13}C 直接耦合(单键)。HMQC 对于小分子到中等摩尔质量的分子提供相似结果;HSQC 则对与大分子提供更好的结果
HMBC(异核多键相关谱)	交叉峰表示 ^{1}H-^{13}C 通过多个化学键(2~4 个)之间的耦合

8.4　进行有意义的强降解研究

　　强降解研究又称破坏性实验(stress study,stress testing,forced degradation,stress),即使在 ICH 指导原则中也存在不同称谓:Q1A(R2),"新原料药及其制剂的稳定性实验"中使用"破坏性测试(stress testing)"这一术语[30];而 Q1B,"新原料药及其制剂的光稳定性测试"中,则使用"强降解实验研究(forced degradation testing studies)"这一术语[31]。为什么有必要进行强降解研究呢?或者说强降解研究的范围和目的是什么呢?很简单,ICH Q1A(R2)中的答案是"原料药的强降解实验有助于鉴别可能的降解产物,而这又有助于确定降解途径和药物分子的内在化学稳定性,此外还能有助于验证所用分析方法是否具有指示稳定性的性质。"

　　在 ICH 所规定的长期稳定性贮存条件下观测到的降解化学体现了此化合物在"真实情景下"的降解化学,而研究各种不同条件的强降解研究(破坏性实验)和加速稳定性研究(例如 40℃、相对湿度 75%)有助于帮助理解其"真实情景下"的降解化学。由于加速稳定性研究通常耗时数个月才能完成,人们希望通过短时间(几小时到数天或数周)的强降解研究,来作为可快速"预测"新化合物在"真实情景"下的降解化学的工具。然而如何使预测的结果能够一方面包含药物在长期稳定性贮存条件下最可能发生的降解途径,而另一方面要消除或尽量减小"人为降解产物"的干扰呢?强降解的实验设计和结果解析至关重要。所谓人为降解产物,是指在长期稳定性贮存条件下几乎不可能形成的降解产物,ICH 指导原则认识到强降解有可能产生人为降解产物的这个局限,因此指导原则 Q1A 指出,虽然强降解研究所得到的信息"有助于确定降解途径、帮助开发和验证适当的分析检测手段","若已证明某些降解产物在加速或长期稳定性贮存条件下不会生成，则没有必要特意去考察这些降解产物"[30]。

强降解研究取决于原料药的性质及其制成的制剂类型，除了规定了光化学稳定性确认实验中的标准实验条件，包括光的暴露限值（至少 $1.2 \times 10^6 \text{lx} \cdot \text{h}$）之外[31]，ICH 指导原则没有明确规定开展强降解研究的特定程序或强降解实验条件的细节。然而 ICH 对原料药的指导原则指出，原料药的强降解应考察的因素包括：温度（从高于加速实验的温度，以每 $10\,^{\circ}\text{C}$ 递增）、湿度（如相对湿度 75% 或以上），以及如果有必要的话，氧化和光解[30]；指导原则还要求评估原料药在广泛的 pH 范围内对水解的敏感程度。ICH 指导原则中没有特别涉及药物制剂成品的强降解❶，这也合乎情理，毕竟在候选药物的开发中，不同制剂处方中的降解途径等信息通常是在原辅料相容性研究中获得的。

在本节中，我们将讨论如何从产生有相关性的降解杂质谱这方面入手，开展有意义的强降解研究，以及如何利用这种研究来帮助确定降解产物的结构和降解途径。

8.4.1 产生有相关性的降解杂质谱

在文献中对强降解研究或破坏性实验的主题已经有了讨论和综述，主要围绕以下几个目的：①帮助确定药物的降解途径[32,33]；②预测药物的稳定性（保质货架期)[34]；③为开发指示稳定性分析方法提供方法专一性混合物[35,36]。然而与之有关的话题，即如何设计强降解研究，尤其是如何评价其实验结果这一重要主题，除了少数案例，却鲜有讨论[32,35]。很多时候，讨论的重点往往集中在产生降解产物，而不去质疑产生的降解物是否是"相关的或真实存在的降解产物"，即这些降解物是否在 ICH 规定的加速和长期贮存条件下也会产生。强降解研究的行业惯例一般是采用 0.1mol/L HCl、0.1mol/L NaOH 和 3% H_2O_2，分别作为不涉及光化学强降解时的酸性、碱性和氧化强降解研究的首选条件。强降解研究可以这些条件并结合不同的试剂浓度，酌情置于室温或高温下来开展，以使药物分子的降解保持在特定水平。制药行业从业人员常用的强降解（破坏性实验）条件总结在表 8.3 中。

表 8.3 开展强降解实验时工业界的常规操作

强降解条件	工业界常规操作	预期的主要降解	备注
加热	50～150℃、常规湿度条件	各类降解,包括脱水、异构化、分子氧诱发的氧化	通常使用固体药物样本(低于熔点)在通风条件进行

---

❶ 除了上面提到的光化学稳定性确认实验之外。

续表

强降解条件	工业界常规操作	预期的主要降解	备注
加热+加湿	50~150℃，控制湿度（通常最低湿度为 75％相对湿度）	各种降解，包括水解、异构化、分子氧诱发的氧化	通常使用固体药品样本在稳定室或者控制湿度的密闭环境中进行
酸	0.1mol/L HCl，室温至回流温度	水解	亦有使用稀溶液（0.01mol/L）或高浓度（1mol/L），使用悬浊液或溶液（使用有机共溶液例如乙腈或甲醇）
碱	0.1mol/L NaOH，室温至回流温度	水解	亦有使用稀溶液（0.01mol/L）或高浓度（1mol/L），使用悬浊液或溶液（使用有机共溶液例如乙腈或甲醇）
氧化	3％ H_2O_2，室温或高至80℃	氧化	亦有使用更高浓度直至 30％。更高浓度和高温条件往往产生伪降解物
光	①使用汞灯 UV 照射溶液（254nm 和 365nm 照射），并在实验室荧光灯产生的可见光条件下进行 ②固体 API 样品，曝光条件根据 ICH Q1B 所规定条件	光化学降解	在"光化学稳定性确认测试"阶段，定量曝光条件根据 Q1B 所规定。通常使用固体样品进行光解实验（对于 API 和固体制剂形式），在使用与不使用包装材料（主包装和二级包装）两种条件下进行

　　若要在较短的时间里探究药物分子在真实情景中的降解行为，关键在于合理设计强降解实验和恰当评价各种相关降解条件下得到的结果。研究人员需根据药物降解反应机理，去选择一种或多种合适的强降解条件，在这些条件下观察到的降解途径更能代表药物分子在自然状态（通常是固体）下以及在其制剂中发生的降解行为。这些强降解条件的确立取决于在初始阶段对药物分子的结构及其制剂处方所做出的合理评估。

　　化合物的官能团和特定结构都有确定的降解途径，例如，叔胺和硫醚容易降解分别形成胺氧化物和亚砜，这种降解通常涉及亲核机理，因此在叔胺和硫醚化合物的强降解中使用双氧水作为氧化剂是合适的。另外,若药物分子中含有烯丙基或苄基类型的结构,则自由基介导的自氧化降解往往是常见的降解途径。有若干个强降解体系或条件可以模拟自由基介导的自氧化过程,例如偶氮二异丁腈(AIBN),这已有文献报道[32,37,38],本书的第 3 章(3.5.2 小节和 3.5.10 小节)中也曾涉及几个这样的例子。因此对于含有烯丙基和苄基类型结构的药物,相比于双氧水,使用 AIBN 进行强降解所产生的降解杂质谱更类似于在长期稳定性条件下观察到的、自由基介导的自氧化降解杂质谱。

若药物分子中含有多个易氧化的基团或结构,则氧化强降解实验可能有必要在多个氧化降解条件下进行,以期产生所有显著的氧化降解产物。有意思的是,虽然药物开发的早期阶段经常使用自由基引发剂(如 AIBN)来评估候选药物对于氧化的稳定性,但在开发指示稳定性的分析方法时,却很少使用自由基引发剂来制备含有相关氧化降解杂质的专一性样品;相比之下,过氧化氢却因为这个目的而普遍使用,但却很少有人去质问由过氧化氢强降解产生的降解产物是否与真实降解相关。为了使强降解产生的降解杂质谱更能模拟真实情景下的降解情况(从而帮助我们更好地探索药物内在的降解途径),以下增加的几点也需要加以考虑。

① 若强降解研究的主要目的是辅助解析药物的降解途径,或为指示稳定性分析方法(通常是 HPLC 方法)的开发提供有意义的专一性混合物样品,那么有必要将药物分子的降解控制在一个合适的程度,例如不超过约 10%。强降解研究中的一个主要问题是过度降解,一方面,这极大增加了由于次要降解或进一步反应而产生人为或伪降解产物的可能性。另一方面,若强降解的主要目的是获取足够量的某个特定未知降解产物以便进行 1D 或 2D NMR 测试,其所需样品量远远多于 LC-MS 分析,显然在这种情况下则应使目标降解物的产率最大化。

② 同理,若强降解研究的主要目的是辅助解析药物的降解途径,或为指示稳定性分析方法的开发提供有意义的专一性混合物样品,那么在溶液强降解中应格外注意避免高温。一般来说,在高温下强降解样品溶液由于更容易发生副反应、二级或多级降解反应,因而更容易产生人为降解产物或非相关降解产物。一个名为 Impurity Profiling Group(简称 IPG)的、由工业界组成的讨论小组其至不建议将高温作为加速溶液样品降解的一种方式,除非在某些特殊情况下,比如考察在高压灭菌时溶液样品的稳定性[35]。

使用过氧化氢进行氧化强降解时,高温会导致降解机理的改变,例如使用过氧化氢进行氧化强降解时,若温度高于 50℃,过氧化氢有发生均裂产生自由基的倾向,一些原本主要经历亲核自氧化的药物分子,在这种情况下有可能发生自由基介导的降解而生成人为降解产物。同样地,氧化强降解时,过氧化氢的浓度或许不应超过 3%,浓度过高则很可能导致人为降解产物的生成。近期一个文献报道的例子中,使用 30% 的过氧化氢去强降解己酮可可碱(pentoxifylline),这是一个含有酮羰基的药物分子，在这个强降解条件下其主要降解产物之一为偕二过氧化物[39]。其生成机理为，一分子过氧化氢先进攻酮羰基产生反应中间体，然后再与另一分子过氧化氢缩合［反应式（8.1）］。

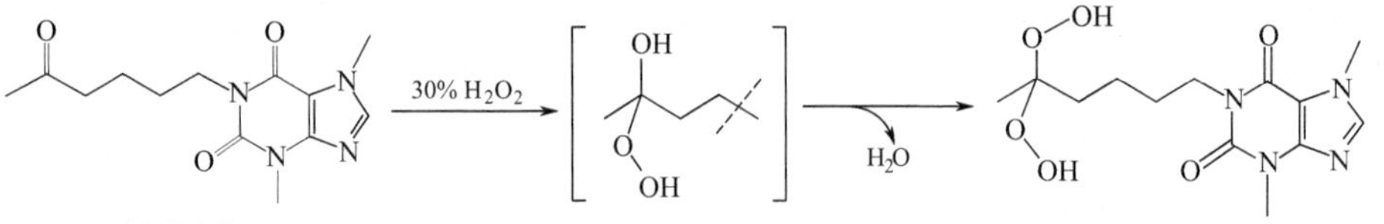

己酮可可碱   偕二过氧化物

$$(8.1)$$

这样的降解物在加速或常规稳定性贮存条件下几乎是不可能生成的。另一个例子是，在使用过氧化氢氧化降解叔胺，尤其是存在过度降解时，可观察到脱烷基化降解产物。脱烷基化，特别是脱甲基和脱乙基化，是常见的药物代谢途径，在体内由氧化酶催化完成。然而在药物的加速和长期稳定性的贮存条件下，此化学降解似乎并不怎么显著❶。

③ 对于制剂成品，ICH 指导原则中除了光稳定性研究中的"确认实验"之外，并没有特别规定强降解研究的详细要求。然而从实用的观点来看，如有必要进行制剂成品的非光化学强降解研究，那么比较合理的强降解条件应该是高温、高温＋高湿这两个条件，因为不涉及光化学降解时，制剂成品最有可能在这两个条件下发生降解。

④ 应注意的是，某特定类型的强降解可诱发另一种类型的降解反应，例如，在碱性条件下的水解降解可能导致某些化合物发生碱催化的自氧化[40,41]。在溶液的强降解研究中，经常使用有机共溶剂，如甲醇和乙腈，这两种溶剂都可能会对药物降解杂质谱的形成有干扰，比如，甲醇能与含羧基的药物分子反应形成酯或与含芳基卤代物的药物分子形成醚；而乙腈可与过氧化氢反应生成过氧亚胺酸（peroxycarboximidic acid）中间体，从而促进氧化降解（见第 3 章 3.3.1 小节）[42-44]。

⑤ 如要确定强降解产生的降解产物是否为真实降解产物，应考察从药物开发阶段的原辅料相容性实验，直到最终的加速及长期稳定性研究中得到的降解杂质谱，看看强降解条件下产生的降解杂质是否存在于这些杂质谱中。但不幸的是，大量所谓的"指示稳定性"分析方法是在只有强降解样品的情况下开发的，况且许多强降解杂质可能是人为降解杂质。例如，曾有文献报道了用于考察非那司提（finasteride）原料药及其制剂成品的"指示稳定性"分析方法[45-48]，但所有研究都没有尝试去探究降解的化学本质，也没有考察强降解所产生的降解产物是否也会在原料药或制剂成品的各种稳定性研究中产生。

---

❶ 近期的研究发现，对于某些结构的叔胺，在过氧化氢的存在下，很容易产生脱烷基降解物。

8.5　案例研究：　有效运用基于机理的强降解研究并联合 LC-MS^n 分子指纹谱的策略来解析降解产物的结构和降解途径

8.5.1　总体策略概述

在讨论具体的案例之前，高效运用基于机理的强降解研究并联合 LC-MS^n 分子指纹谱的策略可概括在决策图 8.5 之中，下文中将简要讨论其中的关键步骤。

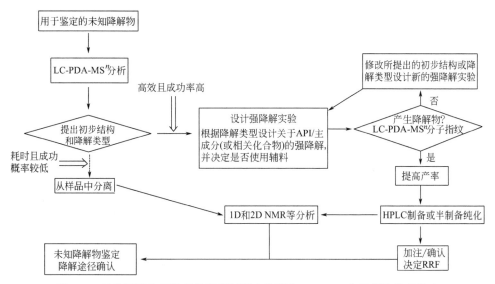

图 8.5　高效运用基于机理的强降解研究并联合 LC-MS^n 分子指纹谱的策略

8.5.2　根据 LC-MS^n 分析结果推测降解类型

在绝大多数情况下，质谱检测器会与紫外检测器串联使用。对于结构解析而言，最好能选用光电二极管阵列紫外-可见光检测器（PDA），因为其检测的结构信息可与质谱检测器得到的信息互补。通常情况下，结构鉴定的第一步是确定未知降解产物的分子量，若能确定其分子式则更佳。使用高分辨率质谱，通常可轻松确定分子式，但是观察不到降解产物的母离子的情况除外。若使用低分辨率质谱仪，分子式的提出需要根据未知降解产物与 API 分子的质量差异，再结合 API 的结构特征来判断其可能的降解途径，从而做出合理的推断。

其次，通过 LC-PDA-MS^n 实验采集未知降解杂质的紫外-可见光吸收光谱和 MS^n 裂解行为，并将上述信息与 API 相应的信息进行比对，根据所观察到的 LC-PDA-MS^n 条件下与 API 的差异，例如发色团、分子量、MS^n 指纹的变化，有可能对发生了哪种类型的降解做出初步的判断。例如，分子量增加 16（低分辨的质谱测定）通常意味着发生了增加一个氧原子的氧化降解，尽管这个氧化可能有以下几种可能：胺的氧化、烯丙基碳的羟基化或酮的 α-羟基化、双键环氧化或硫原子的氧化。另外，分子量减少 18 通常意味着 API 发生了脱水降解，当然脱氟降解也可能导致表观分子量减少 18。若降解物产物的分子量保持不变，则药物分子发生了异构化降解。常见的分子量变化和相对应的可能降解类型已简要总结于表 8.4 中。显然，利用高分辨率质谱可以容易地确定分子式的确切变化。

表 8.4　常见的分子量变化和相对应的可能降解类型[①]

分子量变化	降解类型	备注[②]
0	异构化	
+14	—CH$_2$—质子被氧化形成酮	通常经由过氧化物中间体形成降解物[③]。后者也会形成亚甲基羟基化合物。分子量增加 14 也可能是加入一个 CH$_2$ 基团，表明降解可能涉及甲醛[④]
+16	各种氧化包括：N-氧化、羟基化、环氧化、Baeyer-Villiger 氧化和硫的氧化	多个位点的氧化也是可能的。这种情况下，分子量变化应为 16 的倍数。若降解生成活化的醛基，其 LC-MS 亦可显示+16 的质谱峰；可参见下文
+32	过氧化(如果不是在两个位点上氧化)	所形成的过氧化物通常不稳定；但是它们通常可以通过 LC-MS 观测到
−2	醇被氧化形成醛	某些醛基可能被邻位吸电子基团活化，例如：α-羰基。在这种情况下，水合形式的醛基(半缩醛)可能在 LC-MS 上观测到，其分子量变化为(−2+18)=16,相当于添加了一个氧原子
−18	脱水	少数情况下,对于含氟化合物分子量减少 18,可能意味着脱氟(−F+H)
−44	脱羧	

① 上述多种类型的降解可能会以不同组合形式产生在同一个分子实体中。

② 高分辨质谱可以很容易区分此栏中所讨论的不同降解情况，此栏中所讨论的内容基于低分辨率质谱分析所得到的差异。

③ 参考第 3 章 3.2 小节。

④ 参考第 4 章 4.7 小节，二聚。

8.5.3 根据推测的降解类型设计强降解实验

根据上述 LC-PDA-MS^n 实验分析推测可能的降解类型后，就可设计相应的强降解实验，即根据降解机理可设计适当的强降解实验，例如，若推测可能发生了脱水降解，则应尝试酸性条件的强降解，这是因为我们知道在酸性条件下，羟基化合物通常容易发生脱水反应。然而由于 API 的性质差异，选用什么样的酸作为脱水催化剂可能会因不同的 API 而有所不同。同理，不同类型的氧化降解也需要评估或尝试不同氧化剂的降解效果，例如，对于含有叔胺结构的药物分子，由于过氧化氢能发生胺氧化反应，通常它产生的降解杂质谱能模拟真实情景下的杂质谱。但如果要产生环氧化降解物或涉环过氧化物中间体的降解产物，尤其是需要大量制备这些杂质以便用于 NMR 表征时，选用间氯过氧苯甲酸（mCPBA）为氧化剂可能效果会更好[49]。

只要有可能，应善用文献报道的对于特定类型的分子转化反应或机理，例如一个很好的案例是，某些皮质类固醇分子在某些金属离子或碱的催化下，可实现其 3-羟基丙酮侧链的自氧化。铜离子催化时，21-羟甲基可被特异性地氧化为 21-醛，此反应已经用于助力快速鉴别倍他米松[50]和相关化合物的 21-醛降解产物[23]。另外，这些皮质类固醇的碱催化自氧化也产生了其他的氧化降解产物[51]，而这些降解产物在商业化产品中皆有存在[52]。

8.5.4 使用 LC-MS^n 分子指纹谱技术跟踪和确认在强降解研究中产生的未知降解产物

在本章提出的通用策略中，LC-MS^n 分子指纹谱是个关键的分析工具，从所设计的强降解研究，到分离纯化这些未知降解物的过程中，都需要使用这个工具来追踪和确认所关注的降解物。在 8.2.3 小节中我们已经展示了由 MS^n 谱图所体现的化合物的 MS^n 裂解行为在相同质谱条件下具有良好的重现性，这种性质提供了可靠的分子指纹，因而可以用以区分结构相似的化合物。

8.5.5 案例 1: 含有倍他米松二丙酯及类似皮质类固醇的 17,21-二酯药物制剂的全新降解途径的解析

某含有活性成分（API）倍他米松二丙酯（betamethasone dipropionate）的制剂中发现一个未知杂质，其相对保留时间（RRT）为 0.67，且含量超过鉴定限[23]。这个制剂产品有两个已知的降解产物，分别是倍他米松 17-丙酸酯（betamethasone 17-propionate）和倍他米松 21-丙酸酯（betamethasone 21-propionate），这两个杂质都是由 API 水解而产生的。由于这个水解并不改变药物分子的发色团，故这两个降解产物显示的紫外吸收图谱与 API 的基本相同。而这个未知降解产物与倍他米松 21-丙酸酯色谱峰的后半部分重叠，PDA/UV 光谱的扫描显示这两个组分具有明显不同的发色团，重叠峰的前部紫外图谱源于倍他米松 21-丙酸酯，而后部紫外图谱源于未知杂质（图 8.6）。

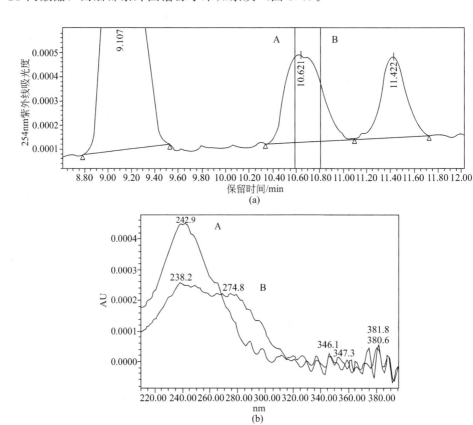

图 8.6　（a）制剂成品的 HPLC-PDA/UV 色谱图［RRT 为 0.67 的未知峰与已知降解产物倍他米松 21-丙酸酯（10.621min）重叠］；（b）A 倍他米松 21-丙酸酯的紫外光谱，B 未知杂质 RRT 为 0.67 的紫外光谱[23]

药物样品的 LC-MS 分析显示该未知杂质有两个特征质量信号：$m/z=375$ 是它的质子化离子，而 $m/z=355$ 很可能是其发生源内裂解产生的碎片离子。倍他米松分子中的 9α-羟基-11β-氟代结构在此种质谱仪上很容易发生源内裂解而失去 HF（分子量变化-20），含类似结构的其他类固醇分子也有相同的现象。这些结果表明：①鉴于观察到了特征的中性丢失（HF），此未知物应该与 API 的结构类似；②未知杂质的分子量为 374，与倍他米松的分子量（392）相差 18，这似乎表明此未知降解杂质很可能是倍他米松的一个直接脱水降解物（但不是

API 倍他米松二丙酸酯的脱水物）。而倍他米松本身是产品的一个次要降解物，它是 API 的二级降解产物，通过倍他米松 17-丙酸酯或倍他米松 21-丙酸酯的进一步降解而产生。

通过检索文献发现，倍他米松及其相关化合物的脱水反应可在酸性强降解条件下实现[53-58]，因此，对倍他米松的强降解选用含约 10％硫酸的乙腈和水的混合溶液。在这样的降解条件下经 LC-MS 确认，不但产生了此未知降解杂质，而且还形成了少量此未知降解杂质的一个异构体，其 UV 光谱非常类似，但具有不同的 MS^2 指纹[25]。在 60℃下降解 20h，这两种异构体的总收率约 40％。经 HPLC 分离，使用高分辨质谱和二维 NMR （NOESY、HMQC、HMQC-TOCSY 和 HMBC）进行结构分析，确定 RRT＝0.67 的未知降解产物和它的异构体分别为 E-倍他米松烯醇醛 （E-betamethasone enol aldehyde） 及其 Z-异构体 ［结构式见反应式 （8.2）］。使用改进的分析方法再次检测样品发现，制剂成品中也含有 Z-倍他米松烯醇醛，但含量稍低。而在原先的检测方法中，Z-异构体与主要降解物 ［倍他米松 21-丙酸酯］ 完全重合。至此，利用 LC-MS 分析倍他米松的酸催化脱水降解 （此反应名为 Mattox 重排[53-55]），我们成功解析了 RRT＝0.67 未知降解产物的结构。此外，我们还发现了另一个遗漏的降解产物 （Z-式异构体），此研究似乎可以圆满结束了。

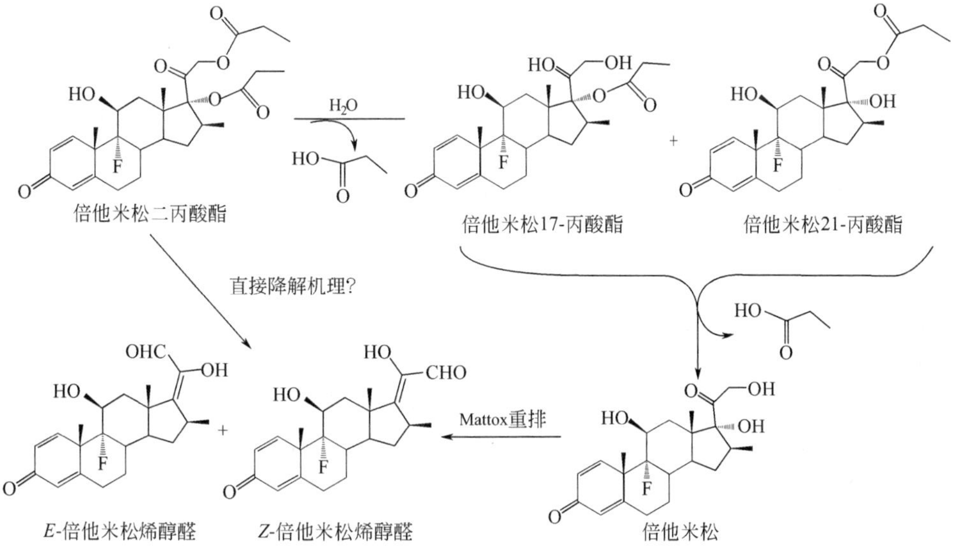

|倍他米松二丙酸酯|倍他米松17-丙酸酯|倍他米松21-丙酸酯|
|E-倍他米松烯醇醛|Z-倍他米松烯醇醛|倍他米松|

（8.2）

然而，基于已知的降解机理 （Mattox 重排） 和降解途径来看，两个烯醇醛降解产物的形成应该是通过如下的线性途径：即先后途经倍他米松的两个单丙酸酯之中的一个和倍他米松这些较为稳定的中间体，而后才发生重排。对 API 的酸性强降解研究显示，随着强降解的推进，在生成两个烯醇醛降解物之前，确实会相继生成两个倍他米松丙酸单酯以及倍他米松［反应式（8.2）］。

那么按照这个线性降解机理，这两个烯醇醛将会是第三级降解产物，换言之，在通常的稳定性条件下，这两个降解物的形成应该忽略不计。但这与事实明显不符：它们在终产品中的含量高于鉴定限，基此可以推断这两种降解产物的形成必定是通过一种尚未发现的、直接降解机理。为了验证这一推断，我们对API，即倍他米松二丙酯进行了其他条件下的强降解研究。当使用少量氢氧化钠溶液去强降解 API 的乙腈溶液时，E-式和 Z-式烯醇醛迅速生成，在室温下 20min 之内，它们的产率分别约为 10% 和 30%。该实验证明，从 API 直接生成两个烯醇醛产物的降解途径确实存在，此直接降解机理详见反应式（8.3）[23]。

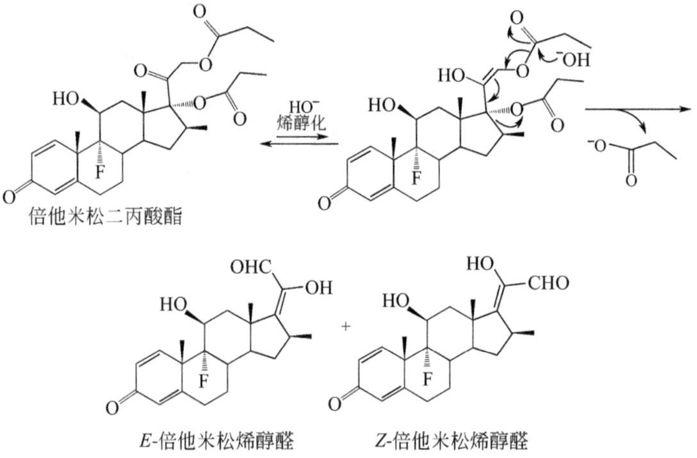

$$(8.3)$$

E-倍他米松烯醇醛 ＋ *Z*-倍他米松烯醇醛

根据此机理，21 位的丙酸酯基活化了该药物分子（这使得 21 位的酯基可以接受亲核攻击），而 17 位的丙酸酯基为被掩蔽的 17-羟基提供了一个好的离去基团。换句话说，此机理可以看作是 Mattox 重排的一个变体，它需要两个酯基的同时存在才能发生。确实，倍他米松 17-丙酸酯和倍他米松 21-丙酸酯在相同的强降解条件下都不产生烯醇醛降解产物。虽然这个直接降解机理是在碱性条件下显现的，而这种碱性条件不同于药物制剂中 API 分子所处的典型化学环境，但这表明了倍他米松和其他相关药物分子的 17,21-二酯容易受广义碱或亲核试剂的攻击，从而导致相应烯醇醛的形成。进一步研究发现，含有倍他米松二丙酯或其他结构相似的类固醇二酯的药物制剂中，普遍存在此种直接降解途径[59]。

8.5.6 案例 2： 当直接使用 MS^n 指纹谱匹配不可行时， 使用酶催化转化法快速鉴定倍他米松磷酸钠的三个异构降解产物

倍他米松磷酸钠（betamethasone sodium phosphate，BSP）是倍他米松的水溶性前药，通常用于注射剂型，尽管有很长的临床使用历史，但直到最近人们

才得以了解它的降解化学[24,60,61]。下面要讨论的案例研究，就是本书作者领导的研究小组所开展的工作中的一项，由此我们得以清楚地理解这种药物的降解化学。

在检测一个 BSP 的无定形样品时观察到三个未知降解杂质的峰，其相对保留时间分别为 RRT＝0.55、0.71、0.81。经 LC-MS 分析发现它们都是 BSP 的异构体，如图 8.7 所示[61]。

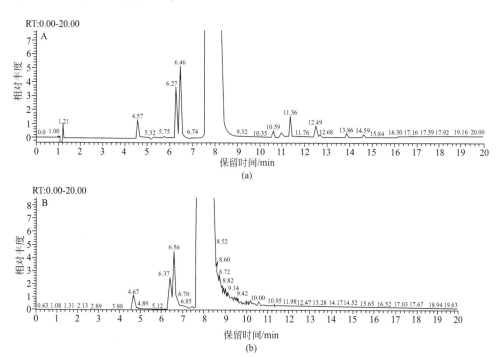

图 8.7　(a) 无定形态倍他米松磷酸钠样品的 UV 色谱图（波长 240nm），其中含有三个未知降解杂质（RRT＝0.55、0.71、0.81；在保留时间 4～7min 的区间内）；

(b) 相应的单离子色谱图 $m/z = 473$ [60]

在先前的几项研究中，我们解析了许多倍他米松的异构化降解产物的结构，因此也采集了它们的 LC-MS^n 指纹。而 BSP 是倍他米松的 21-磷酸酯，可以推测这三个异构体杂质很可能是倍他米松的某些异构降解产物的相应磷酸酯衍生物。如果这个假设对这三个杂质中的至少一个是正确的话，那么这个杂质脱磷酸后的 MS^n 分子指纹将与倍他米松的某个异构体降解产物的 MS^n 分子指纹吻合。换言之，若想要鉴别这个 BSP 的未知异构体降解产物的结构，可将其转化为脱磷酸形式后尝试匹配已知的倍他米松异构降解物的 MS^n 分子指纹。因此，这个案例中利用 MS^n 分子指纹解决问题的关键是获得 BSP 降解物的脱磷酸产物并获取其 MS^n 指纹谱。在先前的一项研究中，我们通过对比某杂质的 MS^2（$m/z = 373$ →）指纹和倍他米松的 MS^3（$m/z = 393 \rightarrow m/z = 373 \rightarrow$）指纹，确认该杂质的结构为 9,11-环氧倍他米松（betamethasone 9,11-epoxide）[23]。在那个案例中，倍他米松在气相中脱去氟化氢（—HF）所形成的碎片离子 $m/z = 373$，与 9,11-环氧倍他米松的母离子（$m/z = 373$）的结构相同［反应式（8.4）］。

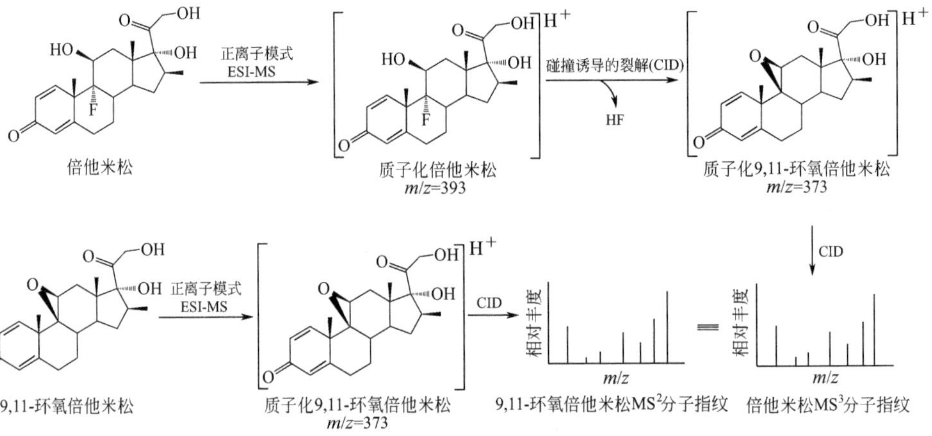

$$(8.4)$$

基于以上所示的 9,11-环氧倍他米松的成功案例，我们首先试图通过碰撞诱导碎裂（CID）在气相中产生 BSP 降解杂质的磷酸酯键断裂产物。不幸的是，这一尝试并未成功，因为在气相中几乎不产生预期的 $m/z = 393$ 离子。此结果表明，这些类固醇分子中的磷酸键比其他化学键更稳定。因此只能尝试使用溶液化学的方式去除磷酸酯基，然而简单地使用酸或碱对 BSP 进行强降解可能导致产物不专一，我们想到可以使用磷酸酶催化来水解磷酸酯键。于是我们选择了廉价的酸性磷酸酶，此酶来源于小麦胚芽。分离纯化 BSP 的三个降解产物后，以酸性磷酸酶处理其水溶液，获得了三个脱磷酸产物。如此产生的脱磷酸产物均为倍他米松的异构体，LC-MS^n 分析采集这三个异构体的 MS^3（$m/z = 393 \rightarrow m/z = 355 \rightarrow$）指纹，并与倍他米松的已知异构降解产物对比，发现了一个精确匹配的结果（图 8.8）：RRT = 0.81 降解产物对应的是倍他米松的 D 环扩环重排产物[62]，这表明 RRT = 0.81 降解产物与倍他米松的D环扩环重排产物具有相同的甾体核心结构。于是通过 MS^3 指纹谱的比对，确定了 BSP 降解产物 RRT = 0.81 为9-氟-11β,17$a\beta$-二羟基-17a-[(磷酸氧)-甲基]-D-扩环雄甾-1,4-二烯-

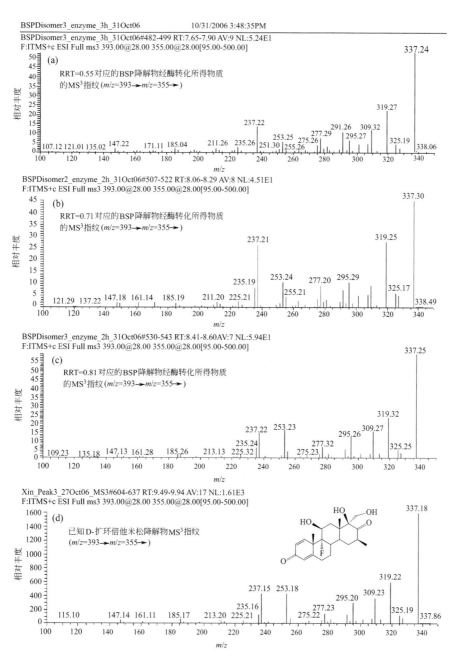

图 8.8 从上到下三个 BSP 降解物（RRT=0.55、0.71 和 0.81）通过酶转化
所得产物的 MS³（m/z=393→m/z=355→）指纹对比倍他米松已知
的 D-扩环降解物（9-氟-11β,17β-二羟基-17-羟甲基-D-
扩环雄甾-1,4-二烯-3,17a-二酮）的相应 MS³ 分子指纹

3,17a-二酮（9-fluoro-11β,17αβ-dihydroxy-17a-［(phosphonooxy)-methyl]-D-homoandrosta-1,4-diene-3,17a-dione）。

　　同法对比另外两个杂质（RRT＝0.55、0.71）的酶催化脱磷酸产物和其他已知的倍他米松降解产物的 MS^3 指纹，不过没有发现能完全匹配的化合物。尽管如此，再次审视图 8.8 可发现，源自 RRT＝0.55 和 RRT＝0.71 的脱磷酸产物（m/z＝393）所对应的 MS^3 指纹与源自 RRT＝0.81 的脱磷酸产物的分子指纹有着不同程度的相似之处。这表明，RRT＝0.55 和 RRT＝0.71 这两个杂质也可能是 D 环扩环重排形成的降解物，而这一扩环重排异构中最多可形成四种降解产物（参见第 4 章 4.5.6 小节）：两组位置异构体，每组两个差向异构体［反应式（8.5）］。

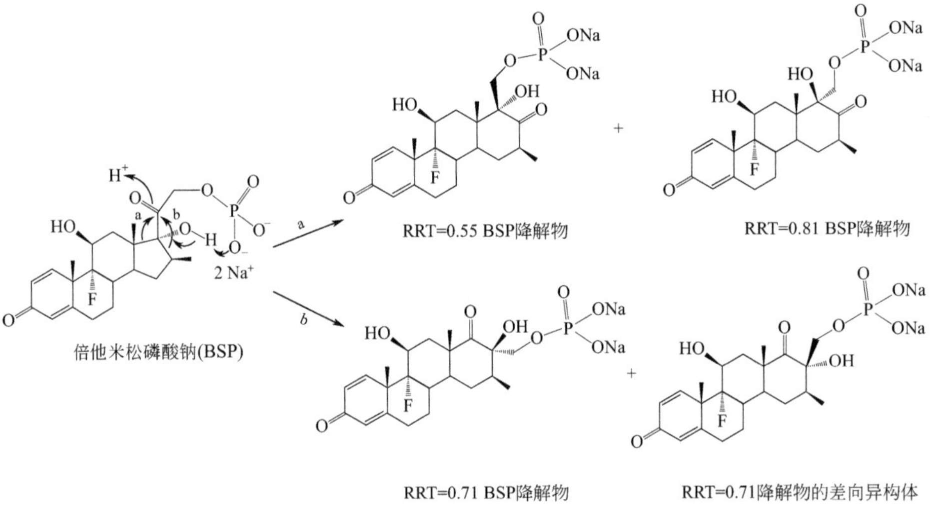

RRT＝0.55 BSP降解物　　　　RRT＝0.81 BSP降解物

倍他米松磷酸钠(BSP)

RRT＝0.71 BSP降解物　　　RRT＝0.71降解物的差向异构体

$$(8.5)$$

　　由于它们的 MS^3 谱图高度相似，我们有理由判定 RRT＝0.55 的降解产物是 RRT＝0.81 降解产物的差向异构体。同理，可判定 RRT＝0.71 降解产物是另一组位置异构体中的一个差向异构体，姑且假设其 17 位的磷酸甲基取向为 α。

　　在当前这个案例中，我们有效地利用了 LC-MS^n 分子指纹谱技术和所理解的降解机理的知识，成功地解析了 BSP 的三个未知降解产物的结构，耗时仅数天，而结论可信度高，且此次的 MS^n 指纹的采集仅使用了低分辨率的离子阱质谱仪。为了验证使用 LC-MS^n 分子指纹分析策略的有效性，后续我们使用了半制备 HPLC 分离纯化了 RRT＝0.71 和 RRT＝0.81 这两个降解产物，经一维和二维 NMR 分析，其结构确认无误[62]。

8.5.7　案例 3：　当确认 MS^n 指纹匹配不可行时，　如何运用结构预测来鉴定倍他米松 17-戊酸酯原料药中的杂质

　　在倍他米松 17-戊酸酯（betamethasone 17-valerate）原料药中观察到在

RRT＝0.90 处有一个未知杂质，且其含量高于 ICH 规定的鉴定限。LC-MS 分析显示，RRT＝0.90 杂质与倍他米松 17-戊酸酯具有相同数值的母离子（$m/z=477$），因此为其异构体[21]。根据该原料药的化学工艺推测，RRT＝0.90 杂质可能是倍他米松的另一个戊酸酯或其异构体。鉴于倍他米松的很多异构体结构已经确定并采集了相应的 MS^n 分子指纹，这又是一个可以利用 MS^n 分子指纹谱的案例，用来快速确定 RRT＝0.90 杂质的结构。实验中第一步要做的是将未知杂质的戊酰基切除下来后，记录其甾环母核的 MS^n 指纹，通过与倍他米松及其异构体的 MS^n 指纹的比对，则有可能推测出此杂质的类固醇母核的结构。为此，使用半制备 HPLC 分离了 RRT＝0.90 杂质，然后溶于乙腈后加入一小滴 1mol/L NaOH 溶液，以图在碱催化条件下水解掉它的戊酸酯基。加入 NaOH 溶液之后，RRT＝0.90 杂质立刻消失（图 8.9），同时生成了两个新产物，其中主要产物在 8.13min 流出，次要产物在 3.10min 流出。

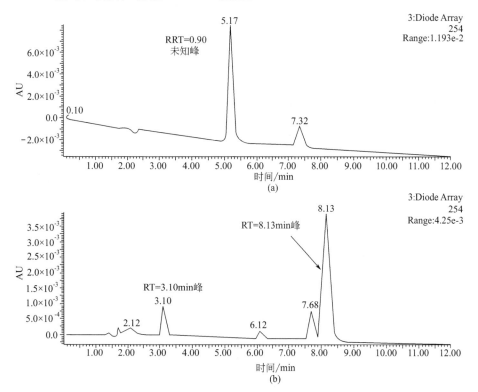

图 8.9　分离得到的 RRT＝0.90 未知杂质的色谱图（254nm）：
(a) 用 NaOH 处理前；(b) 用 NaOH 处理后立即进样

主要产物的母离子质荷比为 $m/z=477$，次要产物的母离子质荷比为 $m/z=393$，这一结果表明，RRT＝0.90 杂质只有一小部分发生了预期的水解，其余大部分则发生了预想不到的异构化。采集 3.10min 次要产物的 MS^2 指纹谱发现，它恰好与地塞米松（dexamethasone）的 MS^2 指纹谱吻合，这表明 RRT＝0.91

杂质的类固醇母核是地塞米松,换句话说,RRT=0.91杂质其实是地塞米松的戊酸酯衍生物。

下一步要做的是确定戊酰基的取代位置,从倍他米松及其相关化合物的化学合成工艺来看,17位和21位是戊酰基取代最可能的两个位置,因此RRT0.91杂质最有可能是地塞米松 17-戊酸酯或地塞米松 21-戊酸酯。不巧的是,我们手头上既没有它们的MS^n指纹可用作比对,也没有这两个化合物的参比样品。但

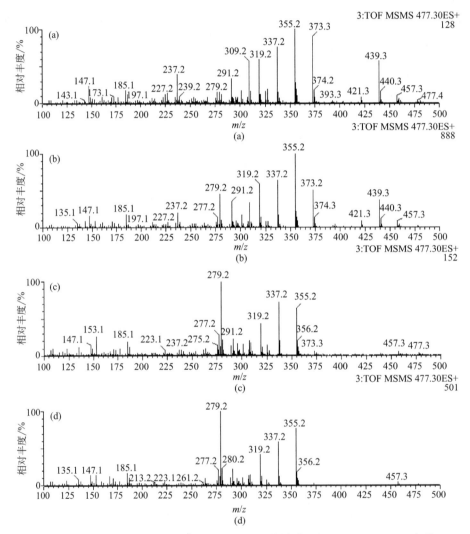

图 8.10 从下列 m/z=477 离子得到的 MS^2 指纹谱:(a) RT=8.13min 杂峰 (RRT=0.90 杂质分离后经 NaOH 处理所形成的异构体);(b) 倍他米松 21-戊酸酯 (betamethasone 21-valerate);(c) RRT=0.90 杂质; (d) 倍他米松 17-戊酸酯 (betamethasone 17-valerate)

是我们有倍他米松 17-戊酸酯和倍他米松 21-戊酸酯的样品。于是我们采集了这两个化合物的 MS^n 指纹谱,作为两个相应的地塞米松戊酸酯的替代品。如图8.10 所示,RRT＝0.90 杂质的 MS^2 指纹谱类似于倍他米松 17-戊酸酯的指纹谱,而 8.13min 杂质的 MS^2 指纹类似于倍他米松 21-戊酸酯的指纹谱。由此我们可以确定,RRT＝0.90 杂质是地塞米松 17-戊酸酯,而 RT＝8.13min 峰是前者在碱性条件下形成的异构体地塞米松 21-戊酸酯。后续,这两个化合物经分离纯化后进行了一维和二维 NMR 分析,它们的结构得到了确认。

在这个案例中,由于无法获得所需的参比化合物以及其 MS^n 指纹谱,而使用了具有相似结构化合物的 MS^n 分子指纹谱作为替代。利用相关 MS^n 指纹谱的相似性,在很短的时间内成功预测了未知杂质的结构。

参考文献

[1] International Conference on Harmonisation,*ICH Harmonised Tripartite Guideline*:*Impurities in New Drug Substances Q3A（R2）*,dated 25 October 2006.

[2] International Conference on Harmonisation,*ICH Harmonised Tripartite Guideline*:*Impurities in New Drug Products*,*Q3B（R2）*,dated 2 June 2006.

[3] Russell D H,Edmondson R D. *J. Mass Spectrom.*,1997,**32**,263.

[4] Marshall A G,Hendrickson C L. *Ann. Rev. Anal. Chem.*,2008,**1**,579.

[5] Gary E Martin. personal communication.

[6] Peng S X,Borah B,Dobson R L M,Liu Y D,Pikul S. *J. Pharm. Biomed. Anal.*,1999,**20**,75.

[7] Lindon J C,Nicholson J K,Wilson ID. *J. Chromatogr. B：Biomed. Sci. Appl*,2000,**748**,233.

[8] Novak P,Tepes P,Fistric I,Bratos I,Gabelica V. *J. Pharm. Biomed. Anal.*,2006,**40**,1268.

[9] Sharman G J,Jones I C. *Magn. Reson. Chem.*,2003,**41**,448.

[10] de Hoffmann E,Stroobant V. *Mass Spectrometry*,*Principles and Applications*,3rd ed,John Wiley & Sons,Chichester,2007.

[11] Zhu Y,Wong P S H,Cregor M,Gitzen J F,Coury L A,Kissinger P T. *Rapid Commun. Mass Spectrom.*,2000,**14**,1695.

[12] Sewram V,Nair J J,Nieuwoudt T W,Leggott N L,Shephard G S. *J. Chromatogr.*,*A*,2000,**897**,365.

[13] Kolliker S,Oehme M,Dye C. *Anal. Chem.*,1998,**70**,1979.

[14] Zhou Y,Huang S-X,Li L-M,Yang J,Liu X,Peng S-L,Ding L-S,Sun H-D. *J. Mass Spectrom.*,2008,**43**,63.

[15] Schilling B,Row R H,Gibson B W,Guo X,Young M M. *J. Am. Soc. Mass. Spectrom.*,2003,**14**,834.

[16] Weiskopf A S, Vouros P, Harvey D J. *Anal. Chem.*, 1998, **70**, 4441.

[17] Chai W, Lawson A M, Piskarev V. *J. Am. Soc. Mass. Spectrom.*, 2002, **13**, 670.

[18] Zhang H, Zhang D, Ray K. *J. Mass Spectrom.*, 2003, **38**, 1110.

[19] Zhang H, Zhu M, Ray K L, Ma L, Zhang D. *Rapid Commun. Mass Spectrom.*, 2008, **22**, 2082.

[20] Bateman K P, Castro-Perez J, Wrona M, Shockcor J P, Yu K, Oballa R, Nicoll-Griffith D A. *Rapid Commun. Mass Spectrom.*, 2007, **21**, 1485.

[21] Li M, Lin M, Rustum A. *J. Pharm. Biomed. Anal.*, 2008, **48**, 1451.

[22] Arthur K E, Wolff J-C, Carrier D J. *Rapid Commun. Mass Spectrom.*, 2004, **18**, 678.

[23] Li M, Chen B, Lin M, Rustum A. *Am. Pharm. Rev.*, 2008, **11** (1), 98.

[24] Li M, Wang X, Chen B, Chan T-M, Rustum A. *J. Pharm. Sci.*, 2009, **98**, 894.

[25] Li M, Chen B, Lin M, Chan T-M, Fu X, Rustum A. *Tetrahedron Lett.*, 2007, **48**, 3901.

[26] Li M, Wang X, Chen B, Chan T-M, Rustum A. *J. Pharm. Sci.*, 2009, **98**, 894.

[27] Asam M R, Glish G L. *J. Am. Soc. Mass Spectrom.*, 1997, **8**, 987.

[28] Martin G E. in *Analysis of Drug Impurities*, ed. Smith R J, Webb M L. Blackwell Publishing, Oxford, 2007, Chapter 5.

[29] Hilton B D, Martin G E. *J. Nat. Prod.*, 2010, **73**, 1465.

[30] International Conference on Harmonisation, *ICH Harmonised Tripartite Guideline: Stability Testing of New Drug Substances and Products, Q1A (R2)*, dated 6 February 2003.

[31] International Conference on Harmonisation, *ICH Harmonised Tripartite Guideline: Stability Testing: Photostability Testing of New Drug Substances and Products, Q1B*, dated 6 November 1996.

[32] Boccard G. in *Pharmaceutical Stress Testing*, ed. Baertschi S W. Taylor & Francis, Boca Raton, 2005, Chapter 7.

[33] Baertschi S W, Alsante K M. in *Pharmaceutical Stress Testing*, ed. Baertschi S W. Taylor & Francis, Boca Raton, 2005, Chapter 3.

[34] Waterman K C, Adami R C. *Int. J. Pharm.*, 2005, **293**, 101.

[35] Klick S, Muijselaar P G, Waterval J, Eichinger T, Korn C, Gerding T K, Debets A J, Singer-van de Griend C, van den Beld C, Somsen G W, De Jong G J. *Pharm. Technol.*, 2005, **2**, 48.

[36] Reynolds D W, Facchine K L, Mullaney J F, Alsante K M, Hatajik T D, Motto M G. *Pharm. Technol.*, 2002, **2**, 48.

[37] Nelson E D, Harmon P A, Szymanik R C, Teresk M G, Li L, Sebrug R A, Reed R A. *J. Pharm. Sci.*, 2006, **95**, 1527.

[38] Harmon P A, Kosuda K, Nelson E, Mowery M, Reed R A. *J. Pharm. Sci.*, 2006, **95**, 2014.

[39] Mone M K, Chandrasekhar K B. *J. Pharm. Biomed. Anal.*, 2010, **53**, 335.

[40] Harmon P A, Biffar S, Pitzenberger S M, Reed R A. *Pharm. Res.*, 2005, 1716.

[41] Spangler M，Mularz E. *Chromatographia*，2001，**54**，329.

[42] Payne G B，Deming P H，Williams P H. *J. Org. Chem.*，1961，**26**，659.

[43] Sawaki Y，Ogata Y. *Bull. Chem. Soc. Jpn*，1981，**54**，793.

[44] Hovorka S W，Hageman M J，Schoneich C. *Pharm. Res.*，2002，**19**，538.

[45] Syed A A，Amshumali M K. *J. Pharm. Biomed. Anal.*，2001，**25**，1015.

[46] Srinivas G，Kumar K K，Reddy Y R K，Mukkanti K，Kanumula G V，Madhavan P. *J. Chem. Pharm. Res.*，2011，**3**，987.

[47] Segall A I，Vitale M F，Perez V L，Palacios M L，Pizzorno M T. *J. Liq. Chromatogr. Relat. Tech.*，2002，**25**，3167.

[48] Xie M. *Zhongguo Yiyao Gongye Zazhi*，2002，**33**，341.

[49] Li M，Conrad B，Maus R G，Pitzengburger S M，Subramanian R，Fang X，Kinzer J A，Perpall H J. *Tetrahedron Lett.*，2005，**46**，3533.

[50] Fu Q，Shou M，Chien D，Markovich R，Rustum A M. *J. Pharm. Biomed. Anal.*，2010，**51**，617.

[51] Li M，Chen B，Monteiro S，Rustum A M. *Tetrahedron Lett.*，2009，**50**，4575.

[52] Lu J，Wei Y，Rustum A M. *J. Chromatogr.*，A.，2010，**1217**，6932.

[53] Mattox V R. *J. Am. Chem. Soc.*，1952，**74**，4340.

[54] Herzog H L，Gentles M J，Marshall H，Hershberg E B. *J. Am. Chem. Soc.*，1961，**83**，4073.

[55] Lewbart M L，Mattox V R. *J. Org. Chem.*，1964，**29**，513.

[56] Hidaka T，Huruumi S，Tamaki S，Shiraishi M，Minato H. *Yakugaku Zasshi*，1980，**100**，72.

[57] Lewbart M L，Monder C，Boyko W J，Singer C J，Iohan F. *J. Org. Chem.*，1989，**54**，1332.

[58] You Z，Khalil M A，Ko D-H，Lee H J. *Tetrahedron Lett.*，1995，**36**，3303.

[59] Chen B，Li M，Lin M，Tumambac G，Rustum A. *Steroids*，2009，**74**，30.

[60] Li M，Wang X，Chen B，Lin M，Buevich A V，Chan T-M，Rustum A M. *J. Pharm. Sci.*，2009，**23**，3533.

[61] Li M，Wang X，Chen B，Lin M，Buevich A V，Chan T-M，Rustum A M. *Rapid Commun. Mass Spectrom.*，2009，**23**，3533.

[62] Smith L L，Marx M，Garbarini J J，Foell T，Origoni V E，Goodman J J. *J. Am. Chem. Soc.*，1960，**82**，4616.

第 9 章

药物降解的控制

9.1 概述

从第 2 章到第 7 章，我们讨论了各种有代表性的、通过不同降解途径和降解机理的药物降解有机化学，基于对这些降解途径和机理的理解，在本章中我们将得以在更高层次上思考并寻找控制药物降解的各种策略。在本书之前的许多讨论过程中，我们也可能提到过一些策略，或是这些策略随着讨论的展开而变得显而易见，然而在本章中，我们希望在一个更高层次上对这些策略的系统总结会进一步加强我们对药物降解有机化学的理解和增加药物降解有机化学的知识，这将有助于我们今后更好地解决有关药物降解的问题和挑战。对这些策略的系统总结将按照以下的各个主题来展开。

9.2 控制降解的策略与多种降解途径和机理

需要我们注意的是同一个降解产物可由多个降解途径和机理产生，这一点十分重要，例如，硫醚降解形成亚砜有如下几种可能途径：亲核氧化（非自由基）机理[1,2]、自由基诱导的氧化（见第 3 章 3.5.6 小节）[3]、单线态氧参与的光化学氧化（见第 6 章 6.3.3 小节）[4]。因此，若制剂形成亚砜的主要途径是亲核氧化时，使用能捕获自由基的抗氧化剂则无法有效抑制亚砜的形成。在一个使用含两个蛋氨酸残基的甲状旁腺激素（parathyroid hormone，PTH）为模型蛋白、控制氧化降解的研究中，使用 Fenton 试剂和 H_2O_2 分别对模型蛋白进行氧化强降解，在此过程中对色氨酸作为抗氧剂的作用进行了评估[5]，实验发现色氨酸能极大地降低蛋氨酸残基被 Fenton 试剂的氧化。但另外在 H_2O_2 强降解条件下，色氨酸无法保护蛋氨酸残基不被氧化。此实验说明，在这个案例中色氨酸的氧化是自由基介导的，因此色氨酸作为抗氧化剂能有效抑制 Fenton 试剂对于蛋氨酸残基自由基介导的氧化，但无法控制 H_2O_2 对蛋氨酸残基的亲核氧化。

9.3 设计和选择候选药物时应考虑药物的降解途径和机理

在药物的最初设计或早期开发阶段之后选择候选药物进一步开发的关键阶段，应尽可能充分考虑候选药物的降解途径和机理，以确保药物分子具有良好的化学稳定性，且要兼顾药效和其他成药性，比如良好的吸收、分布、代谢、排泄（ADME）和毒理学性质。而对候选药物上述方面的考量可与考察其代谢分布特性和稳定性相关的工作有机结合，前文曾提到，化学降解（体外过程，*in vitro*）和药物代谢（体内过程，*in vivo*）可能产生一部分相同的降解产物或代谢产物。应特别注意分子中的某些可能降解或代谢形成"警示结构"的结构单元，所谓警示结构即具有潜在基因毒性的某些结构[6,7]，此类有关警示结构的知识已有文献报道并被一些数据库收录，比如美国国立卫生研究院（NIH）的 TOXNET 数据库专门收录化合物的毒性数据[8]。苯酚便是这类结构之一，尤其是活化的苯酚结构，例如 1,2-或者 1,4-二羟基苯酚或者多羟基化苯酚结构，这些结构单元降解或代谢后可产生具有氧化还原活性并且亲电的 1,2-和 1,4-类苯醌物质，研究表明某些药物的不良反应已经确认或疑似与苯醌类中间体的形成有关[9,10]。自 2000 年开始，评估和认证潜在基因毒杂质（potential genotoxic impurity，PGI）的监管要求急剧增多[11]。

一旦确定了某特定降解途径的反应机理，即可对候选药物或原有药物分子进行结构修饰或改造，使此种降解得以抑制或最小化，例如，A 环为交叉共轭的 2,5-环己二烯酮的皮质类固醇药物，比如泼尼松龙（prednisolone）、倍他米松（betamethasone）、地塞米松（dexamethasone）及其衍生物（图 9.1），经 UV-A 或 UV-B 紫外线照射很容易发生光致异构化（参见第 6 章"光化学降解"）[12-17]。

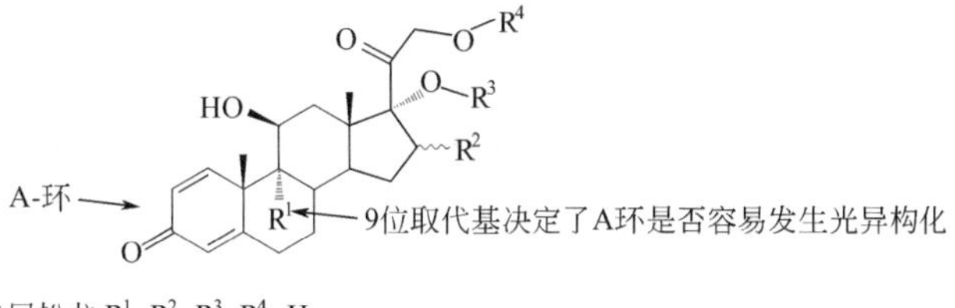

泼尼松龙,$R^1=R^2=R^3=R^4=H$
倍他米松,$R^1=F,R^2=$甲基β位,$R^3=R^4=H$
倍他米松17,21-二丙酸酯,$R^1=F,R^2=$甲基β位,$R^3=R^4=$丙酰基
地塞米松,$R^1=F,R^2=$甲基α位,$R^3=R^4=H$
倍氯米松,17,21-二丙酸酯, $R^1=Cl,R^2=$甲基β位,$R^3=R^4=$丙酰基

图 9.1 A 环为含交叉共轭 2,5-环己二烯酮的类固醇药物

此光致异构化降解发生于 A 环的三线激发态，当皮质类固醇药物的甾环母核 9 位上的氢或氟被重原子（比如氯）取代后，例如倍氯米松 17,21-二丙酸酯

(beclomethasone 17,21-dipropionate)，由于重原子的存在能猝灭 A 环的三线激发态，便不会发生 A 环的光致异构化降解[18]。另外，同时含有 9α-氯代、11β-羟基的皮质类固醇药物，比如倍氯米松 17,21-二丙酸酯（beclomethasone 17,21-dipropionate），在液体制剂中往往会发生消除反应，形成 9,11-环氧降解产物（参见第 4 章 4.1.2 小节）。对于含有 9α-氟代、11β-羟基的皮质类固醇药物，即将 9-氯原子换成氟原子，此降解途径便微不足道了，比如倍他米松 17,21-二丙酸酯（betamethasone 17,21-dipropionate），在 35 个商业批次含倍他米松 17,21-二丙酸酯的外用搽剂中皆没有发现环氧降解产物[19]，这些批次的贮存时间为 4～32 个月不等，其中不少批次的贮存时间已经超过了 18 个月的保质期。因此，用氯取代 9 位上的氟能抑制光降解，但是所得到的结构却更易于发生消除反应。这个案例也正是药物设计和开发过程中常见的典型困境。最终，应该根据药物的用途和降解产物的毒理学特性来判断哪些降解产物需要更严格的控制。

控制或阻止蛋白质药物和多肽类药物降解的典型方法是，利用定点诱变技术（site-specific mutagenesis）来改变化学稳定性差且处于无关活性区域的氨基酸残基。胰岛素在临床上用于治疗 I 型糖尿病，是最早使用的蛋白质药物之一。人们试图利用定点诱变技术改善蛋白质药物的化学和物理稳定性，其中研究最多的可能就是胰岛素[20]，例如，在第 7 章曾讨论过，天冬酰胺残基可引起脱酰胺，这种降解有时可触发蛋白质二聚体的形成。将 Asn^{B3} 换成 Gln，Asn^{A21} 换成 Ala 或 Gly 之后，所得到的胰岛素类似物的稳定性比之于原先的蛋白提高了约 10～30 倍[21]。

对蛋白质药物的化学修饰也用来改善其稳定性，最常用的方法是把蛋白质键合到聚乙二醇（PEG）上，称为聚乙二醇化（PEGylation），此法已广泛用于已上市的大量蛋白质药物中[22]。聚乙二醇化通过减缓蛋白的酶催化降解，比如蛋白水解，可显著提高生物药的体内稳定性，除此之外聚乙二醇化的药物还有其他优势[23-25]。此外聚乙二醇化亦可提高生物药的体外稳定性[26,27]。

9.4 尤顿弗兰德反应的影响与如何在制剂处方设计时避免落入"尤顿弗兰德陷阱"

如我们在第 3 章"氧化降解"中曾着重讨论的，相比于更知名的芬顿（Fenton）反应，尤顿弗兰德（Udenfriend）反应与药物的自氧化关系更加密切。尤顿弗兰德反应包括三个关键因素：具有氧化还原活性的过渡金属离子（通常是铁离子）、螯合剂和还原剂。这三个成分的组合能够激活基态的氧气分子，产生各种活性氧类（ROS）。出于产品的保存和稳定性的目的，药物制剂处方中常常加入螯合剂和抗氧化剂，但如果药物制剂中同时含有螯合剂和还原剂（例如，抗氧化剂或有还原能力的防腐剂），则该药物制剂可能会变得容易发生自氧化而使其内在的稳定性受到影响。这是因为，一旦这个制剂产品中具有氧化还原活性的过渡金属离子稍有增加，如可能源于直接接触药品的包装材料、原料或生产过程中引入，便有可能触发尤顿弗兰德反应而导致该药品的稳定性降低。因此，在药物制剂设计中，尤顿弗兰德反应的三个要素的共存可能成为一个"陷阱"，它可能阻碍人们开发出质量稳定可靠的制剂产品。这是由如下的两个原因造成的：首先，药物制剂开发过程中从主包装材料、原料或生产工艺中所引入的金属离子含量可能与商业批次药品的生产过程有所差异。因此很可能直到药物开发的晚期，乃至已经投入商业化生产阶段时才发现这个问题。触发尤顿弗兰德反应所需的过渡金属离子含量可低至数千万分之一或更低，如此低的含量通常不会在主包装材料、辅料和生产设备等因素中控制或非常难以控制。其次，由尤顿弗兰德反应所引发的自氧化降解可能只有在药品贮存于长期稳定性条件下才变得明显。强降解或加速稳定性实验可能无法"预测"此降解途径，因为在高温、高湿等条件下，药品可能经历其他降解途径。

由 Reed 等人报道的某个制剂的研究是一个很好的案例，这个案例中药品的光稳定性差很明显是尤顿弗兰德反应导致的[28]。这项研究尝试开发一个尚处于研发阶段的候选药物的液体制剂，其中使用了 pH＝6 的柠檬酸缓冲液。此候选药物分子中含有苯基醚结构，虽然原作者未透露其完整结构，但明确指出，该药物分子不含可吸收波长 300nm 以上光波的发色团。尽管如此，在 ICH 所规定的光稳定性条件下，经 UV-B 紫外线和可见光照射后，所制备的药物制剂发生氧化降解。此降解过程的发生，柠檬酸、铁离子和光照这三个因素缺一不可，氧化降解产物的分布和类型强烈显示降解过程中有羟基自由基的产生。此现象与如下事实相一致：Fe(Ⅲ)-柠檬酸络合物［Fe(Ⅲ)-citrate］受光照可产生 Fe(Ⅱ)[29]，且有报道称此过程中有羟基自由基生成[30]。因此，原作者认为降解机理为：光化学反应产生的 Fe(Ⅱ) 促发了超氧阴离子、过氧化氢和羟基自由基的先后生成，而羟基自由基引发了候选药物的氧化降解。反应式（9.1）所展示的机理虽然与原作者略有不同，但本质上是相同的。

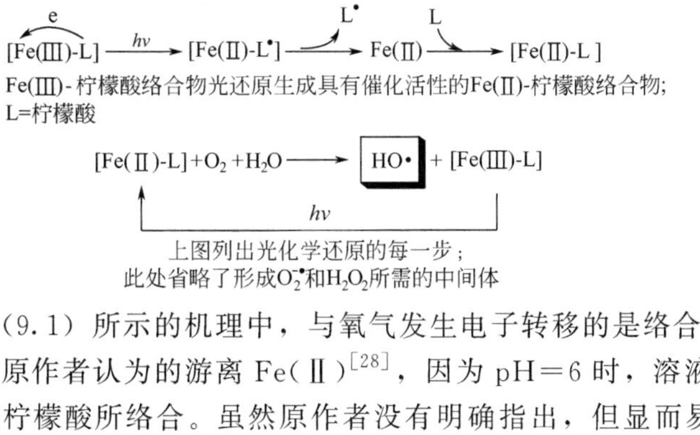

$$[Fe(Ⅲ)-L] \xrightarrow{hv} [Fe(Ⅱ)-L^\bullet] \xrightarrow{L^\bullet} Fe(Ⅱ) \xrightarrow{L} [Fe(Ⅱ)-L]$$

Fe(Ⅲ)-柠檬酸络合物光还原生成具有催化活性的Fe(Ⅱ)-柠檬酸络合物;
L=柠檬酸

$$[Fe(Ⅱ)-L]+O_2+H_2O \longrightarrow \boxed{HO\bullet} + [Fe(Ⅲ)-L]$$

上图列出光化学还原的每一步；
此处省略了形成$O_2^{\bullet}$和H_2O_2所需的中间体

(9.1)

在反应式（9.1）所示的机理中，与氧气发生电子转移的是络合物［Fe(Ⅱ)-柠檬酸］，而非原作者认为的游离 Fe(Ⅱ)[28]，因为 pH＝6 时，溶液中绝大部分 Fe(Ⅱ) 都会被柠檬酸所络合。虽然原作者没有明确指出，但显而易见，此机理符合尤顿弗兰德降解反应的所有关键特征。此案例的独特之处在于，柠檬酸盐和光照充当了还原剂，这代替了原本尤顿弗兰德反应中的抗坏血酸所起的作用。换句话说，Fe(Ⅲ) 被配体柠檬酸络合后，受光照后经历光化学还原而不断重新产生有催化活性的 Fe(Ⅱ)，而配体柠檬酸则被氧化。从这个角度看，这种光催化的氧化可看作是尤顿弗兰德反应的光化学版本。

这项研究提醒我们，药物开发过程中会频繁遇到由自由基介导的氧化降解所导致的额外挑战，例如，铁离子浓度低到 1×10^{-9}，这个光化学尤顿弗兰德反应所引起的候选药物的氧化降解就能被观察到。若铁离子浓度达到 50×10^{-9}，在 ICH 规定的光稳定性条件下接受可见光照射，20% 以上的药物分子发生了降解。由于铁离子在原料药、主包装材料（本案例使用的是玻璃小瓶）、辅料中无处不在[28]，而催化降解所需的浓度如此之低，因此想要通过降低铁离子浓度来抑制光氧化降解是不切实际的。在同一个研究中 Reed 等人发现用于液体制剂的硼硅玻璃小瓶中的铁离子能迁移到药品溶液中，铁离子的含量从贮存 3 个月时的 5×10^{-9}，上升到 23 个月时的 45×10^{-9}。这个结果表明，该氧化降解的速率将会随着时间的延长而加快。

9.5 制剂成品中含氧量的控制

如前所述，绝大多数自氧化降解中，氧化剂的根本来源是分子氧（O_2），我们曾在第 3 章中讨论过，在自由基介导的自氧化中，碳基自由基与氧气的反应速率是扩散控制速率，在这样的情况下，自氧化的速率通常与氧气的浓度无关。因此，若想要通过控制或减少制剂成品的含氧量来降低药品的氧化降解，则需要把氧气含量控制在非常低的水平，甚至可以说是近乎绝对无氧，否则无法奏效。

上一节中所讨论的光化学尤顿弗兰德降解的案例中，曾考察了气体鼓泡法降低氧含量对制剂稳定性的影响，结果显示，向液体制剂中鼓入氮气对光氧化降解几乎没有什么抑制作用：鼓气与不鼓气除氧，产品的氧化降解相差不多，二者均降解了约百分之几[28]。此案例中，降解掉的药物分子与制剂溶液中残留氧气的摩尔比约为 1%，换言之，鼓气除氧后，残留氧气的摩尔浓度仍然比被氧化降解的药物分子高得多。因此，药物分子形成的碳基自由基与氧气的反应仍不足以成为决速步骤，这就是鼓泡除氧没有效果的原因。此研究给我们的启示是，通过减少氧含量去抑制自氧化通常是徒劳的，除非能控制制剂中氧气的物质的量远低于药物分子。

另外，使用氮气吹除固体剂型中残余的空气并使用不透气的包装瓶，可有效控制氧化降解[31]。这很可能是由于以下两个原因：其一，氮气吹扫可除去固体制剂包装瓶中绝大多数的氧气，相比之下，我们通常无法有效去除液体制剂中的氧气，前文中的例子已经十分明显；其二，不透气包装瓶可有效地保证瓶内的药品处于无氧的环境中直至开封使用。

对于包装于可透气包装瓶中的固体制剂，例如聚乙烯（PE）瓶子中，使用除氧剂可以实现和保持瓶内氧气处于极低水平。在 Waterman 和 Roy 的一项研究中[32]，使用铁基除氧剂可以在 24h 内将氧气含量降低至 80×10^{-6}。根据原作者的说法，若要在通常使用的高密度聚乙烯（HDPE）瓶子中实现多年的货架效期，其所需的猝灭剂用量以及成本是可控的。

9.6　抗氧剂和防腐剂的使用

抗氧剂通常能有效抑制自由基介导的自氧化降解，然而在某些情况下，使用抗氧剂反而会促进自氧化，这看似矛盾，但当制剂中同时含有抗氧剂和可络合过渡金属离子的螯合剂时，却是很容易发生的。如前所述，这样的一种组合，很容易落入尤顿弗兰德陷阱，即还原剂、络合剂和（具有氧化还原活性的）过渡金属离子三者共存的情形，这是因为过渡金属离子如铁离子无处不在。同时使用抗氧剂和螯合剂也不是总会产生问题，或在早期问题可能不甚明显，尤其是当具有氧化还原活性的金属离子含量不高时。然而，这样的组合可能使做成的制剂产品增加风险：当处于长期稳定性贮存条件下，该制剂产品的内在特性可能使其容易产生自氧化。我们还应注意，某些防腐剂，比如间甲酚和氯甲酚，实际上也是还原剂，因此在螯合剂存在时，它们也能还原 Fe(Ⅲ)，从而触发尤顿弗兰德氧化降解途径。

9.7　使用螯合剂控制过渡金属离子介导的自氧化

在制剂开发中，常使用螯合剂去抑制过渡金属离子引发的自氧化，但其效果不稳定：有时它能起效，有时却又无效，有时甚至还会加速氧化降解。这种前后矛盾的现象令人费解，但文献报道中似乎少有令人满意的解释[33]。而现在，当我们了解了有关尤顿弗兰德降解化学的知识后，便会在大部分情况下不难理解其中缘由。

在抗肿瘤药 9-羟基玫瑰树碱（9-hydroxyellipticine）的制剂处方中，使用乙二胺四乙酸（EDTA）可显著减少药物的自氧化降解[34]，第 3 章中曾讨论过，这里可能存在这样一种尤顿弗兰德类型的自氧化过程：其中的药物分子既是螯合剂也是还原剂，从而 EDTA 可扰乱药物分子与过渡金属离子和氧气的络合，从而抑制氧化降解。一方面，如果被氧化的底物与过渡金属离子的络合非常强，以至于螯合剂无法夺取金属离子，那么即便加入螯合剂也不能有效阻止金属离子引起的自氧化[35]。另一方面，Wu 等人在预制剂研究中发现[36]，加入 EDTA 会促进硼替佐米（bortezomib）的氧化，这表明，尤顿弗兰德反应可能导致了自氧化降解。Grubstein 和 Milano 发现，向含有焦亚硫酸盐的肾上腺素注射液制剂中加入 EDTA 后光稳定性更差[37]，这似乎是光化学尤顿弗兰德反应所导致的光氧化降解的又一个案例。

具有抗菌活性的候选药物 RWJ416457 含有噁唑啉酮结构，Dong 等人对其进行了降解研究，他们发现它主要发生氧化降解，生成两个主要降解产物［反应式（9.2）］[38]。在 pH＝7 的水溶液中，单独使用金属螯合剂比如柠檬酸盐或 EDTA，药物分子可保持稳定。但如果抗氧剂也存在，比如抗坏血酸、BHA 或 BHT，加入柠檬酸盐却会增加药物的氧化降解。当抗坏血酸存在时，柠檬酸盐的促氧化作用尤其显著，这显然又是一个尤顿弗兰德降解化学所导致的药物氧化降解的很好案例。

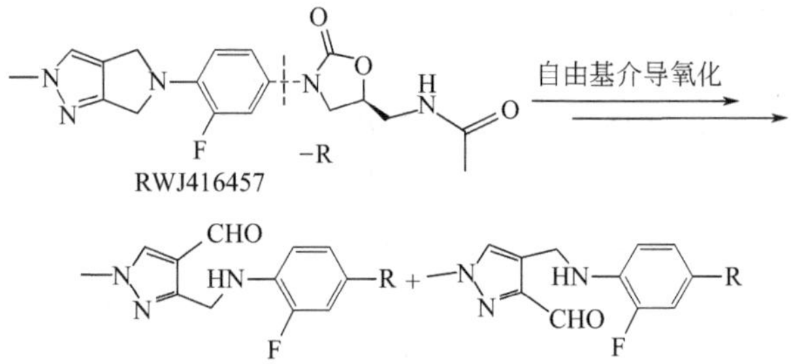

$$(9.2)$$

9.8 固体剂型中含水量的控制

在某些有限的案例中，一定含量的水分似乎是必需的，以保持药品的物理和化学稳定性[39]。然而，通常情况下水分的增加会加剧药物的降解，即便水不作为反应物直接参与降解反应时也是如此。在文献中对后一种情况下水的作用做了广泛的探讨，通常认为水分的存在导致固态中分子流动性的提高，即所谓的"增塑作用"[39-41]，因此，控制固体剂型药品中的水分是重要的。若使用透湿性的主包装材料，比如高密度聚乙烯（HDPE）瓶，通常水分的控制是在产品的包装瓶内加入干燥剂来实现的，制药工业中常用的干燥剂包括硅胶、蒙脱石黏土和分子筛，通常会将其预先封装于小罐、盒或袋内以方便使用[42]。然而，当固体制剂使用硬壳明胶胶囊时，通常不使用干燥剂，因为相对湿度低于 30％时，明胶胶囊壳会变脆。其他限制水分影响药物稳定性的方法还有使用防潮薄膜包衣[43,44]和熔融制粒技术[45]，对于需要严格控制水分的药物，主包装材料或可选用冷成型铝泡罩[46]。

9.9　pH 值的控制

如前所述，pH 不仅显著影响药物的水解降解，也会影响氧化降解。药物分子的结构和可能的降解类型决定了药品的最佳 pH 范围。一般来说，含有酯基团的药物在碱性条件下比在酸性条件下更容易发生水解。很多 β-内酰胺类抗生素同时含有酸性和碱性官能团，其最佳 pH 一般处于药物分子的等电点附近[47,48]。若药物分子的水解为 A-1 机理，则应避免强酸性条件，因为酸能相当高效地催化此降解途径[49]。

另一方面，在中性到碱性 pH 范围内，药物分子中的氨基，尤其是仲胺和叔胺，成为富电子亲核试剂，因此它们可相对容易地发生亲核氧化。而在酸性情况下，尤其是 pH 被控制在远低于其共轭酸的 pK_a 值时，氨基由于被质子化，其亲核性明显降低，因而氧化降解变得很慢[50]。在碱性条件下，含有苯酚和多酚结构的药物具有强富电子基团，因而可发生多种自由基介导的氧化降解[34]。因此一般需控制其 pH 为酸性，来确保药物分子完全质子化，以尽量减少氧化降解。中性至碱性 pH 条件同样也会促进药品的碱催化自氧化降解[51,52]。

虽然 pH 的概念是针对溶液，尤其是水溶液而制定的，但也常用于讨论固态药品的降解，有时这被称之为"微环境的 pH"[53]。固态的"pH"可以通过测量用于制备冻干药品的溶液或测量用于制备常规剂型药品浆液的 pH 而获得。某药物分子含有酯基，Badawy 等人在其制剂研究中使用固体酸阻止药物的水解降解，实验发现相比于干法制粒，湿法制粒效果更佳[54]，显然，使目标 pH（pH≈4）能够在固体制剂的微环境中均一地控制好是抑制水解的关键，而湿法制粒能保证固体制剂的 pH 微环境更加均匀。

9.10　利用颜料、着色剂和添加剂控制光化学降解

对于对光敏感的药物分子，控制其光化学降解，除了使用具有遮光作用的包衣[55]和主包装材料[56]之外，还可在制剂中加入着色剂、颜料或添加剂。在这三种情况下，紫外和可见光照射优先被着色剂、颜料和添加剂吸收或阻挡。在一个维甲酸（tretinoin）搽剂的制剂研究中发现，加入 0.025% 的黄色着色剂碱性菊橙（chrysoin），可使光稳定性提高 3.5 倍[57]。尽管继续增加着色剂的浓度可以进一步提高药物的稳定性使之高达 8 倍之多，但最终产品中着色剂的添加量仍定为 0.025%，因为在此浓度着色剂已能够提供可接受的稳定作用且不至于使皮肤染色。显然，碱性菊橙能稳定药物分子的原因是其紫外-可见光谱与药物分子完

全重叠[58]。

在一项吗多明（molsidomine）片剂的制剂研究中，为了稳定这个光敏性的药物，尝试过使用着色剂（在片芯中）和颜料（在片芯和包衣中）[59]。添加相当于制剂总量0.5%的黄色氧化铁颜料可使药品在光稳定性实验条件下的降解从33%减少至5%。相比之下，氧化铁的保护效果优于二氧化钛颜料和其他两种着色剂（偶氮玉红和姜黄素）。原作者还研究了不同的片剂包衣，在羟丙基甲基纤维素薄膜包衣中使用黄色或红色的氧化铁与二氧化钛的组合能够完全抑制吗多明的光敏降解。

9.11 辅料中杂质谱的变量

辅料中含有杂质，而且很多时候辅料供应商不能很好地控制这些杂质。正如前几章提到的，由于自氧化作用的存在，一些常用辅料，比如聚乙二醇、聚山梨醇酯和聚维酮，都含有不同程度的过氧化物、氢过氧化物（包括过氧化氢）、甲醛和甲酸[60-63]，因此不同供应商所供应的同一种辅料的杂质谱，或者同一个供应商的不同批次之间的杂质谱可能有显著差别。某些情况下，由于分装以及分装后贮存于不同条件下等因素，即使是同一批辅料，其杂质谱也会有变化，这种变化不仅在药物开发阶段产生挑战，也是在该药物的生命周期中变更原料供应商时不得不考虑的问题。正如本书中已经讨论过的，尤其是在第3章和第5章中讨论的，辅料中的杂质会引起各种各样的药物降解反应。

9.12 使用能屏蔽 API 降解的剂型

在水性液体制剂中，控制或减少药物降解的一种方法是避免药物分子与水的接触，这一目的可以通过使用一些辅料来实现，例如环糊精[64]、表面活性剂[65]和脂质体[66]。使用这些辅料不仅赋予了药物制剂一些有利的性质，诸如更好的溶解度生物利用度和有效成分的可控释放，而且也提高了药品的稳定性，例如，环糊精（比如2-羟丙基-β-环糊精和γ-环糊精）可与某些疏水药物分子形成包裹物，这不仅可以提高它们的水溶性[67]，还可以显著提高其稳定性，这种制剂方式被称为微胶囊策略的一种[68]，已报道的药物制剂中使用环糊精的案例有硝基安定（nitrazepam）、丝裂霉素（mitomycin）和紫杉醇（taxol）[69-71]。

对酸敏感的药物，可选择肠溶制剂以避免药物在胃内降解[72,73]；若药物制剂中含有两种化学不相容的活性成分，可使用双层片剂[74,75]。

9.13　生产工艺对药物降解的影响

处方确定后，如何生产制造对药品的稳定性有显著影响。片剂的制剂工艺通常使用湿法制粒或直接压片，在很多案例中，相比于直接压片，湿法制粒生产的药品往往稳定性更好（比如降解速率更慢）[54,76,77]，这种差异可归因于湿法制粒能更好、更均匀地控制固体制剂中微环境的 pH。

然而，在湿法制粒的生产过程中，除了可能导致水解等化学降解外，更可能引起相变[78]，若相变发生，且所形成的固态晶型杂质的稳定性比 API 原有的晶型差，那么制剂成品的降解速率也会相应加快，这有可能影响药品的货架保质期。在 Aman 和 Thoma 开发硝苯地平（nifedipine）和吗多明这两个对光不稳定药物的制剂过程中似乎就发生过这种情况[79]，他们发现湿法制粒工艺生产的产品比直接压片的产品会多降解 4%，这个湿法制粒产品的不稳定性被归结为在湿法制粒时形成了无定形态，因此在这个案例中，应优先选择直接压片工艺。

若只考虑化学降解，湿法制粒可能会产生更多的工艺杂质，尤其是 API 对水分敏感时。然而，正如我们刚才所讨论的，相比于直接压片，湿法制粒工艺所制备出来的药品可能具有更慢的降解速率，因此当工艺杂质不超过控制限度时，相对于直接压片工艺，可优先考虑使用湿法制粒工艺以改善药品的稳定性。

9.14　包装材料的选择

在制剂配方和工艺研发完成后，主包装是防止或降低药物降解的最后一道防线，因为它可以阻断或减少影响药物降解的三个要素：氧气、水分和光照。氧气和光照是参与药物降解反应的试剂，而水分不仅是降解反应的试剂，它还可以作为反应介质（液体制剂中），且在固体制剂中会有增塑作用而促进药物降解。选择药品的主包装时首先应根据药物的降解途径来评估，若药物分子容易水解和氧化，应重点考虑使用能隔绝水分和氧气的包装。对于那些对氧气和水分非常敏感的药物，则可能有必要额外使用除氧剂和干燥剂。此外，可考虑在氮气气氛下包装此类药品，以确保产品有合适的货架保质期[80]。

对于光敏性药物，选用的主包装应该能够保护药品防止其发生光降解反应，尤其要确保产品能通过 ICH 规定的光稳定性确认实验[81]。

当选择一种合理的主包装时，成本显然也是要考虑的因素，因此需要根据药品的期望用途和货架保质期权衡取舍。

9.15 结束语

总的来说，控制药物的降解非常具有挑战性，想要开发一个稳健、优质的药物产品，需要清晰地理解其中药物降解的有机化学。药物活性成分、辅料或生产工艺的微小变化都可能导致药物的非预期性降解的增加，在药物制剂开发期间，需要注意在某些特定条件下辅料的作用可能发生变化，正如我们曾讨论的，在某些药物降解的案例中，如果尤顿佛兰德反应起到了关键作用，那么使用抗氧剂反而会促进氧化降解。

这里还有一个类似的例子，可以进一步说明药物制剂开发过程中可能遇到的降解化学究竟会复杂到何种程度：芒果苷（mangiferin）是提取自芒果的天然产物，Pardo-Andreu 等人研究它为何能够抑制亚铁离子诱导的脂质体的过氧化反应。他们发现，当使用经典的尤顿佛兰德试剂 [Fe(Ⅲ)-EDTA] ＋维生素 C 时，芒果苷可促进 2-脱氧核糖的氧化；而当使用一种经典的尤顿佛兰德试剂的变化形态，即 [Fe(Ⅲ)-柠檬酸] ＋维生素 C 时，芒果苷反而能抑制 2-脱氧核糖的氧化[82]。在前一种情况下，芒果苷对铁离子的亲和性不如 EDTA，无法拆散 [Fe(Ⅲ)-EDTA] 络合物，此时它显然只是充当还原剂，促进 [Fe(Ⅲ)-EDTA] 还原为 [Fe(Ⅱ)-EDTA]。而后一种情况中，芒果苷比柠檬酸的络合能力更强，能够破坏 [Fe(Ⅲ)-柠檬酸] 络合物，因而可以抑制氧化过程，如此复杂的机理使得药物的开发过程更具挑战性。

清晰理解药物降解的有机化学的根本目的是使研究人员能够更好地克服在整个药物开发过程中可能遇到的各种挑战，从而设计出具有理想质量属性的药品。而对药物降解本质的洞悉，也是确保药品在整个生命周期内稳定、安全和有效所必不可少的，我衷心希望本书能帮助我们向这一目标迈进。

参考文献

[1] Modena G，Todesco P E. *J. Chem. Soc.*，1964，4920.

[2] Chu J W，Trout B L. *J. Am. Chem. Soc.*，2004，**126**，900.

[3] Schoneich C，Aced A，Asmus K-D. *J. Am. Chem. Soc.*，1993，**115**，11376.

[4] Gu C，Foote C S，Kacher M L. *J. Am. Chem. Soc.*，1981，**103**，5949.

[5] Ji J A，Zhang B，Cheng W，Wang Y J. *J. Pharm. Sci.*，2009，**98**，4485.

[6] Raillard S P，Bercu J，Baertschi S W，Riley C M. *Org. Process Res. Dev.*，2010，**14**，1015.

[7] Nelson S D. *J. Med. Chem.*，1982，**25**，753.

[8] http：//toxnet. nlm. nih. gov. Last accessed 24 April 2012.

［9］ Bolton J L，Thatcher G R. *J*. *Chem*. *Res*. *Toxicol*.，2008，**21**，93.

［10］ Pirmohamed M，Breckenridge A M，Kitteringham N R，Park B K. *Br*. *Med*. *J*.，1998，**316**，1295.

［11］ Giordani A，Kobel W，Gally H U. *E*. *J*. *Pharm*. *Sci*.，2011，**43**，1.

［12］ Williams J R，Moore R H，Li R，Weeks C M. *J*. *Org*. *Chem*.，1980，**45**，2324.

［13］ Hidaka T，Huruumi S，Tamaki S，Shiraishi M，Minato H. *Yakugaku Zasshi*，1980，**100**，72.

［14］ Fahmy O T Y. *Generation，isolation，characterization and analysis of some photolytic products of dexamethasone and related steroids*，Doctoral Thesis，University of Mississippi，1997.

［15］ Lin M，Li M，Buevich A V，Osterman R，Rustum A M. *J*. *Pharm*. *Biomed*. *Anal*.，2009，**50**，275.

［16］ Miolo G，Gallocchio F，Levorato L，Dalzoppo D，Beyersbergenvan Henegouwen G M J，Caffieri S. *J*. *Photochem*. *Photobiol*. *B*.，2009，**96**，75.

［17］ Shirasaki Y，Inada K，Inoue J，Nakamura M. *Steroids*，2004，**69**，23.

［18］ Ricci A，Fasani E，Mella M，Albini A. *J*. *Org*. *Chem*.，2001，**66**，8086.

［19］ Shou M，Galinada W A，Wei Y-C，Tang Q，Markovich R J，Rustum A M. *J*. *Pharm*. *Biomed*. *Anal*.，2009，**50**，356.

［20］ Brange J. *Diabetologia*，1997，**40**，S48.

［21］ Brange J，Havelund S. *Novel insulin analogues stabilized against chemical modifications*. European Patent 0419504，1991.

［22］ Kang J S，DeLuca P P，Lee K C. *Expert Opin*. *Emerging Drugs*，2009，**14**，363.

［23］ Na D H，Youn Y S，Park E J，Lee J M，Cho O R，Lee K R，Lee S D，Yoo S D，Deluca P P，Lee K C. *J*. *Pharm*. *Sci*.，2004，**93**，256.

［24］ Harris J M，Chess R B. *Nat*. *Rev*. *Drug Disc*.，2003，**2**，214.

［25］ Veronese F M，Pasut G. *Drug Discovery Today*，2005，**10**，1451.

［26］ Katre N V. *Adv*. *Drug Delivery Rev*.，1993，**10**，91.

［27］ Croyle M A，Yu Q-C，Wilson J M. *Hum*. *Gene Ther*.，2000，**11**，1713.

［28］ Reed R A，Harmon P，Manas D，Wasylaschuk W，Galli C，Biddell R，Bergquist P A，Hunke W，Templeton A C，Ip D. *PDA J*. *Pharm*. *Sci*. *Tech*.，2003，**57**，351.

［29］ Llorens-Molina J J. *J*. *Chem*. *Educ*.，1988，**65**，1090.

［30］ Abrahamson H B，Rezvani A B，Brushmiller G. *Inorg*. *Chim*. *Acta*，1994，**226**，117.

［31］ Maki S，Ando S，Nakano C. *Oral Preparations Containing Bromhexine or Ambroxol and Stabilization of the Preparations in Oxygen-Free Atmosphere*，Japanese Patent 1，010，1581，1998.

［32］ Waterman K C，Roy M C. *Pharm*. *Dev*. *Technol*.，2002，**7**，227.

［33］ Hovorka S W，Schoneich C. *J*. *Pharm*. *Sci*.，2001，**90**，253.

［34］ Auclair C，Paoletti C. *J*. *Med*. *Chem*.，1981，**24**，289.

［35］ Yatin S M，Varadarajan S，Link C D，Butterfield D A. *Neurobiol*. *Aging*，1999，**20**，325.

[36] Wu S，Waugh W，Stella V J. *J. Pharm. Sci.*，2000，**89**，758.

[37] Grubstein B，Milano E. *Drug Dev. Ind. Pharm.*，1992，**18**，1549.

[38] Dong J，Karki S B，Parikh M，Riggs J C，Huang L. *Drug Dev. Ind. Pharm.*，posted online on，January 23，2012.（doi：10.3109/03639045.2011.648195）

[39] Shalaev E Y，Zografi G. *J. Pharm. Sci.*，1996，**85**，1137.

[40] Ahlneck C，Zografi G. *Int. J. Pharm.*，1990，**62**，87.

[41] Byrn S R，Xu W，Newman A W. *Adv. Drug Delivery Rev.*，2001，**48**，115.

[42] Waterman K C，MacDonald B C. *J. Pharm. Sci.*，2010，**99**，4437.

[43] Pearnchob N，Siepmann J，Bodmeier R. *Drug Dev. Ind. Pharm.*，2003，**29**，925.

[44] Rudnic E M，Kottke M K. in *Modern Pharmaceutics*，ed. Banker G S，Rhodes C T. Marcel Dekker，New York，3rd edn，1996，pp. 333-394.

[45] Kowalski J，Kalb O，Joshi Y M，Serajuddin A T M. *Int. J. Pharm.*，2009，**381**，56.

[46] Allinson J G，Dansereau R J，Sakr A. *Int. J. Pharm.*，2001，**221**，49.

[47] Hou J P，Poole J W. *J. Pharm. Sci.*，1969，**58**，447.

[48] Chadha R，Kashid N，Jain D V S. *J. Pharm. Pharmacol.*，2003，**55**，1495.

[49] Jansen P J，Oren P L，Kemp C A，Maple S R，Baertschi S W. *J. Pharm. Sci.*，1998，**87**，81.

[50] Freed A L，Strohmeyer H E，Mahjour M，SadineniV，Reid D L，Kingsmill C A. *Int. J. Pharm.*，2008，**357**，180.

[51] Edmonds J S，Morita M，Turner P，Skelton B W，White A H. *Steroids*，2006，**71**，34.

[52] Harmon P A，Biffar S，Pitzenberger S M，Reed R A. *Pharm. Res.*，2005，**22**，1716.

[53] Serajuddin A T M，Thakur A B，Ghoshal R N，Fakes M G，Ranadive S A，Morris K R，Varia S A. *J. Pharm. Sci.*，1999，**88**，696.

[54] Badawy S I F，Williams R C，Gilbert D L. *J. Pharm. Sci.*，1999，**88**，428.

[55] Bechard S R，Quraishi O，Kwong E. *Int. J. Pharm.*，1992，**87**，133.

[56] Thoma K，Aman W. in *Pharmaceutical Photostability and Stabilization Technology*，ed. Piechocki J T，Thoma K. Informa Healthcare USA，New York，2007.

[57] Brisaert M，Plaizier-Vercammen J. *Int. J. Pharm.*，2000，**199**，49.

[58] Thoma K，Klimek R. *Int. J. Pharm.*，1991，**67**，169.

[59] Aman W，Thoma K. *J. Pharm. Sci.*，2004，**93**，1860.

[60] McGinity J W，Patel T R，Naqvi A H. *Drug Dev. Commun.*，1976，**2**，505.

[61] Huang T，Garceau M E，Gao P. *J. Pharm. Biomed. Anal.*，2003，**31**，1203.

[62] Wasylaschuk W R，Harmon P A，Wagner G，Harman A B，Templeton A C，Xu H，Reed R A. *J. Pharm. Sci.*，2007，**96**，106.

[63] Waterman K C，Arikpo W B，Fergione M B，Graul T W，Johnson B A，MacDonald B C，Roy M C，Timpano R J. *J. Pharm. Sci.*，2008，**97**，1499.

[64] Loftsson T，Fridriksdottir H，Olafsdottir B J. *Acta Pharm. Nord.*，1991，**3**，215.

[65] TorchilinV P. *J. Controlled Release*，2001，**73**，137.

[66] Manosroi A，Kongkaneramit L，Manosroi J. *Int. J. Pharm.*，2004，**270**，279.

[67] Loftsson T，Hreinsdottir D，Masson M. *Int. J. Pharm.*，2005，**302**，18.

[68] *Microencapsulation*：*Methods and Industrial Applications*，ed. Benita S. CRC Press，Taylor & Francis Group，Boca Raton，FL，2nd end，2006.

[69] Saleh S I，Rahman A A，Aboutaleb A E，Nakai Y，Ahmed M O. *J. Pharm. Belg.*，1993，**48**，383.

[70] Bekers O，Beijnen J H，Tank M J，Bult A，Underberg W J. *J. Pharm. Biomed. Anal.*，1991，**9**，1055.

[71] Montaseri H，Jamalib F，Rogers J A，Micetich R G，Daneshtalab M. *Iran. J. Pharm. Sci.*，2004，**1**，43.

[72] Pilbrant A，Cederberg C. *Scand. J. Gastroenterol.*，1985，20（suppl. 108），113.

[73] Jansen P J，Oren P L，Kemp C A，Maple S R，Baertschi S W. *J. Pharm. Sci.*，1998，**87**，81.

[74] Aryal S，Skalko-Basnet N. *Acta Pharmaceutica.*，2008，**58**，299.

[75] Lacaze C，Kauss T，Kiechel J-R，Caminiti A，Fawaz F，Terrassin L，Cuart S，Grislain L，NavaratnamV，Ghezzoul B，Gaudin K，White N J，Olliaro P L，Millet P. *Malar. J.*，2011，**10**，142.

[76] Badawy S，Vickery R，Shah K，Hussain M. *Pharm. Dev. Technol.*，2004，**9**，239.

[77] Zannou E A，Ji Q，Joshi Y M，Serajuddin A T M. *Int. J. Pharm.*，2007，**337**，210.

[78] Zhang G G Z，Law D，Schmitt E A，Qiu Y. *Adv. Drug Delivery Rev*，2004，**56**，371.

[79] Aman W，Thoma K. *Pharm. Ind.*，2002，**64**，1287.

[80] Mahajan R，Templeton A，Harman A，Reed R A，Chern R T. *Pharm. Res.*，2005，**22**，128.

[81] International Conference on Harmonisation，*ICH Harmonised Tripartite Guideline*：*Stability Testing*：*Photostability Testing of New Drug Substances and Products Q1B*，dated 6 November 1996.

[82] Pardo-Andreu G L，Delgado R，Nunez-Selles A J，Vercesi A E. *Pharmacol. Res.*，2006，**53**，253.